La LOGIQUE du SYMPTÔME

Décodage des Stress Biologiques
et Généalogiques

Aux Editions Bérangel

Salomon Sellam :
« Entretiens psychosomatiques »
« Le Syndrome du Gisant, un subtil enfant de remplacement »
« Le sens caché des désordres amoureux »,
« Boulimie-Anorexie, un énorme quiproquo psychoaffectif »
« Les Allergies, c'est plus simple qu'on ne le pense »
« Mon corps est malade, il serait temps que je parle »,
trilogie psychosomatique

Christian Flèche :
« Aujourd'hui ? L'Aventure ! »

Colette Pioch :
« Prénom, mémoires de notre futur »

Jean-François Berry :
« Le chant de la résonance »

« Causes et sens »,
la revue trimestrielle de Bio-Psycho-Généalogie

Collection
Essai/Recherche ISSN 1771-9356

SARL Bérangel
10 Rue Fallières, 34725 Saint-André-de-Sangonis
Tel : (33) 04 67 86 99 86, Fax : (33) 04 67 86 99 87
www.berangel.fr

Pour contacter l'auteur : www.laurent-daillie.com

ISBN N° 2-915227-04-7

à Suzanne et Louis, mes parents,
avec tendresse et respect.

Remerciements

À tous les profs et les éducateurs de ma vie à qui je dois d'être ce que je suis devenu.

À tous les formateurs qui m'ont enseigné le Décodage Biologique et à qui je dois d'être moins ignorant. Je ne nommerai personne pour n'en n'oublier aucun(e), en espérant qu'ils ou elles se reconnaîtront.

À celles et ceux qui m'ont aidé pour que ce livre soit ce qu'il est entre vos mains. Sans leur aide précieuse, ce livre serait certainement plus difficile à lire.

Et enfin à toutes les personnes qui me consultent et m'apprennent toujours quelque chose pour me rendre meilleur "décodeur". Je leur en suis infiniment reconnaissant.

Avant-propos

Avant que vous commenciez la lecture de ce livre, je dois préciser certains points, prendre quelques précautions et même vous faire quelques recommandations :

Ce livre n'a pas pour objectif de tout vous dire sur le Décodage Biologique puisqu'il faudrait plusieurs volumes pour faire le tour du sujet. Je me propose juste de vous expliquer les grands principes de cette approche originale afin que vous sachiez qu'elle existe, que vous puissiez vous faire une opinion, et ainsi, pourquoi pas, pour vous donner envie d'en savoir un peu plus.

Cet ouvrage n'est pas un livre de recettes ni un dictionnaire dans lequel vous trouverez, classées par ordre alphabétique, les clés qui vous permettraient de comprendre l'origine d'un symptôme ou d'une difficulté existentielle. Si vous souhaitez découvrir le sens caché de votre maladie ou de votre difficulté, je vous invite à consulter un thérapeute formé à cette approche afin de faire avec lui la démarche comme il se doit.

Il se pourrait néanmoins que vous vous reconnaissiez parmi les exemples choisis et que vous ayez l'impression d'avoir enfin la clé de compréhension d'un problème de santé ou d'un comportement. Dans ce cas aussi, je vous invite à consulter un spécialiste afin de vérifier avec lui si votre première impression est exacte et pour, éventuellement, préciser certains détails. Il serait tout à fait regrettable que vous restiez bloqué durablement dans votre évolution à cause d'une erreur de compréhension.

Ce livre n'est pas un ouvrage "scientifique" : le Décodage Biologique est une approche empirique et je suis incapable d'apporter la preuve irréfutable de ce que j'avance. Mon propos n'est donc pas de vous prouver quoi que ce soit mais de vous proposer un autre regard sur la maladie ou sur nos difficultés en général.

Bien sûr, par souci d'honnêteté et par respect vis-à-vis de ceux qui m'ont appris à "décoder", je me dois de préciser que je ne suis pas le découvreur de cette approche, même s'il m'arrive parfois d'y apporter mon humble contribution. Mon seul mérite est d'en faire usage pour aider ceux qui me consultent et aussi, peut-être, d'avoir écrit ce livre pour en faire la synthèse.

Je tiens enfin à préciser que cet ouvrage est plus particulièrement destiné aux néophytes pour lesquels cette lecture sera une découverte. Ainsi, celles et ceux qui connaissent déjà les grands principes du Décodage Biologique devront me pardonner l'insistance de mes propos, les nombreuses répétitions et les démonstrations très détaillées.

NOTA BENE :

Dans ma façon de le concevoir, le Décodage Biologique n'est pas une thérapie, ni même une psychothérapie et encore moins une panacée de plus qui prétend pouvoir nous guérir de tous nos maux. C'est seulement un outil de compréhension pour nous aider à mettre en lumière la cause profonde d'un symptôme physique ou psychique, ou simplement d'une difficulté existentielle.

L'objectif du Décodage n'est donc pas d'expliquer comment on peut se guérir d'une maladie ou résoudre un problème existentiel, mais d'expliquer quelle est l'origine du problème afin de permettre une évolution intérieure. Dans de nombreux cas, cette simple prise de conscience du pourquoi et du comment d'un symptôme ou d'une difficulté peut suffire à s'en débarrasser, ce qui sous-entend que cela ne suffit pas toujours.

Dans le cas où la mise en évidence de l'origine du problème ne permet pas, seule, l'évolution, il convient alors d'entreprendre une thérapie auprès de spécialistes compétents afin d'être accompagné sur le chemin de l'évolution. Certains décodeurs ont cette compétence et d'autres ne l'ont pas. De plus, il est des cas qui ne sont pas du ressort du Décodage Biologique, plus particulièrement les troubles mentaux relevant de la psychiatrie.

Évidemment, le Décodage Biologique ne peut, EN AUCUN CAS, se substituer à la Médecine et un décodeur responsable ne doit JAMAIS interférer avec elle d'aucune manière. En dehors du fait que la loi l'interdit formellement, c'est avant tout une question de bon sens. Cette approche se doit d'être complémentaire à la Médecine (*ou à d'autres thérapies*) et elle ne doit JAMAIS être ni alternative (*puisque seule l'union fait la force*), ni parallèle (*puisque, par définition, deux parallèles ne se rejoignent jamais*).

Enfin, le Décodage Biologique n'est pas une philosophie, ni une idéologie et encore moins une doctrine : c'est seulement un outil thérapeutique d'analyse et de compréhension. Cela dit, le Décodage Biologique ne peut être tenu pour responsable du mauvais usage qu'on pourrait en faire, y compris dans une quelconque démarche sectaire. De la même manière, le Décodage Biologique ne peut pas être tenu pour responsable d'éventuelles incompétences.

Pour conclure cet avant-propos, je rappelle que le tout premier principe d'un thérapeute, quel qu'il soit, se doit d'être : *PRIMUM NON NOCERE*, c'est-à-dire : D'ABORD NE PAS NUIRE.

INTRODUCTION

le Décodage des Stress Biologiques et Psycho-Généalogiques

Depuis la nuit des temps, depuis qu'il est *sapiens*, l'Homme cherche à comprendre le pourquoi et le comment de ses souffrances physiques ou psychiques. Au tout début, à l'aube de l'humanité, il a juste constaté qu'il ne se sentait pas très bien ou qu'il se sentait faible, tout comme le ferait un animal malade. Puis, il a pensé qu'il y avait derrière sa maladie une intervention du Divin pour le mettre à l'épreuve ou le punir d'une faute commise.

Ensuite, de façon d'abord empirique, puis de plus en plus scientifique, l'Homme a découvert que certaines choses sont toxiques et d'autres indispensables à sa santé. Il a compris qu'on peut être malade à cause d'un déséquilibre énergétique, il a découvert que des agents pathogènes invisibles peuvent gravement l'infecter, et même que la maladie peut avoir pour cause un désordre génétique. Puis, l'Homme a finalement découvert que la maladie peut être psychosomatique et avoir pour origine des difficultés existentielles.

Mais si toutes ces fantastiques découvertes peuvent expliquer certaines choses, il en est d'autres qu'elles ne peuvent pas expliquer. C'est justement l'objectif de cet ouvrage que de vous proposer sur la maladie et sur nos difficultés en général, un tout autre regard que celui que nous avons habituellement grâce à la compréhension de certains mécanismes parfaitement naturels induits par notre histoire, par notre *"pré-histoire"* (*c'est-à-dire de notre histoire avant l'instant de notre naissance*) et même par notre héritage trans-générationnel.

Je me propose de partager avec vous mon intime conviction que la plupart des maladies (*et donc pas toutes),* des plus anodines aux plus graves, et beaucoup de nos difficultés existentielles sont rarement le fruit du hasard ou de la fatalité. En effet, la nature est bien trop parfaite pour que la maladie puisse être une absurdité ou une aberration et encore moins l'expression d'un processus aléatoire et/ou anarchique.

Bien au contraire, la maladie est le plus souvent (*et donc pas toujours*) due à un génial réflexe archaïque d'adaptation et de survie géré par notre cerveau primitif. Et même si elle peut provoquer la mort lorsqu'elle s'emballe, la maladie doit être comprise, du moins au tout début du processus pathologique, comme un formidable programme d'adaptation mis en œuvre par Dame Nature pour nous aider à résoudre une difficulté dont, le plus souvent, nous n'avons même pas conscience. De la même façon, toutes nos dynamiques psychologiques, nos blocages ou nos comportements sont aussi l'expression de ces mêmes mécanismes d'adaptation et de survie que notre cerveau met en œuvre pour nous aider à gérer l'adversité.

Cela introduit l'idée centrale de ce propos, peut-être la plus difficile à appréhender : nos problèmes de santé (*ou nos difficultés en général*) sont comme des programmes d'assistance naturelle que notre biologie met en œuvre lorsque nécessaire, en solution parfaite pour nous venir en aide. Et si cette solution parfaite peut devenir à ce point imparfaite, c'est le plus souvent parce qu'un épouvantable malentendu survient entre nous et notre cerveau archaïque, lequel peut même nous être fatal s'il dure trop longtemps.

Bien sûr, puisque ces programmes *bio-logiques* s'activent en cas de nécessité, cela sous-entend qu'ils peuvent aussi être désactivés, à condition néanmoins qu'ils n'aient plus d'utilité. Cela passe par la compréhension et la résolution, d'une manière ou d'une autre, de la problématique qui aura rendu nécessaire la mise en œuvre de ce programme d'assistance. C'est justement pour cela qu'il convient, face à un manifesté physique ou psychique, de se poser la question suivante : en quoi est-il une solution parfaite ?

C'est en prenant conscience de la nature profonde de nos maladies, de nos difficultés ou de nos comportements indésirables que nous pouvons nous en débarrasser : dès l'instant où nous en comprenons le sens, la maladie n'a justement plus de sens et donc plus de raison d'être. En tout cas, c'est en prenant connaissance du sens archaïque du conflit sous-jacent que beaucoup de gens ont pu se débarrasser de maladies parfois dites incurables ou, plus simplement, de difficultés existentielles plus ou moins handicapantes.

Je vais très souvent employer le mot "conflit" tout au long de cet ouvrage car c'est toujours un conflit intérieur qui est à l'origine d'un comportement ou d'une maladie. Ce mot conflit ne sous-entend pas qu'il y a dispute ou bagarre, mais plutôt une augmentation plus ou moins importante de notre niveau de stress intérieur à cause d'une réalité ou d'une dualité profonde et inconsciente.

Et vous verrez que tout (*ou presque*) est, pour le meilleur et pour le pire, l'expression d'un conflit intérieur. Cela vaut pour nos maladies, nos difficultés ou nos comportements, mais aussi pour nos blocages, nos phobies, nos compulsions, nos dépendances, nos échecs ou nos excellences, nos détestations ou préférences, nos hobbies, nos professions, nos sympathies ou antipathies, etc...

Par exemple : une mère peut développer une pathologie importante au niveau du sein parce que son enfant est gravement malade. Pourquoi ? Parce qu'elle vit au plus profond d'elle un très grand stress auquel sa biologie archaïque répond par un mécanisme d'activation de la glande mammaire. En effet, dans la nature, c'est grâce à son lait qu'une mère peut le mieux soigner son petit lorsqu'il est malade.

Par exemple : une personne peut être soudain gravement handicapée par la perte de la vision centrale très peu de temps après être rentrée d'une mission humanitaire dans un pays en guerre où la population civile meurt de faim. Pourquoi ? Parce que les souvenirs visuels qu'elle a ramenés de ce voyage sont particulièrement insoutenables et la hantent. Dans ce cas, le sens archaïque de la maladie est une tentative pour éviter à la personne de voir l'horreur.

Par exemple : une personne peut déclencher des crises d'asthme dès qu'elle est en présence d'un collègue de travail par ailleurs fort sympathique. Pourquoi ? Parce que la moustache poivre et sel de ce dernier réactive un vieux souvenir oublié et ramène la personne trente ans en arrière. À l'époque, elle a subi les violences d'un instituteur à la moustache poivre et sel. Dans ce cas, le sens archaïque de cette manifestation physique est d'avertir de l'imminence du danger.

Par exemple : une personne peut avoir pour manie de mettre quelques gouttes d'huile sur tous les gonds et charnières de la maison car le moindre grincement de porte déclenche en elle une peur panique. Pourquoi ? Parce que cette personne a été toute son enfance le souffre-douleur d'un grand frère dont la porte de chambre grinçait. Lorsqu'elle entendait ce grincement, elle savait que son frère n'allait probablement pas tarder à venir la tourmenter. Dans ce cas, le sens archaïque de cette manifestation psychique est de l'avertir de l'imminence du danger.

Par exemple : une personne peut avoir choisi très jeune de devenir juge et s'y consacrer les quinze années suivantes avec une énergie folle et déraisonnable, quinze heures par jour et

365 jours par an, jusqu'à s'en rendre malade. Pourquoi ? Parce que sa grand-mère paternelle était une matriarche despotique capable des pires injustices. Dans ce cas, le sens profond de ce choix professionnel est de pouvoir enfin faire régner la justice.

Par exemple : une petite fille peut être sujette à un eczéma chronique qu'aucun traitement ne parvient à soigner. Pourquoi ? Parce qu'au cinquième mois de grossesse, sa mère a vécu une situation très douloureuse dans une tonalité de rupture de contact et de séparation en venant s'installer en France pour rejoindre son mari. Elle se sentira profondément séparée de son pays natal, de sa ville, de sa famille, de sa mère, de ses amis, de son travail, etc. Dans ce cas, l'enfant exprime sur son corps le stress de sa mère qu'elle a perçu durant sa vie intra-utérine.

Par exemple : un jeune garçon peut être profondément handicapé par une fatigue chronique qui lui vaut même d'être hospitalisé plusieurs fois pour examens, alors même qu'il retrouve toute son énergie pendant les congés scolaires. Pourquoi ? À cause d'une très forte "allergie" à la notion de travail. Dans l'histoire de sa famille, un arrière-grand-père est mort au bagne pour cause de condamnation aux travaux forcés à perpétuité et une arrière-grand-mère s'est tuée à la tâche afin d'élever seule ses six enfants. Ainsi, dans la mémoire profonde et pour la biologie archaïque de cet enfant, il est dit que le travail tue et qu'il vaut mieux l'éviter.

Par exemple : une personne peut être très handicapée depuis toujours, jusqu'à la maladie, par une dynamique psychique particulière lui faisant considérer la vie comme une épreuve pleine de difficultés insurmontables. Pourtant, elle a une existence paisible et elle n'a jamais manqué de rien ni été confrontée à aucun drame qui puisse justifier un tel regard sur la vie. Pourquoi ? Parce qu'elle est l'héritière de la souffrance de grands-parents et d'arrière-grands-parents qui ont eu des vies absolument épouvantables à la fin du XIXe siècle puisque travaillant à la mine.

Par ces quelques exemples choisis, j'ai en fait introduit les trois grands thèmes de mon propos, à savoir :

• **la BIOLOGIE** pour expliquer comment et pourquoi la plupart de nos difficultés physiques, psychiques ou comportementales sont finalement *bio-logiques,* strictement *bio-logiques* et rien que *bio-logiques.* En effet, c'est exclusivement notre bon vieux cerveau archaïque qui dirige les opérations, de notre rythme cardiaque ou notre formule sanguine dans l'instant, jusqu'à nos comportements ou nos maladies, le tout en solution parfaite et bien sûr en dehors de notre conscience.

• **la PSYCHOLOGIE** pour expliquer quel rôle la sphère psychique joue dans cette trilogie en tant que siège de nos croyances et de nos souvenirs douloureux, qu'ils soient conscients ou non. Mais la psychologie, au sens où nous l'entendons habituellement, a peu d'influence sur notre cerveau archaïque (*pour ne pas dire aucune*) et elle n'est pas directement responsable de nos maladies ou de nos difficultés.

Car notre cerveau archaïque se moque finalement bien de nos problèmes psychologiques (*et donc de nos pensées*) puisqu'il ne s'intéresse qu'à notre ressenti viscéral, c'est-à-dire à la façon dont nous vivons un événement ou un drame au plus profond de nous. C'est d'ailleurs sur ce point précis que le Décodage Biologique apporte un autre éclairage pour nous permettre de découvrir l'origine de nos problèmes de santé et/ou de nos difficultés existentielles.

• **la GÉNÉALOGIE** pour montrer comment nos maladies ou nos comportements prennent bien souvent racine dans notre "*pré-histoire*", c'est-à-dire au niveau de notre vie intra-utérine, de notre héritage parental et familial, mais aussi de notre héritage socioculturel, ou encore plus en amont, de notre héritage biologique primitif, du temps où l'Homme ne l'était pas encore.

En fait, le titre *"bio-psycho-généalogie"* souvent utilisé est, certes, facile d'usage et résume parfaitement le propos, mais il est aussi imparfait car toute cette histoire est finalement plutôt celle des corrélations entre la psyché, le cerveau et le corps. Ainsi, il serait plus approprié de parler des corrélations psycho-cérébro-organiques, en sachant que le niveau généalogique est en relation directe avec les deux premiers.

*
* *

Avant de poursuivre et pour éviter tout malentendu, je vous propose quelques définitions succinctes des mots que j'utilise fréquemment tout au long de cet ouvrage. Bien sûr, la plupart de ces notions seront plus largement développées ultérieurement.

le Conflit :

Comme je l'ai dit plus haut, le mot conflit ne sous-entend pas, ici, qu'il y a dispute ou bagarre, mais plutôt une augmentation plus ou moins importante de notre niveau de stress intérieur à cause d'une dualité consciente ou inconsciente.

Le plus souvent, nos conflits intérieurs sont induits par une inadéquation entre "vouloir", "pouvoir" et "devoir", du genre *"je veux mais je ne peux pas"* ou *"je veux mais je ne dois pas"*, *"je ne veux pas mais je dois"* ou *"je ne dois pas mais je veux"*, etc., et parfois même *"je veux mais je ne veux pas"* puisque l'Homme est souvent pour le moins compliqué...

le Manifesté :

Ce mot englobe tout ce que nous exprimons d'une manière ou d'une autre : notre personnalité, nos comportements, nos choix, nos hobbies, nos professions, nos préférences, nos performances, nos réussites, nos sympathies, etc., ainsi que nos symptômes physiques ou psychiques, nos difficultés, nos blocages, nos inhibitions, nos échecs, nos antipathies, etc.

Le postulat du Décodage est qu'un manifesté est toujours la meilleure adaptation possible à un conflit interne et aussi que le cerveau ne se fourvoie jamais dans la mise en œuvre d'une stratégie sans utilité. Le plus souvent, ces manifestés ne génèrent pas de souffrance, mais il est des cas où ils sont très douloureux ou même davantage.

la Maladie :

Par ce mot, j'entends l'ensemble des manifestés organiques qui nous compliquent l'existence, c'est-à-dire nos petits ou gros problèmes de santé physique (*dysfonctionnements et/ou maladies*) ou de santé psychique (*dépression, psychoses, névroses, etc.*).

le Vécu :

Le plus souvent, ce mot désigne un vécu en particulier (*choc, événement traumatisant, contexte douloureux, etc.),* mais aussi, plus largement, toute notre histoire depuis l'instant de notre naissance jusqu'à l'instant présent. Cela correspond à l'ensemble de nos expériences (*positives et négatives*) accumulées depuis, en termes d'apprentissage (*c'est-à-dire d'acquis*), d'événements heureux ou dramatiques, de réussites, d'échecs, etc. Bien sûr, parmi tous ces événements autour desquels nous nous sommes construits en réaction, certains pèsent sur nous très lourdement, jusqu'à nous rendre malades.

Le vécu est la toute première chose devant être mise en lumière pour comprendre l'origine d'un manifesté puisqu'il en est le point de départ. L'événement est le plus souvent parfaitement évident, mais il est des cas où il est beaucoup plus difficile à cerner, soit parce qu'il semble être un détail insignifiant, soit parce qu'il a été oublié.

le Ressenti :

C'est très certainement le mot le plus difficile à définir de tous car il essaye justement de dire ce qu'il est presque impossible d'exprimer. Pour le dictionnaire, ressentir est *"éprouver vivement l'effet moral d'une cause extérieure"* ; c'est presque ça, mais le mot moral ne correspond pas puisque cela se joue au niveau des "tripes", au niveau viscéral.

Le ressenti est la façon indicible, viscérale, dont est "métabolisé" le vécu, la façon dont notre psyché archaïque profonde et inconsciente intègre ce vécu lorsqu'un certain niveau de stress est atteint. En fonction de la tonalité du ressenti, le cerveau met alors en œuvre tel ou tel programme d'adaptation physiologique, pathologique, psychique ou comportemental, dans le but de nous venir en aide.

Accéder à son ressenti est extrêmement difficile car nous autres, *Homo sapiens,* avons la très mauvaise habitude de confondre pensée et ressenti. Nous excellons à analyser un événement et à décortiquer ses conséquences, mais nous ne savons pas exprimer ce qu'il nous a fait vivre au plus profond de nous. En tout cas, le ressenti est la clé pour comprendre l'origine d'un manifesté.

le Stress :

Le stress n'est pas seulement ce mal-être des temps modernes qu'on attrape dans les embouteillages puisque depuis la nuit des temps, il est présent partout dans le vivant, tant animal que végétal. En fait, archaïquement, LE STRESS EST SYNONYME DE DANGER.

Le stress est tout d'abord un mécanisme biologique complètement autonome de mise en alerte face au danger. Mais il est aussi la conséquence physiologique de la mise à un niveau de performance idéal de l'ensemble des fonctions organiques qui permettront, au mieux, de faire face à l'adversité.

Notre cerveau veille en permanence, 24 heures sur 24, sur notre niveau de stress interne et il peut être amené à intervenir arbitrairement pour qu'une intensité critique ne soit pas atteinte car un dépassement du seuil de stress maximum peut provoquer la mort.

le Cerveau Archaïque :

Par cette expression, je ne veux pas parler d'une zone anatomique particulière de notre cerveau mais plutôt de tous ces vieux réflexes primitifs pour la survie que nous avons hérités de notre lointain passé animal. Contrairement à ce que nous autres, *Homo sapiens telephonicus* du XXIe siècle pourrions croire, ce sont finalement, encore et toujours, ces vieux réflexes archaïques qui nous dirigent à chaque instant de notre vie tant au niveau biologique que comportemental. Ainsi, face à l'adversité, nous réagissons avant tout de manière animale avant de faire appel à notre pensée humaine.

la Biologie :

Par ce terme générique, j'entends un ensemble de connaissances très basiques qui, dans quelques disciplines de Sciences Naturelles, permettent de comprendre comment fonctionne le vivant, soit principalement :

• **la Biologie** au sens large pour comprendre quelques lois de la nature qui rendent la vie possible tant au niveau de la cellule que de l'individu lui-même. Plus spécifiquement, une loi définit qu'à l'instant d'un vécu dramatique, c'est la teneur du conflit archaïque (*c'est-à-dire le ressenti*) qui détermine la localisation du foyer de stress au niveau du cerveau et donc la localisation de la maladie au niveau du corps. À noter que cette idée n'a pas encore été validée par l'Académie des Sciences.

• **l'Anatomie** et **la Physiologie** pour comprendre l'utilité et le fonctionnement de chaque organe et de chaque système, plus particulièrement le système nerveux végétatif qui régit les fonctions autonomes et les réactions primitives en situation de stress (*et donc de danger*).

• **l'Anatomopathologie** et **la Physiopathologie** pour connaître, dans les grandes lignes, les différents processus pathologiques et donc comprendre comment la maladie fonctionne afin d'en saisir la *bio*-logique.

• **la Zoologie** pour comprendre l'organisation du vivant au niveau animal, pour connaître les différentes espèces et leurs particularités. En plus de nous faire découvrir l'infinie diversité des fonctionnements biologiques, cela peut aussi nous permettre de comprendre les réactions de notre organisme dans certaines circonstances.

• **l'Éthologie**, soit l'étude du comportement des espèces animales dans leur milieu naturel, en termes de codes archaïques de comportements, de priorités pour la survie, d'organisation sociale, etc. Cela peut nous aider à comprendre certaines de nos réactions ou de nos difficultés qui sont finalement la réminiscence de "quelques" vieux réflexes très archaïques.

• **la Paléontologie** pour comprendre toute l'histoire de la vie sur presque 3,85 milliards d'années et pour apprécier les différents stades par lesquels nous sommes passés avant de devenir des Hommes modernes. Cela peut expliquer certaines réactions de notre biologie, comme la raison pour laquelle nous pouvons faire des maladies de poisson ou de reptile.

• **la Biologie évolutive** pour comprendre les mécanismes de l'évolution des espèces et des organismes au fil des temps pour s'adapter de la pression du milieu. Ce dernier point est presque le plus important pour comprendre pourquoi la maladie peut être considérée comme une solution parfaite au tout début du processus pathologique. En effet, la maladie est une sorte d'évolution ayant pour utilité de nous permettre d'être mieux adapté à une pression spécifique.

Mais rassurez-vous, il n'est pas nécessaire de tout savoir sur tout ni d'être diplômé de la Faculté de Médecine pour comprendre le sens profond de nos maladies ou de nos difficultés en général. Il faut juste quelques compréhensions de base, un peu de logique et surtout beaucoup de bon sens.

la Psychologie :

C'est encore un mot très difficile à définir puisqu'il veut dire tellement de choses si subtiles. Depuis l'apparition de ce mot au XVIe siècle, la psychologie est tout d'abord la science de l'apparition de l'esprit et celle de la connaissance de l'âme humaine. Puis, elle devient au XIXe siècle l'étude scientifique des phénomènes de l'esprit et de la pensée, elle est ensuite la connaissance empirique et spontanée des sentiments d'autrui, et enfin l'aptitude à comprendre et à prévoir les comportements.

Le problème avec ce mot - *qui en résumé correspond à l'étude de la pensée* -, c'est qu'il parle bien mal de l'aspect le plus important du Décodage, à savoir le ressenti. En effet, nous ne sommes jamais malades ou en difficulté à cause de ce que nous pensons, mais à cause de ce que nous ressentons viscéralement "au fin fond de nos tripes". Cela dit, il est bien évident que nos croyances et nos ressassements psychologiques sont créateurs de stress, mais la réaction de notre biologique face à ce stress ne dépendra pas de ce que nous pensons de notre vécu, mais plutôt de la façon dont nous le vivons au plus profond de nous.

Vous penserez peut-être que je chipote, mais vous verrez, petit à petit, combien cette nuance est fondamentale pour comprendre comment et pourquoi un vécu peut induire un manifesté spécifique.

la Généalogie :

J'utilise d'abord ce mot dans son sens strict (*soit l'étude des filiations*) mais aussi de façon générique pour résumer globalement tout ce qui concerne notre "*pré-histoire*", c'est-à-dire tout ce qui est antérieur à l'instant de notre naissance, en termes de :

• **Mémoires intra-utérines** car, de l'instant de notre conception jusqu'au moment de notre naissance, nous sommes en symbiose avec notre mère et en prise directe avec ses émotions et ses ressentis. De plus, à travers elle, nous sommes en relation avec son environnement, avec notre père, notre famille et le monde en général.

• **Mémoires parentales** puisque nous sommes conçus, puis élevés et éduqués, par ces deux êtres qui ont eux-mêmes leur propre histoire, leurs conflits et leurs "*valises*".

• **Mémoires familiales** puisque nous sommes évidemment le réceptacle, pour le meilleur et le moins bon, de toute l'histoire des familles de nos parents, de nos grands-parents, de nos arrière-grands-parents, etc.

• **Mémoires collectives** dont nous sommes dépositaires en fonction de nos origines socioculturelles, de l'environnement et de l'histoire de notre région ou de notre pays de naissance.

Le fait est que beaucoup trop de cas concrets de guérisons physiques ou psychiques constatées après un "décodage" montrent que la transmission de ces mémoires d'une génération à une autre ne peut plus être considérée comme une élucubration sulfureuse. Quant à croire que cette transmission est pure magie, nous verrons plus tard qu'il n'en est rien : c'est une affaire strictement *bio-logique*.

le Décodage

Par ce terme, je veux parler de cette passionnante tentative pour comprendre le sens caché d'un manifesté, sa raison d'être, tout comme on cherche à décrypter un message secret. En fait, un "décodeur" est une sorte de détective qui mène une enquête approfondie afin de découvrir le coupable, c'est-à-dire les tenants et les aboutissants du conflit ayant induit le manifesté. Par extension, ce terme est génériquement utilisé pour parler de cette approche.

Cette idée se conjugue de diverses manières selon ceux qui l'utilisent, en termes de "*Décodage Biologique*", de "*Décodage Bio-Psycho-Généalogique*", de "*Décodage Biologique et Psycho-Généalogique*", de "*Biologie Totale des tres Vivants*", de "*Décodage des Corrélations Psycho-Cérébro-Organiques*", etc. Pour ma part, je préfère le terme "*Décodage des Stress Biologiques et Psycho-Généalogiques*", la notion de stress étant capitale puisqu'il est finalement à l'origine du manifesté.

Je ne prétendrai pas que l'idée de décrypter le sens des maladies est une nouveauté puisque beaucoup s'y sont essayés depuis l'Antiquité, ni que j'en suis l'inventeur. En effet, j'ai eu des professeurs qui m'ont enseigné les bases et j'ai aussi beaucoup de collègues avec lesquels nous essayons de faire progresser le Décodage. Mon seul mérite est de participer à cette évolution et de partager cette connaissance avec vous en y ajoutant ma spécificité.

La notion de "*Psycho-Généalogie*" est bien antérieure à celle de "*Décodage Biologique*" et la rencontre entre ces deux idées s'est faite dans les années 1990. Pour ce qui est du Décodage Biologique, l'histoire commence à partir de 1978, suite à une observation faite par un médecin allemand, le Docteur Ryke Geerd Hamer, un homme très contesté et, de mon point de vue, très contestable sur certains points de sa théorie.

Mais tout ce que dit une personne contestée et contestable n'étant pas nécessairement faux, je crois qu'il convient de rendre hommage à sa découverte. C'est en observant les scanners cérébraux de différents patients souffrant d'une même pathologie que le Docteur Hamer fit l'observation suivante :

toutes ces personnes avaient une sorte de cicatrice nettement visible au niveau de la zone cérébrale qui contrôle l'organe malade. Puis, en questionnant ces personnes, il découvrit que toutes avaient vécu un événement dramatique très similaire d'une manière ou d'une autre, et surtout que toutes l'avaient vécu de la même façon au plus profond d'elles, dans leur ressenti viscéral.

À partir de ces constatations, le Docteur Hamer définit qu'à l'instant d'un vécu dramatique, c'est la teneur du conflit archaïque (*c'est-à-dire le ressenti*) qui détermine la localisation du foyer de stress au niveau du cerveau et donc la localisation de la maladie au niveau du corps. Par la suite, le Docteur Hamer posera d'autres théories dont je ne parlerai pas puisque certaines n'ont que très partiellement mon adhésion et parce que d'autres rencontrent mon opposition farouche.

Depuis lors et à partir de cette idée, bien d'autres ont œuvré d'une manière ou d'une autre pour faire évoluer le Décodage Biologique, pour beaucoup avant même que j'entende parler de cette fabuleuse histoire. Mais finalement, le Décodage évolue surtout grâce à toutes les personnes que nous recevons en consultation et qui nous permettent d'en apprendre chaque jour un peu plus : un immense merci à eux.

CHAPITRE I

Quelques Histoires Naturelles

Pour commencer et poser le décor, je vous propose d'abord quelques exemples concrets qui seront beaucoup plus éloquents que de longs discours théoriques. Ces quelques histoires naturelles mettront en évidence nos vieux réflexes archaïques et vous montreront que le manifesté est bien, dans de très nombreux cas, une réponse strictement *bio-logique* à un stress inconscient. Dans la mesure du possible, je vous invite à vous souvenir de ces histoires car j'y ferai souvent allusion tout au long de ce livre.

Cinq Histoires Naturelles Animales

l'Histoire naturelle de la régulation des naissances

Peut-être savez-vous déjà qu'une grande et belle loi du règne animal dit qu'il faut éviter de faire des petits lorsque la situation environnementale n'est pas propice. Quand, à l'évidence, le futur est incertain ou que la pénurie alimentaire menace, la nature met en place sa meilleure parade : la fertilité des femelles se bloque, elles n'ovulent pas et elles n'accueillent pas le mâle.

Cela évite aux femelles de se mettre elles-mêmes en danger puisque la gestation est grande consommatrice d'énergie tout comme l'allaitement qui s'ensuit. Cela évite aussi de mettre au monde des petits qui mourront de faim après le sevrage. Ne trouvez-vous pas que la nature est géniale et pleine de sagesse ?!

l'Histoire naturelle de la taille d'un poisson

Depuis quelque temps, j'ai un nouveau voisin tout à fait charmant dont la particularité est d'être un aquariophile averti. Un jour, il m'invite à visiter ses installations et me présente ses poissons dont quelques-uns sont vraiment de toute beauté. Le plus grand de ses pensionnaires, un *pterygoplichithys gibbicefs,* mesure une trentaine de centimètres. C'est un poisson originaire d'Amazonie, il appartient à la famille de l'esturgeon et peut mesurer jusqu'à deux mètres de long à l'âge adulte.

Vu la taille de l'aquarium, je commence à me faire du souci pour la "pauvre bête", mais mon guide m'explique que l'animal s'est arrêté de grandir depuis déjà plusieurs mois. Il n'a pourtant pas encore atteint l'âge adulte mais il ne grandira pas davantage, à moins d'être installé sans attendre dans un aquarium plus grand. Pourquoi ? Parce que la biologie de ce poisson a évalué l'espace disponible dans l'aquarium et adapté sa taille afin de ne pas être trop grand. Il en irait de même dans la nature si ce poisson se retrouvait piégé dans une mare de dimension réduite au moment d'une décrue. Comment ? Tout simplement grâce à l'arrêt de la sécrétion d'hormone de croissance par l'hypophyse.

Ne trouvez-vous pas que la nature est géniale ?! D'autant plus que ce mécanisme *bio-logique* est commun à tous les autres poissons... et même parfois à d'autres animaux comme nous le verrons plus tard.

l'Histoire naturelle de Princesse la petite minette

Princesse est une petite chatte de dix-huit mois qui habite une zone résidentielle de la région lyonnaise. Jusqu'à présent, sa vie a été parfaitement paisible : elle est choyée, bichonnée et a donc bien souvent d'excellentes raisons de ronronner. De plus, comme la zone où elle habite est en bordure des champs, elle peut vivre sa vie de féline chasseresse à peu près comme elle l'entend. À ce stade de l'histoire, le niveau de stress de cet animal est *a minima*.

Mais voilà qu'un jour, une nouvelle famille humaine s'installe dans le quartier, et en même temps qu'elle débarque un hirsute loubard à quatre pattes, franchement macho et franchement mal élevé. Bien entendu, il se met, sans délai, à faire une cour effrénée à la minette.

La galère commence pour Princesse qui, pour des raisons qui lui appartiennent, ne semble pas vouloir faire de petits avec ce matou. Mais lui ne l'entend pas ainsi et Princesse, malgré tout son savoir faire pour l'éconduire et pour l'éviter ne peut plus faire un pas dehors sans avoir l'obsédé sur le dos : elle doit sans cesse surveiller ses arrières - au sens propre comme au sens figuré. Bref, elle est toujours sur le qui-vive, ce qui fait progressivement augmenter son niveau de stress.

Cela dure et dure encore, tant et si bien qu'au bout de quelques jours seulement, son seuil de stress maximum est atteint puis dépassé, ce qui nécessite alors l'intervention de sa biologie. Son cerveau archaïque fait d'abord l'analyse de la nature profonde du problème, puis définit et met en œuvre la meilleure solution possible.

Mais quelle est finalement la nature exacte du problème de Princesse ? En fait, son problème est qu'elle doit *"tenir le coup face à l'adversité"* et résister physiquement contre l'insistance du matou.

Et de quoi a-t-elle besoin pour résister ? Étant donné la situation, Princesse a surtout besoin d'avoir en permanence disponible un potentiel de force musculaire suffisant lorsque le matou surgit afin d'être toujours prête à se dégager et fuir si nécessaire ou encore pour tenir la distance lorsque la course à l'échalote dure un peu trop longtemps.

Comment son cerveau peut-il lui venir en aide ? Tout simplement en envoyant l'ordre au pancréas de se bloquer un peu afin qu'il sécrète moins d'insuline. Cela aura pour effet d'augmenter le taux de sucre immédiatement disponible dans le sang et permettra d'alimenter les muscles de façon optimale en cas de besoin, le tout en solution parfaite et gagnante. En effet, c'est le sucre qui est le carburant du muscle et c'est le rôle de l'insuline produite par le pancréas endocrine de réguler la glycémie.

Ne trouvez-vous pas que la nature est géniale ?! Et vous avez parfaitement raison ; c'est tout à fait remarquable, sauf qu'en médecine, cette petite merveille s'appelle une hyperglycémie, laquelle peut dégénérer en diabète, soit une maladie potentiellement mortelle.

Mais je dois vous dire que cette histoire a une triste fin pour le matou car il a soudain disparu, et donc une fin heureuse pour la minette. Sans se poser la moindre question, elle a ainsi pu résoudre son conflit de résistance en pratique et donc son hyperglycémie puisqu'elle n'avait plus d'utilité. En effet, dès que la minette, et surtout sa biologie, ont réalisé que le matou n'était plus dans le secteur, son cerveau autonome a annulé l'ordre de blocage partiel du pancréas et donné l'ordre inverse de déblocage. La production d'insuline est ainsi redevenue normale et la glycémie de l'animal s'est stabilisée.

l'Histoire naturelle d'un jeune loup

C'est l'histoire d'un jeune loup vivant au sein d'une meute dans un grand parc naturel d'Amérique du Nord. C'est un animal en bonne santé, mais son statut de jeune ne lui facilite pas les choses : la concurrence est rude et l'organisation sociale lupique présidée par un mâle dominant est extrêmement rigide. Entre autres, lorsque la meute parvient collectivement à tuer une proie, il doit longtemps attendre son tour pour avoir droit à sa part du festin, s'il en reste.

Un jour, alors qu'il a très faim, il a l'occasion d'attraper une perdrix de taille moyenne. Mais comme il ne souhaite pas partager sa bonne fortune, il se cache dans un fourré et se dépêche d'engloutir sa proie aussi vite que possible. Il avale d'abord d'une bouchée les pattes du volatile l'une après l'autre, puis les ailes et le cou, puis le reste de sa proie : en à peine trois minutes, il ne reste plus que quelques plumes. Malgré leur taille, chaque morceau de l'oiseau parvient à glisser tant bien que mal le long de l'œsophage et arrive dans l'estomac.

Dès cet instant, comme elle le fait à chaque fois qu'un morceau alimentaire doit être traité et pour que ne soit mise en œuvre que l'énergie digestive strictement nécessaire, la biologie du loup évalue la masse à digérer grâce à des capteurs situés dans l'estomac. Bien que la situation ne soit pas exceptionnelle, elle n'en est pas moins problématique. En effet, la biologie de ce loup doit digérer, dans les meilleurs délais, une plâtrée de perdrix très complexe à traiter : en plus de la viande, il y a de la peau, un bec, des plumes, les griffes, des os, du cartilage, des tendons et des ligaments, le tout en quantité importante.

En théorie, ce jeune loup est même, dans cette situation particulière, en grand danger puisqu'il risque de mourir de faim, car, au rythme habituel de digestion d'un estomac de loup, cela prendra trop longtemps pour intégralement dissoudre le contenu stomacal. Par conséquent, il ne pourra que très lentement profiter de ce qu'il a dans l'estomac et l'occlusion du tube digestif provoquée par les divers morceaux de la perdrix ne lui permettra pas d'avaler d'autres repas.

Mais la biologie des loups est habituée à ce type de situation et elle sait, depuis des millions d'années, comment y remédier. Une fois que les capteurs de l'estomac ont fourni les paramètres nécessaires, le cerveau met alors en œuvre la meilleure solution *bio-logique* possible pour que le volatile soit digéré dans les meilleurs délais. Comment ? Tout simplement en mettant en service un fabuleux programme de "sur-digestion" qui consiste à augmenter considérablement le nombre de cellules sécrétrices de suc gastrique afin que l'estomac soit temporairement beaucoup plus performant pour *"digérer le morceau"*.

Au bout de quelques jours, dès que le contenu stomacal est en passe d'être entièrement digéré, les capteurs de l'estomac en informent le cerveau qui arrête le processus. Ces cellules supplémentaires se désagrègent et sont évacuées par les voies naturelles en même temps que les derniers résidus de l'oiseau.

Ne trouvez-vous pas que la nature est géniale ?! Et vous avez encore raison ; c'est tout à fait merveilleux... sauf qu'en médecine, ce que la biologie de ce jeune loup a mis en œuvre dans cette situation particulière pour l'aider à *"digérer le morceau "* peut être considéré comme un processus tumoral, soit un cancer de l'estomac, et donc une maladie potentiellement mortelle.

l'Histoire naturelle de Gribouille, une grand-mère généreuse

Gribouille est une belle chienne Labrador âgée de six ans qui vit avec sa fille Claquette dans une famille humaine quelque part en Normandie. Quelques années plus tôt, Gribouille a fait des petits que les humains se sont évidemment dépêchés de distribuer après le sevrage, sauf la petite Claquette qu'on a décidé de laisser à sa mère.

Trois ans plus tard, la fille Claquette fait à son tour des petits. Jusque là, rien de plus normal, sauf que Claquette met au monde une douzaine de magnifiques chiots et c'est alors le drame : en effet, il n'y a pas de tétines pour tout le monde et pire encore, pas assez de lait pour tous.

Cette situation critique inquiète toute la maisonnée, humains y compris, car les petits ont faim : ils le font savoir très bruyamment et cela devient très rapidement la foire d'empoigne permanente pour chaque goutte de lait. La survie des plus faibles est évidemment en jeu et des solutions pratiques sont recherchées, par exemple en complétant la ration avec du lait maternisé pour bébés humains.

Bien que la méthode soit efficace, c'est finalement la biologie de la grand-mère Gribouille qui trouve la meilleure solution *bio-logique* possible dans cette situation particulière. Comment ? Tout simplement en réactivant sa fonction mammaire afin de produire à nouveau du lait. Ainsi, en quelques jours à peine, cette grand-mère peut, elle aussi, un peu allaiter les petits.

Sur le plan de la biologie, c'est le stress de Gribouille face à cette situation d'urgence qui a fait réagir son cerveau en fonction de la tonalité spécifique du problème qui, dans ce cas, est : *"il faut nourrir les petits"*. Quant à la seule façon *bio-logique* d'y parvenir, elle consiste à augmenter la sécrétion de prolactine par l'hypophyse, la prolactine étant l'hormone qui induit la production de lait par les cellules galactogènes.

Ne trouvez-vous pas que la nature est géniale ?! Et vous avez encore raison ; c'est absolument magnifique... sauf qu'en médecine, cette petite merveille *bio-logique* peut être considérée comme une maladie, nous verrons plus tard laquelle. À noter que ce mécanisme qui permet à une femelle mammifère de produire du lait alors même qu'elle n'a pas de petit est bien connu des naturalistes car il n'est pas exceptionnel dans le règne animal.

Cinq Histoires Naturelles Humaines

Pour faire le parallèle avec ces histoires naturelles animales, voici maintenant cinq autres histoires très naturelles, mais humaines cette fois-ci :

l'Histoire naturelle d'une jeune femme

C'est l'histoire d'une jeune femme presque désespérée parce qu'elle essaye depuis plusieurs années d'avoir un enfant sans y parvenir. Après un long parcours médical, de multiples examens, plusieurs traitements hormonaux et quelques tentatives infructueuses de fécondation *in vitro*, elle consulte un collègue pour comprendre le pourquoi du comment de cette stérilité.

En fait, cette femme a été conçue une très mauvaise année : elle est née fin 1976, soit l'année de cette très grande sécheresse qui a gravement touché certaines régions de France et plus particulièrement celle où les parents de cette femme sont éleveurs de bétail. Bien sûr, pendant tout le temps de la grossesse, ses parents ont été extrêmement stressés car très inquiets pour leur avenir et celui de leur troupeau. Ainsi le fœtus a capté le stress de sa mère dans cette tonalité spécifique de pénurie alimentaire et l'a enregistré durablement, ce qui lui vaudra cette stérilité quelque vingt-cinq ans plus tard.

Ne trouvez-vous pas que la nature est géniale ? Non ?! Pourtant, l'histoire de cette stérilité répond parfaitement à cette loi de la nature qui veut que l'on ne fasse pas de petits en période de pénurie alimentaire.

l'Histoire naturelle d'un petit garçon

C'est l'histoire d'un jeune garçon de sept ans reçu par un autre confrère. Il est en pleine forme, il est vif et sympathique mais il a bien des malheurs car il est petit, très petit. Cela commence à lui valoir quelques railleries à l'école et, bien sûr, à beaucoup inquiéter ses parents. En explorant le passé de l'enfant, rien de signifiant ne peut expliquer ce problème de croissance. Interrogée sur l'histoire de la grossesse, la mère explique que tout s'est très bien passé : elle était très heureuse d'être enceinte, le père était très présent, l'accouchement s'est déroulé sans complication, etc.

Puis, après réflexion, elle raconte le stress qu'elle a néanmoins vécu pendant la grossesse. À cette époque, les parents de l'enfant étaient en train d'achever leurs études et ils vivaient dans un tout petit studio, aussi petit que leur budget logement. Pendant des semaines et des mois, cette femme s'est énormément inquiétée de savoir comment ils pourraient vivre à trois dans un aussi petit espace ; elle se demandait où elle pourrait mettre le berceau, la table à langer, etc. Tant et si bien que l'enfant est venu au monde... avec le programme *bio-logique* de ne pas trop grandir par manque de place.

Ne trouvez-vous pas que la nature est géniale ? Non ?! Et pourtant, l'histoire de ce petit garçon et celle du poisson d'Amazonie sont strictement identiques. Il n'y a absolument aucune différence sur le plan des mécanismes *bio-logiques* qui, dans ce cas, ont induit une diminution de la production d'hormones de croissance dès que l'enfant a atteint une certaine taille.

On peut constater que la biologie de l'enfant n'a tenu aucun compte du fait qu'entre temps la situation financière des parents avait beaucoup évolué et qu'ils vivaient depuis des années dans un appartement beaucoup plus grand que le studio. Ce n'est qu'à partir du moment où l'origine du problème a été mise en évidence - c'est-à-dire la prise de conscience - que la biologie de l'enfant a "autorisé" l'arrêt du programme initial et qu'il a pu alors se remettre à grandir normalement.

l'Histoire naturelle d'une jeune Demoiselle

C'est l'histoire d'une jeune secrétaire de vingt-cinq ans qui, après l'école de secrétariat et une longue galère pour trouver du travail, est enfin embauchée dans une bonne entreprise tout près de chez elle, à un poste intéressant et à un salaire convenable pour un premier emploi. L'idéal, ou presque...

Presque, car très rapidement, un chef de service commence à lui tourner autour et c'est l'enfer qui commence au quotidien.

La demoiselle doit repousser des avances à peine voilées, puis éviter des traquenards grossiers, et même parfois se défendre physiquement pour repousser l'individu lorsqu'il parvient à la bloquer dans un coin. Bref ; elle est en situation d'adversité et de résistance permanente, d'autant qu'elle est complètement coincée par sa peur de perdre son emploi si elle se plaint ou dénonce le chef de service. Elle a aussi très peur de ne pas être crue ou qu'on puisse l'accuser d'être une aguicheuse : elle ne peut donc rien faire d'autre que de résister, que de tenir le coup.

Bien sûr, au bout de quelques semaines, son seuil de stress maximum est atteint puisque la demoiselle n'a malheureusement trouvé aucune solution pratique pour éliminer le problème et c'est à ce moment-là que sa biologie intervient. Le cerveau de la demoiselle analyse alors la teneur du stress, le prend en considération comme un conflit de "*il faut être toujours prêt à se défendre*" et envoie le programme qu'il considère le mieux adapté pour l'aider à tenir le coup, soit le programme de l'hyperglycémie. Le cerveau envoie tout simplement l'ordre au pancréas de réduire sa production d'insuline afin que la demoiselle ait un taux de sucre toujours optimal immédiatement disponible afin d'être, sur le plan musculaire, toujours prête à se défendre et à résister.

Ne trouvez-vous pas que la nature est géniale ? Non ?! Et pourtant, encore une fois, l'histoire de la petite chatte Princesse et celle de cette demoiselle sont strictement identiques ; il n'y a absolument aucune différence sur le plan des mécanismes *biologiques*.

Malheureusement, et contrairement à Princesse, la disparition de fait du chef de service ne changera rien dans le cas de cette femme. Elle a fini par démissionner au bout de trois ans, mais à la différence de Princesse, cette demoiselle n'a pas su / pu modifier le processus : d'une part elle n'a pas exactement fait le lien entre son vécu, son ressenti viscéral et sa maladie ; et d'autre part elle a continué à ressasser sa souffrance malgré l'élimination du danger.

l'Histoire naturelle d'un Monsieur très malade

Pour faire maintenant le parallèle avec l'histoire du jeune loup, voici celle d'un Monsieur d'environ soixante ans, très malade, et lui aussi en conflit de *"je ne peux pas digérer le morceau"*.

À la mort accidentelle de leurs parents trente ans plus tôt, cet homme et son frère aîné ont hérité d'un important patrimoine et plus particulièrement d'une chaîne de magasins. Le fait est qu'ils ont deux personnalités très différentes ; l'aîné a suivi les traces du père, il est devenu un homme d'affaires averti et il est très attiré par le pouvoir et par l'argent. Quant au cadet - notre Monsieur - il a pris un tout autre chemin puisqu'il a fait toute sa carrière au service de l'État comme diplomate.

Il est alors convenu entre eux que l'entreprise familiale, dont ils sont les héritiers à parts égales, serait gérée par le frère aîné qui semble avoir toutes les compétences pour cela. Notre Monsieur n'a qu'une seule exigence : celle d'entendre parler de tout cela le moins possible car les affaires d'argent ne l'intéressent pas. Ainsi pendant trente ans, il écoute d'une oreille distraite les rapports d'activité que lui fait son frère chaque année et ne lit jamais les bilans financiers de l'entreprise. Tout au plus consacre-t-il quelques secondes à signer des documents que son frère lui présente de temps en temps, mais toujours sans même les lire puisqu'il a confiance.

Quant à l'argent, il s'en moque complètement : il a un excellent traitement, il a toujours bénéficié de logements de fonction prestigieux partout dans le monde et il a peu de frais personnels puisqu'il ne s'est jamais marié et qu'il n'a pas d'enfants. Ainsi, les rares fois où son frère lui demande ce qu'il doit faire de sa part des dividendes, il propose de les réinjecter dans l'entreprise, histoire de rapidement se débarrasser de la question.

Mais à quelques temps de la retraite, notre monsieur réalise soudain qu'il n'est propriétaire d'aucun logement en France et qu'il est grand temps d'y penser. Il fait donc une estimation du budget qu'il lui faudra pour acquérir un appartement à Paris où vivre sa retraite : la somme est très largement au-delà des quelques économies qu'il a accumulées au fil des années, mais il n'y prête pas attention puisqu'il se croit riche.

Et c'est précisément à ce moment-là qu'un scandale éclate : son frère est inculpé pour fraude, détournement et escroquerie et il est mis en prison. Quant à notre Monsieur, il se retrouve mis en examen et la Justice le prie de rentrer en France. Arrêté à sa descente d'avion, il passe quelques jours en garde-à-vue à la Brigade Financière, le temps que la Justice s'aperçoive qu'il est, lui aussi, une victime de son frère.

Complètement abasourdi, notre monsieur consulte un grand cabinet d'experts qui lui confirme son implication juridique dans cette vilaine affaire à cause de tous ces documents qu'il a signés pendant trente ans sans même les lire : son frère est très clairement un escroc sans scrupule, l'entreprise familiale ne vaut plus un centime et croule même sous les dettes.

C'est un peu comme si l'univers de notre Monsieur s'effondrait : il est soudain mis en cause ; sa réputation est gravement entachée ; la Justice l'empêche de rejoindre son poste ; il est mis en disponibilité par son administration ; il est dramatiquement en difficulté financière ; il est à quelques mois de la retraite et n'a pas de moindre logement.

Mais il faut savoir que ce Monsieur est très "Vieille France", et pour lui, l'honneur, l'honnêteté et le respect de la parole donnée sont des valeurs premières. Jamais dans sa vie il n'a été personnellement confronté à autant de fourberie et c'est justement sur ce point qu'il sera le plus choqué, d'autant plus qu'il s'agit de son propre frère en qui il avait toujours eu totalement confiance.

C'est cela qu'il se met à ressasser mille fois par jour : il se dit que la trahison de son frère est une infamie, une immense injustice et qu'il ne peut la digérer. Mais il vit cela avec une telle intensité, au plus profond de lui, que va s'instaurer entre cet homme et son cerveau archaïque un épouvantable malentendu qui va rendre cet homme terriblement malade. En effet, à peine six mois après le début de l'affaire, notre Monsieur se retrouve à devoir soigner un cancer de l'estomac.

Car, considérant la tonalité très spécifique du stress de cet homme, son cerveau va estimer que la meilleure chose à faire pour l'aider à *"digérer le morceau"* est de mettre en œuvre une procédure d'urgence de *"sur-digestion"*, comme dans le cas du jeune loup. Pourquoi ? Parce que, pour cet homme comme pour le jeune loup, le stress viscéral que le cerveau archaïque va prendre en compte est strictement le même : la nécessité vitale de *"digérer le morceau"*.

En effet, qu'il s'agisse d'un *"morceau indigeste"* réel ou symbolique, notre cerveau archaïque le considère exactement de la même manière puisqu'il ne fait pas la différence entre ce qui est réel, symbolique, virtuel ou imaginaire : il traite tout cela comme une réalité. Ainsi, lorsque le seuil de stress maximum de cet homme a été atteint, son cerveau a d'abord analysé son ressenti viscéral, la nature profonde de son ressassement, il l'a pris en compte comme étant un *"morceau indigeste"* bien réel, puis, très *bio-logiquement,* a mis en œuvre ce programme de *"sur-digestion"*.

Bien évidemment, petit à petit, tout s'enchaîne et s'aggrave car, en plus d'être très malade, il est mis à la retraite d'office, il vit dans un minable deux pièces, beaucoup de ses amis soudain l'évitent, la procédure judiciaire n'avance pas, etc. Sans parler de sa réaction à l'annonce du diagnostic, de sa peur de mourir, de la grande toxicité des traitements, des interventions chirurgicales successives et de sa grande fatigue. Et plus il ressasse son amertume, plus le morceau indigeste symbolique augmente de volume, et plus le programme de super-digestion est actif, et plus il est malade...

J'éviterais dans ce cas de prétendre que la nature est géniale. Pourtant, l'histoire de ce Monsieur et celle du jeune loup sont strictement identiques : il n'y a absolument aucune différence sur le plan des mécanismes *bio-logiques*. La seule différence, c'est que cet homme est en grand danger de mort à ce stade de l'histoire. En fait, pour sortir de son conflit et pour ne pas mourir avant l'heure, ce Monsieur n'a alors finalement pas beaucoup d'alternatives. Il pourra soit :

• ***Résoudre le problème*** concrètement, par exemple en engageant les meilleurs avocats de Paris, en étant totalement innocenté par la Justice, en retrouvant son honneur et en récupérant tout ou partie de son argent. Mais avant tout, il devra surtout se mettre intérieurement en paix vis-à-vis de son escroc de frère afin de ne plus ressasser son ressentiment.

• ***Dépasser le problème*** en découvrant par exemple qu'il préfère finalement vivre ses vieux jours au fin fond de la Creuse au milieu des champs plutôt que dans la pollution de Paris. Il a alors bien assez d'argent pour s'acheter une petite maison et vivre une retraite heureuse. Mais dans ce cas aussi, il ne devra pas oublier de faire la paix avec son frère parce qu'autrement, le ressassement perdurera.

• ***Éliminer le problème***, par exemple en gagnant au loto ou en héritant d'une immense fortune, cela le rendant tellement riche qu'il pourrait s'offrir l'appartement de ses rêves et même rembourser toutes les dettes de son frère. Cela dit, une fois encore, il faudrait qu'il soit en paix vis-à-vis de la trahison de son frère.

• ***Transmuter le problème*** en tombant par exemple follement amoureux d'une femme des îles rencontrée au tribunal ou à l'hôpital. Elle l'emmènerait s'installer définitivement à l'autre bout du monde, au bord d'un lagon bleu, là où l'on n'a finalement besoin de rien sinon de vivre le jour présent. Dans ce cas, il pourrait même remercier son escroc de frère d'être l'artisan involontaire d'un aussi grand bonheur.

• ***Prendre conscience du problème***. Car si aucune des solutions précédentes n'est accessible, il devra rencontrer très rapidement un "décodeur" qui lui expliquera les lois de la biologie afin d'avoir pleinement connaissance de la nature profonde de sa maladie et des mécanismes qui l'auront générée. Ainsi, il pourra gérer en conscience son sur-stress pour que son cerveau archaïque n'ait plus à s'en occuper.

l'Histoire naturelle de Paula

Pour faire le parallèle avec l'histoire de la chienne Gribouille, je vais maintenant vous raconter l'incroyable histoire d'une amie. À elle seule, cette histoire est un admirable condensé qui résume tous les aspects des corrélations qu'il peut y avoir entre la biologie, le psychisme et la généalogie : il y a toutes les subtilités, tous les mécanismes, même ceux que je ne saurai jamais vous expliquer.

Comme bien des histoires, celle-ci commence évidemment par un hasard qui me fait croiser le chemin d'une habitante du Valenciennois âgée de quarante-cinq ans à l'époque. Quelques bavardages plus tard, Paula m'explique qu'elle est en fait très malade depuis de longues années et que ça "complique" beaucoup sa vie. Bien entendu, cela réveille ma curiosité et je lui propose de m'en dire un petit peu plus.

J'ai alors ouvert de gros yeux d'étonnement car je n'avais jamais entendu parler d'une maladie nommée "tumeur hypophysaire à prolactine élevée". Certes, l'idée de tumeur ne m'était pas inconnue et je connaissais bien sûr la localisation de l'hypophyse. Mais j'ai dû à l'époque vérifier dans le dictionnaire médical pour avoir la confirmation que la prolactine est une hormone produite par l'hypophyse. Son rôle principal est de déclencher la production de lait par la glande mammaire au moment de l'accouchement.

J'ai d'abord été intimidé devant cette inconnue, d'autant que je venais à peine d'achever mon cycle de formation au Décodage des Stress Bio-Psycho-Généalogiques : je me sentais un peu novice pour "affronter" une aussi redoutable adversaire. Mais je n'ai finalement pas hésité trop longtemps et j'ai expliqué à Paula que je pouvais peut-être l'aider. Elle me raconte alors son histoire qui peut se résumer ainsi : depuis plus de trente-cinq longues années, cette femme vit l'enfer, soit un quotidien fait de maux de tête épouvantables, de nausées persistantes et de vertiges tenaces.

Sa maladie a débuté très progressivement lorsqu'elle était encore à l'école primaire, dans son souvenir vers l'âge de sept ans, c'est-à-dire vers 1960. Les premiers symptômes furent des migraines de plus en plus fortes, de plus en plus longues et de plus en plus fréquentes au fil des années, puis petit à petit vinrent les vertiges et les nausées. Mais cette femme est forte, un peu du genre *"j'm'en fous,.. j'ai la peau dure,.. ça fait pas mal"* : elle a été pendant près de trente ans d'un stoïcisme époustouflant, ne consultant aucun spécialiste et ne s'aidant que de quelques cachets d'aspirine.

En 1989, Paula a commencé à avoir quelques troubles de la vision et elle a consulté un ophtalmo, lequel est resté perplexe après un examen poussé. Il a donc invité Paula à faire un scanner cérébral qui révèle un adénome hypophysaire à prolactine gros comme une prune, suffisamment pour comprimer le nerf optique. Ceci expliquait les troubles de la vision ainsi que les migraines et beaucoup d'autres signes cliniques typiques de cette maladie. Devant l'urgence de son cas, Paula est opérée en priorité, pratiquement le jour même.

Les dix années suivantes ont été un véritable parcours du combattant médical. Elle a été suivie par les meilleurs spécialistes, lesquels lui ont, sans conteste, sauvé la vue et même probablement la vie. Durant cette période, et malgré l'ablation de la tumeur, la maladie a continué à s'exprimer et la tumeur s'est reconstituée progressivement. Les signes cliniques ont perduré et se sont même aggravés par la prise d'un cocktail médicamenteux qui a rendu cette femme encore plus migraineuse et plus nauséeuse. Tant et si bien que, quelques mois avant notre rencontre, Paula avait même dû prendre la décision de cesser ces traitements, au grand dam de ses médecins.

À ce stade de l'échange, je n'ai pas encore la moindre idée du sens archaïque de la maladie de Paula et je l'interroge longuement sur les symptômes, jusqu'à ce qu'elle m'en révèle la clé. En effet, Paula m'explique que pendant des années, son organisme a sécrété du lait alors qu'elle n'a jamais eu d'enfant ni même été enceinte. Ainsi, elle a très souvent dû changer de soutien-gorge et de chemisier en cours de journée tellement ces montées de lait étaient importantes. C'est d'ailleurs un des principaux signes cliniques de cette maladie.

À partir de là, je sais précisément ce que je cherche car si l'organisme de cette femme produit du lait avec autant de constance, c'est que, selon le postulat de base du décodage, il y a une "bonne" raison *bio-logique* à cela. Je lui demande donc de me raconter des histoires de lait dans son vécu ou dans l'histoire de sa famille, question qui n'a pas de sens pour elle malgré mon insistance. Et puis enfin, je lui pose la bonne question et lui demande de me raconter des histoires de bébés, ce qui pour elle a évidemment beaucoup plus de sens.

Elle me raconte alors l'histoire de son père qui, durant l'été 1923 et alors qu'il a seulement cinq ans, assiste en spectateur impuissant à un drame épouvantable lorsque sa mère meurt en couches en donnant naissance à une petite fille (soit la tante de Paula). Pour comprendre ce qui s'est vraiment passé, il faut savoir se mettre à la place de ce petit enfant et imaginer ce qu'il a vécu : il faut mettre en scène l'événement, imaginer les faits et envisager l'atmosphère dans un foyer où survient un tel drame.

Il faut d'abord imaginer le stress vécu par chaque membre de cette famille et ce qu'implique, sur le plan émotionnel, le décès de cette femme, de cette épouse, de cette fille, de cette sœur, et plus particulièrement pour le père de Paula qui vient de perdre sa mère. Mais surtout, il faut imaginer l'extrême situation d'urgence vitale dans laquelle se trouve le nourrisson qui arrive au monde sans mère pour le nourrir : c'est précisément cela l'élément programmant à l'origine de la maladie que Paula développera plusieurs dizaines d'années plus tard.

Il faut se représenter cette situation en 1923, quelques années seulement après la fin de la Première Guerre Mondiale, dans une région très durement touchée par les combats, dans une famille qui ne roule pas sur l'or, et surtout à une époque où le lait maternisé 1er âge n'est pas encore disponible à la pharmacie du coin. Il faut s'imaginer cette famille endeuillée qui se met à chercher fébrilement dans la campagne environnante une nourrice pour allaiter le bébé. Les gens courent dans tous les sens, les voisins passent et repartent, les cris, les pleurs des grands et des petits, l'agitation, etc., et aussi très probablement les hurlements de la petite qui réclame le sein.

Et l'enfant de cinq ans est là, submergé par le stress environnant, il observe impuissant cette grande agitation dont nous pouvons facilement définir le sens profond : "*il faut nourrir le bébé*". C'est ce mot d'ordre impérieux, à la limite du seuil de stress maximum, que l'enfant enregistre de façon si profonde que le message passera un quart de siècle plus tard à la génération suivante.

Comment cette information a pu parvenir jusqu'à Paula ? Je ne vois qu'une seule hypothèse : elle l'a reçue via le spermatozoïde que son père a donné en 1952 pour concevoir sa fille. Puis-je le prouver ? Non, bien évidemment. Pourquoi ce message a été transmis ? Je suis convaincu que c'est une affaire d'utilité *bio-logique* et d'évolution adaptative à la pression du milieu qui régit le vivant depuis 3,850 milliards d'années.

Ma conviction est que le stress vécu par le père de Paula a été tellement fort qu'une évolution adaptative permanente est survenue chez l'enfant dans le sens d'une sécrétion de prolactine optimale. Puis cette parfaite adaptation au drame de 1923 sera plus tard transmise à Paula au moment de sa conception. Mais cela sous-entendrait que Lamarck avait peut-être raison, ce qui risque de me valoir les foudres de l'Académie des Sciences : nous verrons cela très en détail dans un prochain chapitre.

À ce stade de notre première conversation, j'ai déjà la première partie de l'histoire et donc l'origine de la maladie de Paula. Mais il me manque la deuxième partie, c'est-à-dire l'événement déclenchant qui rendra nécessaire la mise en route de la maladie, en solution parfaite pour nourrir le bébé. Je lui demande donc à nouveau de me raconter des histoires de lait et de nourrissons, ce qu'elle ne peut faire qu'après avoir questionné sa mère car cette partie de l'histoire n'est alors plus accessible à sa mémoire.

Lors de notre conversation suivante, elle me raconte que son père s'est marié en 1944, mais, comme par hasard et parmi quelques milliers de jolies filles du Valenciennois, il a choisi d'épouser une femme qui, pour des raisons qui lui appartiennent, a refusé catégoriquement de nourrir au sein ses quatre enfants.

Pour ses trois premiers enfants, la maman de Paula explique que tout s'est à peu près bien passé : son refus d'allaiter n'a pas posé trop de problèmes. Par contre en 1958, alors que Paula a cinq ans, soit exactement le même âge qu'avait son père lorsqu'il a vécu ce grand stress pour le lait, Paula assiste à la même scène : la benjamine vient de naître et elle refuse tous les laits de remplacement qu'on lui propose. Un grand stress règne dans la maisonnée, dans la même tonalité qu'en 1923, c'est-à-dire *"il faut nourrir le bébé"*.

C'est très précisément à ce moment-là que le cerveau de Paula met en œuvre le programme préparé par son père et qu'elle a reçu par la voie génétique au moment de sa conception. Son cerveau envoie donc les instructions nécessaires afin qu'un prolactinome soit mis en œuvre pour produire beaucoup de lait afin nourrir le bébé. La biologie de Paula ne prend alors en compte que la nature archaïque de son stress, sans tenir compte ni de son âge à ce moment-là, ni du fait que l'enfant n'est pas le sien.

La tumeur se développe tout d'abord très progressivement pendant les dix premières années, puis beaucoup plus rapidement à partir de 1968. En effet cette année-là, le père de Paula est victime d'un très grave accident de voiture dont il ne se remettra jamais. Pendant les huit années suivantes et jusqu'à sa mort, Paula assiste son père auquel elle est très profondément attachée, exactement comme une mère s'occupe de son enfant malade.

Or, comme je l'ai déjà expliqué dans l'introduction, quand dans la nature un petit est malade, la meilleure chose que peut faire sa mère est de lui donner du bon lait guérisseur, ce à quoi la biologie de Paula est déjà programmée. Dans cette situation, et pour les puristes du décodage, Paula fait un conflit de *"drame pour le petit en amont"*, c'est-à-dire au niveau hypophysaire et non pas au niveau de la glande mammaire.

Toujours est-il qu'environ une semaine après notre première conversation, Paula n'a plus ni migraines, ni nausées, ni vertiges. Pour la première fois depuis si longtemps, elle peut vivre sa vie sans avoir en permanence la tête prise dans un étau. Et à peine six mois plus tard, au scanner de contrôle suivant, la tumeur a disparu. Tout au plus, encore aujourd'hui, Paula a-t-elle un taux de prolactine circulant très légèrement au-dessus de la norme.

Mais comment est-ce possible ? Ma conviction est que le processus tumoral a cessé dès l'instant de notre première conversation parce que Paula a enfin compris le pourquoi et le comment de sa maladie. En fait, Paula était depuis la naissance de sa sœur, sans conscience, en sur-stress permanent dans cette tonalité spécifique, comme si elle vivait réellement un *"drame pour le petit"*. Mais dès l'instant où elle a pris pleinement conscience de tout cela, son stress a cessé d'un seul coup, ce dont son cerveau archaïque s'est immédiatement aperçu. Il a alors considéré qu'il n'y avait plus de danger, plus de petit à nourrir ou à soigner, et par conséquent, qu'il n'était plus nécessaire de produire du lait ni d'entretenir cette tumeur. C'est tout simplement et seulement comme cela que Paula a guéri de cette tumeur.

Tout au plus ai-je proposé à Paula d'accomplir un acte symbolique afin de bien ancrer cette prise de conscience grâce à l'action. Je l'ai invitée à choisir une très belle pharmacie, d'y acheter le plus gros biberon possible et la meilleure boîte de lait maternisé 1er âge, puis de préparer un biberon de lait parfaitement dosé et à température idéale. Elle est ensuite allée se recueillir quelques instants sur la tombe de son père pour lui montrer ce magnifique biberon, comme pour lui expliquer qu'elle avait enfin trouvé la solution pour nourrir sa petite sœur. Puis elle est allée sur la tombe de sa tante afin de nourrir symboliquement la petite fille en déversant maternellement le lait sur la pierre tombale. C'est avec beaucoup d'émotion que Paula achevait ainsi une situation vieille de trois quarts de siècle.

Mais l'histoire ne s'achève pas là : seulement quelques jours après avoir accompli cet acte symbolique, Paula me téléphone un soir quelque peu perturbée à cause de ce qu'elle a vécu dans la journée, soit une très belle histoire de synchronicité que je m'en voudrais de ne pas vous raconter.

Il faut savoir que cette femme travaille depuis près de trente ans dans la même entreprise dont l'activité est la distribution en gros d'appareils électroménagers. Dans ses entrepôts transitent en permanence des montagnes de réfrigérateurs, de cuisinières, de machines à laver, de lave-vaisselle, etc. : et de mémoire d'entreprise, il n'est jamais passé dans ce dépôt autre chose que des appareils électroménagers.

Mais ce jour là, un des responsables du dépôt déboule dans le bureau de Paula et lui dit à peu près ceci : "*Paula, il faut que tu distribues le lait !..*". Sur le coup, elle ne fait pas vraiment le lien avec son histoire. Son collègue lui explique qu'il vient de réceptionner mille litres de lait UHT en pack d'un litre et qu'elle est désignée pour en organiser la distribution à l'ensemble du personnel.

Tout en réalisant petit à petit l'incroyable de la situation, Paula se met à organiser la distribution du lait et fait passer le message à tous les services. Mais soudain, en tout début d'après-midi, le patron de l'entreprise très en colère surgit dans le bureau de Paula et lui passe un savon. Il explique qu'il ne faut absolument pas toucher à ce lait : il n'appartient pas à l'entreprise et il est temporairement stocké au dépôt jusqu'à ce que le chauffeur routier qui l'a laissé le matin le récupère le soir, à la fin de sa tournée de livraison. Paula doit alors faire le chemin inverse, prévenir tout le monde que la distribution du lait est annulée et même récupérer le lait déjà distribué.

En théorie, cette situation aurait pu réactiver le conflit de Paula. En effet, on lui demande d'abord de distribuer le lait, ce qui va dans le bon sens de son conflit. Mais on lui retire ensuite le lait brutalement, ce qui va dans le sens contraire (j'appelle cela "*se prendre les pieds dans le tapis*"). Je me suis réjoui que Paula ait eu le réflexe de m'appeler et lui ai conseillé de "dialoguer" avec son cerveau archaïque pour lui expliquer que ce lait n'était pas du bon lait pour les bébés mais du lait UHT pour faire de la sauce industrielle. Nous avons bien ri de cette synchronicité et elle n'a, ainsi, pas eu de conséquence.

Par contre, quelques mois après, alors que cette tumeur est déjà presque de l'histoire ancienne, Paula me téléphone à nouveau en catastrophe et m'explique, très inquiète, qu'elle ne va pas bien du tout. Depuis la vielle, elle a de nouveau tous les symptômes de la maladie : elle a la tête prise dans un étau, elle est nauséeuse et elle a des vertiges.

Je lui demande bien sûr de me raconter ce qu'elle a vécu : elle m'explique que la veille, en fin de journée, elle est allée à l'hôpital rendre visite à un ami extrêmement malade, beaucoup plus malade qu'elle ne l'imaginait. Elle m'explique qu'en sortant de l'hôpital, elle était dans un tel état de confusion mentale qu'elle a tourné en rond au volant de sa voiture pendant plusieurs heures, complètement perdue dans sa ville où pourtant elle vit depuis toujours.

Dans ce cas, Paula s'est "tout simplement" repris les pieds dans son conflit de "*drame pour le petit*" à cause de l'état de santé de son ami et son cerveau archaïque a immédiatement remis en service le programme pour produire du lait afin de soigner l'enfant. En effet pour son cerveau, si Paula vit un tel stress par rapport à une personne malade, ce ne peut être que son petit, très exactement comme elle l'a déjà vécu entre 1968 et 1976 lorsqu'elle s'est occupée de son père malade.

Toujours est-il qu'à la fin de cette conversation téléphonique de quarante-cinq minutes, Paula ayant pleinement pris conscience et connaissance de ce qui venait de se passer, ses maux de tête, ses nausées et ses vertiges avaient à nouveau disparu.

CHAPITRE II

Quelques Réflexions Préliminaires

À ce stade et avant de poursuivre, voici déjà quelques premières évidences qui seront plus longuement développées dans les prochains chapitres. Je vous propose de constater :

C'est notre cerveau archaïque qui dirige notre vie

Que cela nous plaise ou non, nous sommes en permanence très habilement manipulés par notre cerveau archaïque et par l'ensemble de nos conflits biologiques, psychiques et généalogiques, alors même que nous avons la prétention de nous croire toujours maîtres de notre destinée.

Comme ces histoires le montrent, nous sommes en permanence sous l'insoupçonnable autorité de ce cerveau auquel nous obéissons sans même nous en rendre compte. On pourrait même dire que, dans une grande mesure, *nous sommes pensés par notre cerveau* puisque c'est lui qui nous indique comment il faut penser, agir, réagir, etc.

En tout cas, je crois utile d'en être conscient afin de ne pas rester dans l'illusion. Cela peut nous permettre d'en savoir un peu plus sur nos différents conflits intérieurs pour résoudre les plus handicapants et vivre paisiblement et en bonne entente avec les autres : ça peut nous épargner beaucoup de souffrances.

Le stress est la maladie la plus mortelle de toutes

Le plus important, pour la biologie, est d'éviter le stress à tout prix car il est potentiellement mortel à haute dose, ou en tout cas, de le faire diminuer autant que possible : c'est d'ailleurs ce à quoi la biologie se consacre en permanence.

Dans le cas où le seuil de stress maximum est malheureusement atteint, notre cerveau se doit d'intervenir pour nous protéger d'une "surcharge" : c'est une de ses principales fonctions. Il peut alors être contraint de mettre en service une parade comportementale ou, si cela ne suffit pas, une parade type maladie ou trouble psychique (par exemple la dépression), le tout en solution parfaite et gagnante. Du point de vue de la biologie, mieux vaut être malade (ou dépressif) que mort à cause d'une overdose de stress.

La maladie est bien la Solution Parfaite

Je le redis : la maladie n'est pas le fruit du hasard ni de la fatalité et encore moins le fruit d'un dérèglement aléatoire ou d'une anarchie aberrante. Bien au contraire, la maladie est un mécanisme parfaitement *bio-logique*, absolument cohérent et admirablement orchestré par le cerveau. Aussi incroyable que cela puisse paraître, l'objectif premier de la maladie est de nous protéger, de nous sauver la vie - ou du moins de nous faire gagner des instants de vie - en apportant toujours la meilleure solution possible à notre difficulté existentielle lorsqu'il n'y a malheureusement pas d'alternative.

Bien sûr, cette solution, en théorie parfaite, que notre cerveau peut décider de mettre en œuvre pour nous aider à résoudre notre difficulté, peut aussi devenir imparfaite et s'avérer néfaste, voire fatale. La principale raison à cela est que s'instaure très fréquemment un épouvantable malentendu, un terrible quiproquo, entre nous et notre cerveau archaïque, étant donné qu'il ne tient jamais compte de la réalité des faits mais seulement de notre ressenti viscéral.

En fait, c'est seulement au tout début du processus pathologique qu'on peut apprécier la *bio-logique* du symptôme et qualifier de "parfaite" la stratégie choisie par le cerveau : elle devient imparfaite et dangereuse par la suite parce que le processus perdure et s'emballe. Et si la maladie perdure, c'est surtout dû au fait que l'homme a une psyché hypertrophiée et qu'il ne sait pas toujours résoudre ses conflits intérieurs aussi simplement que les animaux savent le faire (ceci ne voulant pas dire pour autant que les animaux ne meurent jamais pour cause de maladie).

C'est parfaitement évident dans le cas du Monsieur diplomate : son cerveau archaïque a mis en œuvre ce programme de surdigestion croyant qu'il avait quelque chose de particulièrement difficile à digérer dans l'estomac. Puis, la maladie a perduré et s'est aggravée parce que cet homme a "cultivé" son ressentiment vis-à-vis de son frère. Ce mécanisme est valable pour beaucoup de maladies (ou de manifestés en général), mais "*beaucoup*" ne veut pas dire "*tous*". En effet, il est des cas où cela ne peut pas s'appliquer, notamment quand il s'agit de carences alimentaires graves, d'intoxications et d'irradiations.

Cela dit, je ne crois pas qu'il faille toujours chercher un conflit derrière chaque manifesté : on peut avoir la vue qui baisse parce que l'on vieillit ; on peut avoir mal au dos à cause d'un matelas trop ancien ; on peut être raplapla à cause d'une mauvaise hygiène de vie ; et on peut souffrir de migraines à cause d'une vertèbre en souffrance. Décoder est une chose, déconner en est une autre.

La psyché est le niveau le plus "couillon" de tous

Je ne peux résister au plaisir de faire un peu de "provoc" en affirmant que la psyché humaine est certes une incroyable réussite de la nature, mais qu'elle est aussi, malheureusement, le niveau le plus aléatoire... et donc le plus "couillon" de tous. À noter que j'utilise le mot "couillon" avec l'accent du Midi et beaucoup de tendresse pour dire ce que je pense de notre psyché (de la mienne en tout cas) : elle est bien brave et pleine de bonne volonté, mais elle est plutôt simplette.

Certes, notre psyché est pure merveille puisque nous sommes capables des pensées les plus fines et les plus lumineuses, mais aussi malheureusement très souvent une véritable galère car ce sont justement nos pensées et nos croyances qui nous compliquent passablement la vie. Il est grand temps de comprendre que nos problèmes psychologiques (*et donc nos problèmes de pensée*) ne peuvent EN AUCUN CAS être à l'origine de nos maladies ou de nos difficultés en général puisque c'est notre bon vieux cerveau archaïque qui dirige les opérations.

Si nous reprenons le cas de la demoiselle victime de harcèlement sexuel, il est évident qu'il n'y a, en dehors des faits bruts, finalement aucun rapport entre son problème psychologique et la façon dont son cerveau a géré son conflit archaïque. Au niveau de la biologie, sa maladie physique est la meilleure réponse possible pour l'aider à résister musculairement à l'agresseur. Par contre, au niveau psychologique, son problème sera plutôt de l'ordre de la misandrie (*i.e.* "qui n'aime pas l'homme"), de la peur vis-à-vis de lui, éventuellement d'une mauvaise relation à la sexualité, etc.

Et c'est encore plus flagrant dans le cas de la jeune femme stérile, du petit garçon qui ne grandit plus ou celui de Paula puisque tout s'est joué bien avant leur naissance, et donc bien avant qu'ils aient une psyché.

Notre cerveau archaïque se moque bien de ce que l'on pense

Je l'affirme : notre cerveau se moque complètement de ce que nous pensons et n'en tient jamais compte puisqu'il a d'autres "chats à fouetter". En effet, la préoccupation permanente de notre cerveau est notre survie et il ne s'intéresse qu'à l'essentiel. Cela me fait penser au comportement d'un adulte surveillant un petit enfant, et qui, parfois, doit prendre des décisions fermes et arbitraires sans tenir compte du point de vue de l'enfant.

Parmi des centaines d'exemples qui peuvent le démontrer, je vous propose juste celui d'une femme en état de ménorrhée *quasi* permanente depuis trois ans à cause d'un cycle menstruel très court. Pour mémoire, la menstruation est un constat d'échec signifiant qu'il n'y a pas eu fécondation et ce processus naturel permet le renouvellement de l'endomètre utérin en vue de la prochaine ovulation et d'une éventuelle fécondation. Sachant cela, j'ai tout de suite pressenti que cette femme n'avait pas "son compte" d'enfants : si son corps est toujours en train de préparer le nid, c'est donc que sa volonté biologique d'enfanter est très forte.

Pour preuve : depuis son plus jeune âge, cette femme a toujours voulu avoir six enfants, pas un de moins et elle s'est justement mariée avec un homme qui en voulait six aussi. Mais après la naissance du quatrième, elle réalise combien quatre enfants sont lourds à gérer au quotidien. Elle renonce alors, "*officiellement*" et en conscience, à son désir d'avoir six enfants : elle me dira d'ailleurs avoir été soulagée de prendre cette décision.

Sauf que, "*officieusement*", viscéralement et sans la moindre conscience, elle continue avec beaucoup d'intensité (*et donc de stress*) à vouloir six enfants et sa biologie a donc tout mis en œuvre pour l'y aider. Comment puis-je l'affirmer ? Tout simplement parce que moins d'une semaine après la consultation, tout est revenu à la normale, simplement grâce à la prise de conscience de cette vérité inconsciente.

Dans un schéma inverse, je vous rappelle l'histoire de cette femme stérile qui veut tellement, avec toute sa conscience, avoir un enfant, et qui n'y parvient pas à cause d'une opposition formelle de sa biologie.

C'est la teneur du ressenti viscéral qui définit le manifesté

Il est incontestable qu'un problème psychologique provoque une élévation du niveau de stress, et il peut y avoir somatisation si le seuil de stress maximum est atteint. Mais entre les deux, entre le stress et la somatisation, il y a l'élément déterminant la maladie : LE RESSENTI, soit l'émotion viscérale, la tonalité primitive du stress, son sens biologique et archaïque, c'est-à-dire le langage de la nature qui, seul, est interprétable par le cerveau.

Puis, en fonction de la tonalité conflictuelle archaïque qu'il aura détectée, le cerveau mettra en œuvre la parade la plus appropriée, qu'elle soit physique, psychique ou comportementale. Dans le cas où le cerveau opte pour une solution physique, il interviendra au niveau de la fonction organique la mieux appropriée en bloquant, en diminuant ou en augmentant son fonctionnement selon la situation.

Ainsi pour le jeune garçon qui ne grandit plus ou la jeune femme stérile, la biologie a mis en œuvre une diminution de la fonction pour obtenir le résultat attendu. Dans le cas du Monsieur diplomate ou de Paula, la biologie a mis en œuvre une augmentation de la fonction. Pour le cas de la Demoiselle victime de harcèlement, la biologie a mis en œuvre une diminution de la sécrétion d'insuline pour augmenter son potentiel de force musculaire.

Bien sûr, ceci est le principe de base, mais, comme pour toutes règles, il y a toujours quelques exceptions pour les confirmer. Il est par exemple des cas d'extrême urgence où le cerveau intervient sans se préoccuper du ressenti de la personne.

Notre biologie reste et restera archaïque

À l'évidence, au plus profond de nous, viscéralement, nous fonctionnons encore très exactement comme il y a des millions d'années et nos difficultés sont toujours d'ordre animal. Encore aujourd'hui, à l'aube du troisième millénaire, nous continuons à fonctionner dans le cadre de notre *"babouinité"*, c'est-à-dire en fonction de vieux codes archaïques de comportement pour la survie de l'individu et de l'espèce.

Comme un babouin de la savane africaine, nous avons des problèmes de conquête, de perte ou de marquage de territoire, de pérennité de l'espèce, de drame pour le petit, de lutte pour l'existence, d'affrontement ou de fuite, d'impuissance, de choix de direction, de rupture de contact, de famine ou de sécheresse, de déficit de performance, de dispute dans le groupe, de lutte pour la position dominante, de perte de l'intégrité, etc...

Notre cerveau archaïque fonctionne toujours, pour l'essentiel, très exactement comme fonctionnait celui de Lucy il y a 3,5 millions d'années ou comme fonctionne celui d'un babouin ou d'un autre animal sauvage. En effet, lorsque notre cerveau archaïque prend en charge un dépassement du seuil de stress maximum, il analyse toujours la nature, la teneur, l'essentiel, le vital de la situation et il tente de résoudre le problème dans le cadre de ses compétences primitives, comme il le fait depuis la nuit des temps.

Notre cerveau fonctionne à sa manière

Aussi, notre cerveau archaïque fonctionne, à l'évidence, selon une logique très différente de la nôtre. Comme nous l'avons vu dans le cas du Monsieur qui ne peut pas digérer le morceau, le cerveau ne fait pas la différence entre ce qui est réel, symbolique, virtuel ou imaginaire : il traite tout comme une réalité, cela pouvant nous jouer quelques très mauvais tours.

Nous découvrirons plus tard quelques autres mécanismes de cet ordre : nous verrons par exemple que le cerveau ne sait pas qui est l'autre, qu'il ignore la disparition de l'autre, qu'il ne fait pas la différence entre le présent, le passé et le futur, etc.

L'origine de beaucoup de nos difficultés est dans notre "pré-histoire"

Nous avons déjà vu que nos conflits dirigent notre vie, mais la réalité est qu'ils prennent très souvent (*sinon toujours*) racine en amont de notre histoire, avant notre naissance, c'est-à-dire dans notre "*pré-histoire*".

En fait, nous sommes tous, dans l'instant, l'exacte concrétisation d'un ensemble de mémoires, mémoires personnelles tout d'abord que nous avons accumulées depuis l'instant de notre naissance jusqu'à aujourd'hui (*c'est-à-dire notre vécu*). Mais cela n'est finalement qu'une toute petite partie (*plus ou moins accessible et plus ou moins facile à gérer*) d'une très longue histoire déjà écrite à l'avance, puisque nous arrivons au monde déjà porteurs de très lourdes valises pleines de vieilles mémoires, certaines parfois très handicapantes.

Je suis certain que vous êtes déjà convaincu qu'un événement ponctuel grave survenu à un moment de notre existence peut avoir des conséquences importantes pour le reste de notre vie. Vous comprendrez facilement que cette Demoiselle victime de harcèlement puisse, après cette histoire, beaucoup se méfier des hommes tout le reste de sa vie. Peut-être même comprendrez-vous qu'elle puisse développer cette hyperglycémie pour l'aider à faire face à l'adversité.

Mais je vous propose aussi de remarquer que nous pouvons être en difficulté ou malades à cause d'un événement survenu bien avant notre naissance : l'histoire de Paula en est l'illustration parfaite. Ainsi, on peut être en grande difficulté :

• à cause d'un drame vécu par notre mère pendant notre vie intra-utérine, comme cette petite fille qui est, à l'école, en très grande difficulté en calcul au point de ne pas pouvoir additionner 1 + 1, seulement parce que, dans le cadre de son travail, sa maman a vécu un énorme stress pendant la grossesse suite à une très grave erreur de comptabilité qui lui vaudra les foudres de sa direction.

• à cause d'un vécu dramatique dans l'histoire parentale ou familiale, comme cet homme souffrant soudain à cinquante-trois ans d'une maladie neuromusculaire et seulement au niveau du bras droit avec lequel il ne peut alors ni écrire ni signer, uniquement parce que son grand-père a été, à cinquante-trois ans, condamné à la prison pour escroquerie et faux en écriture.

• à cause d'une mémoire collective, comme cette femme d'origine juive qui pendant des années a fait fausse couche sur fausse couche, en mémoire de la Shoah. Au plus profond d'elle, cette femme ne pouvait pas faire d'enfant puisque de toute façon ils seraient massacrés.

• à cause de vieux réflexes primitifs, comme cette femme hypersensible qui vit intensément les événements du 11 sept 2001 devant son téléviseur, au point de déclencher une maladie du sein parce que son stress s'est centré sur le drame des enfants orphelins de toutes les victimes des attentats.

• ou encore à cause de vieux mécanismes antédiluviens, comme cet homme confronté à une situation qu'il pense insurmontable au point d'en faire un branchiome, soit une grave maladie au niveau du cou et des vestiges embryonnaires de nos branchies de jadis, à l'époque où nous étions encore poissons. Dans ce cas, c'est un peu comme si la biologie estimait qu'il faille retourner dans le milieu aquatique pour résoudre le problème.

Cela montre que l'impact sur notre vie de notre "*pré-histoire*" et de notre héritage trans-générationnel est primordial et que cela bouleverse parfois toute logique médicale : l'histoire de Paula l'illustre parfaitement.

Nous sommes les porteurs sains du programme de toutes les maladies

Au tout début du processus pathologique, la maladie est donc bien trop parfaite pour être une simple erreur de codage. Bien au contraire, il semble que nous soyons tous, en quelque sorte, les porteurs sains du programme de toutes les maladies possibles et imaginables parce qu'elles doivent toujours être prêtes à s'activer afin de nous donner un coup de main en cas de nécessité.

Ainsi, nous sommes tous, entre autres, porteurs d'un programme *bio-logique* d'hyperglycémie pour nous permettre, en cas de nécessité, d'être plus performants pour résister musculairement à l'adversité, ou encore d'un programme *bio-logique* de sur-digestion pour nous permettre, en cas de nécessité, d'être plus performants pour digérer le morceau.

De la même manière, nous sommes par exemple tous porteurs du programme de la myopie pour, si nécessaire, être plus performant pour voir de près des dangers proches (ou pour ne pas voir ce qui est éloigné), ou encore de l'hypermétropie pour, si nécessaire, être plus performant pour voir de loin des dangers potentiels (ou pour ne pas voir ce qui est proche). Et il en va de même pour toutes les maladies.

La biologie est bien souvent plus forte que la thérapeutique

Il est des cas où la thérapeutique est parfaitement efficace pour soigner et guérir une maladie, mais il est d'autres cas où elle ne fait que l'interrompre aussi longtemps que dure le traitement, et d'autres cas encore où elle n'a absolument aucun effet. Pourquoi ? Tout simplement parce que la biologie peut s'opposer à la thérapeutique lorsqu'elle va à l'encontre du but recherché pour résoudre le conflit sous-jacent.

Ainsi, nous l'avons vu, un non-désir d'enfant inconscient viscéral peut mettre en échec toutes tentatives de fécondation *in vitro* alors même que cette femme est au niveau psychologique tellement malheureuse de ne pas pouvoir enfanter. À l'inverse, un très grand désir inconscient d'enfant peut "aider" un spermatozoïde à passer à travers un préservatif, à sauter par-dessus un stérilet, à faire la nique à la pilule, ou à contourner une ligature des trompes, et parfois même les quatre à la fois. Dans ce cas, on pourra envisager que le désir biologique d'enfanter aura été plus fort que la volonté consciente et thérapeutique de ne pas avoir d'enfants.

C'est la connaissance qui guérit

Comme je l'ai déjà dit, il faut, pour guérir ou résoudre un problème, quel qu'il soit, d'abord savoir qu'on en a un, et donc concevoir qu'il puisse y avoir "conflit sous roche" : ce n'est pas si évident pour certains qui continuent à penser que c'est la faute à pas de chance. Mais cela ne suffit pas. Car pour résoudre un problème, il faut aussi (surtout) connaître la nature exacte du problème, sans quoi on peut tourner en rond très longtemps.

Bien souvent, la simple prise de conscience de la nature profonde du stress à l'origine du manifesté suffit pour désactiver le programme devenu inutile. Mais "bien souvent" ne voulant malheureusement pas dire "toujours", il est des cas où la seule connaissance ne suffit pas pour permettre la guérison et où il faut apporter des changements, des évolutions : c'est alors qu'une thérapie s'impose.

Tout n'est pas explicable

Je ne prétendrai pas pouvoir vous expliquer tous les comment ni tous les pourquoi : beaucoup de choses me dépassent. Ainsi, je ne peux pas expliquer pourquoi, parmi autant de femmes du Valenciennois, le père de Paula a choisi justement celle qui permettra de rejouer la "grande scène du lait" à l'origine de sa maladie. Nous appelons cela des "*atomes crochus inconscients*" ou des "*affinités biologiques*".

De la même façon, je ne peux expliquer cette synchronicité qui fait précisément de Paula la distributrice du lait (et non pas de petits-pois) qui a été temporairement stocké justement dans son entreprise et juste à ce moment-là de sa vie... Une seule chose est certaine : statistiquement, les chances que cela se produise sont à peu près égales à zéro.

Il est des pourquoi et des comment auxquels le Décodage Biologique et Psycho-Généalogique peut apporter une réponse, mais il ne peut pas répondre à tout, il s'en faut.

CHAPITRE III

Tout est *bio-logique*

Par ce petit jeu de mot, je veux très sérieusement parler de mon intime conviction que Dame Nature est d'une *bio-logique* absolument implacable et qu'elle ne fait jamais rien au hasard, en sachant que, en ce qui nous concerne, c'est notre bon vieux cerveau archaïque le dépositaire de toute cette fabuleuse intelligence.

En fait, nous sommes toujours et nécessairement la concrétisation des meilleures solutions, des meilleures adaptations et des meilleures évolutions possibles : il ne peut pas en être autrement. Sinon, cela reviendrait à dire que la nature et notre biologie sont idiotes, ce qui est loin d'être le cas puisque notre espèce n'aurait pas survécu et aurait disparu depuis longtemps.

Depuis la nuit des temps, tout est toujours orchestré dans un seul but absolument prioritaire, à savoir nous permettre de gagner des instants de vie et, encore plus en profondeur, permettre à notre espèce de se perpétuer. Pour cela, notre cerveau nous pilote à chaque instant de manière la plus appropriée afin que nous vivions le plus longtemps possible, et même si parfois, nous n'aimons pas du tout la façon qu'il a de le faire, ce dont d'ailleurs il se moque parfaitement.

La biologie a inventé une multitude de systèmes divers et variés absolument fabuleux pour nous faciliter la tâche et même, parfois, pour nous éviter de mourir bêtement. Parmi tous ces systèmes, je vous en propose quelques-uns parfaitement évidents, et quelques autres qui le sont beaucoup moins :

• **la Faim** : c'est un signal d'alarme *bio-logique* envoyé par le cerveau en solution parfaite pour indiquer à l'individu qu'il doit s'alimenter afin que son corps dispose de l'énergie indispensable à son bon fonctionnement. Si l'individu n'est pas informé à temps qu'il a presque épuisé ses réserves, il risque de dépasser un seuil critique au-delà duquel il n'a justement plus assez d'énergie pour poursuivre sa quête de nourriture.

• **la Soif** : c'est un signal d'alarme *bio-logique* envoyé par le cerveau en solution parfaite pour indiquer à l'individu qu'il doit se réhydrater afin que le niveau des différents liquides corporels reste stable. Si l'individu n'en est pas informé à temps, il risque, là aussi, de dépasser rapidement un seuil critique irréversible.

• **la Fatigue** : c'est un signal d'alarme *bio-logique* envoyé par le cerveau en solution parfaite pour avertir l'individu qu'il doit s'arrêter afin de ne pas surexploiter son organisme et l'obliger à passer en phase de récupération pour régénérer les tissus usés et reconstituer les réserves. De plus, la fatigue permet une meilleure gestion des réserves pour qu'il y ait toujours assez de potentiel afin d'être toujours prêt en cas de nécessité.

• **la Douleur** : c'est un signal d'alarme *bio-logique* envoyé par le cerveau en solution parfaite pour avertir l'individu qu'il est blessé ou malade. Elle a aussi pour utilité d'obliger l'individu à s'immobiliser afin que la blessure ou la maladie ne s'aggrave pas et que les processus de guérison puissent s'accomplir rapidement. À noter : c'est le cerveau qui envoie la sensation de douleur et non pas la blessure ni l'organe malade.

• **la Crampe musculaire** : c'est un signal d'alarme *bio-logique* envoyé par le cerveau en solution parfaite pour obliger l'individu à cesser son effort afin que le muscle concerné puisse se régénérer. Si l'individu n'en est pas informé à temps, il risque de poursuivre son effort au-delà du raisonnable jusqu'à provoquer de graves lésions musculaires.

• **la Sudation** : c'est une des solutions *bio-logiques* dont dispose la nature pour évacuer l'excès de chaleur corporelle, particulièrement au niveau de la tête car le cerveau ne doit en aucun cas avoir trop chaud. Cela dit, c'est un mécanisme très coûteux en eau.

• **le Frisson** : tout comme le tremblement, c'est une solution *bio-logique* parmi d'autres pour faire augmenter la température corporelle. Le fonctionnement de très nombreux muscles à ce moment-là induit une production de chaleur importante.

• **l'Éternuement** : c'est un spasme réflexe *bio-logique* permettant d'expulser un corps étranger qui s'est introduit dans les cavités nasales.

• **la Toux** : c'est aussi un spasme réflexe *bio-logique* qui permet d'expulser un corps étranger ou un excès de mucus présent dans l'arbre bronchique. Évidemment, ce corps étranger peut être réel (par exemple de la poussière) ou encore symbolique (par exemple un proche envahissant).

• **le Vomissement** : c'est encore un spasme réflexe *bio-logique* permettant de rejeter rapidement un aliment toxique ingéré avant qu'il n'empoisonne l'organisme. Cet élément toxique peut être réel (par exemple un aliment avarié) ou encore symbolique (par exemple une mère "toxique" dans le cas des enfants vomisseurs).

• **la Diarrhée** : c'est la solution parfaite *bio-logique* qui permet d'évacuer rapidement de l'eau polluée avant qu'elle ne soit réabsorbée par le côlon ou encore pour évacuer au plus vite un déchet très toxique. À nouveau, cet élément toxique peut être réel ou symbolique.

• **la Fièvre** : c'est une solution *bio-logique* dans le sens où elle participe à l'élimination des microbes et des virus qui ont, pour la plupart, la particularité de ne pas supporter la chaleur. ATTENTION : on ne plaisante pas avec la fièvre, elle peut être mortelle lorsque le processus va trop loin.

• **la Peur** : c'est un garde fou *bio-logique* qui nous permet de ne pas prendre de risque. De façon caricaturale et à l'extrême, c'est elle qui permettra à un jeune enfant d'avoir peur du vide alors que c'est un "fana" de Superman et qu'il aimerait beaucoup voler comme son héros. S'il n'avait pas peur, il pourrait parfaitement tenter le coup (c'est réellement arrivé une fois à New York).

• **l'Évanouissement** : dans bien des cas, c'est une solution *bio-logique* pour éviter à l'individu de vivre un événement beaucoup trop effrayant (un accident par exemple) qui risquerait de provoquer un dépassement du seuil de stress maximum susceptible d'être mortel. Dans d'autres circonstances, l'évanouissement peut aussi correspondre à une simulation de la mort afin d'échapper à l'ennemi ou au prédateur.

• **la Mémoire** : c'est une affaire de survie puisqu'en accumulant des connaissances, l'individu augmente extraordinairement ses chances de survie, par exemple en se souvenant que telle zone est idéalement giboyeuse ou telle autre particulièrement dangereuse car étant le terrain de chasse préféré d'une bande de lions patibulaires. La mémoire est donc un gain pour l'avenir car l'information sera toujours disponible si nécessaire et n'aura donc pas à être réapprise.

• **l'Expérience** : elle permet à l'individu d'être chaque jour un peu plus performant puisque c'est toujours en fonction des éléments du passé que sont traités les éléments du présent pour augmenter les chances de futur. C'est l'expérience qui permet par exemple à l'individu d'être un bon chasseur, de savoir reconnaître les traces du gibier qu'il convoite ou des prédateurs qu'il doit absolument éviter.

• **l'Oubli** : c'est une excellente solution *bio-logique* pour "déstocker" des informations qui ne sont pas vraiment importantes, ou encore pour rendre inaccessibles certains souvenirs trop douloureux qui pourraient faire souffrir et donc générer beaucoup de stress.

*
* *

En rappelant l'utilité de ces quelques réactions réflexes et modes de fonctionnement basiques, je veux juste mettre en évidence que notre cerveau est toujours prêt à réagir *bio-logiquement* pour nous protéger et nous permettre de vivre le plus longtemps possible en mettant en œuvre des solutions parfaitement adaptées lorsque nécessaire.

À partir de ce postulat, je vous propose maintenant de découvrir que certaines réactions ou comportements que l'on tient habituellement pour négatifs et/ou handicapants sont finalement, eux aussi, des solutions merveilleusement *bio-logiques* et absolument parfaites.

• **le Mensonge** : contrairement à ce que certains pourraient en penser, c'est une invention absolument géniale de la nature : depuis la nuit des temps, elle a déjà sauvé des milliards d'individus. En effet, le mensonge est une modification de la réalité pouvant, par exemple, permettre à une souris de sauver sa peau en simulant la mort afin que le chat ne cherche pas à la tuer, ou encore à un oiseau de sauver sa nichée en simulant une blessure à l'aile afin que le prédateur s'intéresse plutôt à lui et s'éloigne du nid.

Il en va de même pour tous ces animaux de la création adeptes du mimétisme qui, grâce à leurs couleurs ou à leur forme, peuvent se rendre invisibles pour, autant que possible, échapper à leurs prédateurs : ce sont donc tous de merveilleux menteurs. Pour bien des créatures vivantes, mentir est une nécessité absolument vitale car cette mystification de la vérité pour passer inaperçu ou pour dissuader le prédateur est pour beaucoup leur seule chance de survie. Bien évidemment, il en va de même chez l'*Homo sapiens* qui, lui aussi, est parfois obligé de mystifier la vérité et d'inventer de gros mensonges, en solution parfaite pour s'éviter des ennuis.

Ainsi, lorsque nous devons mentir - sur un strict point de vue *bio-logique* et en dehors de toute considération morale - cela sous-entend tout d'abord que nous nous sentons en danger d'une manière ou d'une autre, et cela démontre aussi que nous sommes absolument normaux et parfaitement intelligents. Car, finalement, il faut être franchement stupide et/ou masochiste pour dire la vérité quand on sait d'avance que cela nous vaudra une sanction. Bien sûr, mon propos n'est évidemment pas de faire l'apologie du mensonge mais seulement d'expliquer la *bio-logique* de la chose.

• **la Colère** : bien qu'elle soit très désagréable pour ceux qui en font les frais, la colère est une solution parfaite *bio-logique* mise en œuvre par le cerveau afin de permettre l'évacuation d'un excès de tension (c'est-à-dire de stress). En cela, la colère est une sorte de soupape de sécurité salutaire, tout comme celles qui équipent les cocottes-minutes.

Pour preuve : avez-vous remarqué combien on se sent soudain beaucoup mieux après avoir fait une bonne colère ? On est comme soulagé. En général, c'est la frustration qui provoque cette élévation de la pression et il est donc toujours fort utile de se demander quelle est la nature de cette frustration. Cela dit, la colère (*et surtout la menace d'en faire une*) peut aussi être une arme de terrorisme relationnel pour imposer sa volonté à l'autre et prendre le pouvoir en lui faisant peur, d'autant plus que la colère peut être accompagnée de violence.

• **la Crise d'Hystérie** : c'est un comportement plutôt féminin qu'on a trop facilement tendance à mal juger. Pourtant, une fois encore, elle est une magnifique solution parfaite *bio-logique* très efficace pour se tirer d'affaire dans certaines circonstances.

C'est une scène à laquelle j'ai assisté dans une station de métro qui m'a permis de le comprendre. Un jour, mon attention a été attirée par les cris hystériques d'une jeune femme que deux policiers en civil étaient en train d'interpeller pour une raison quelconque. La scène était remarquable : cette femme, qui n'avait manifestement aucune chance d'échapper à cette situation, criait tout ce qu'elle pouvait dans des fréquences très aiguës. Le résultat est que ces deux hommes étaient complètement paralysés.

Car c'est justement en cela que la crise hystérique est une solution parfaite quand on est une "faible femme" : elle a pour utilité de paralyser l'agresseur et donc de lui échapper. En effet, elle met l'agresseur dans une sorte de confusion mentale (*en fait en sur-stress auditif*) grâce à l'émission de cris stridents et très aigus particulièrement mal tolérés par le cerveau et même potentiellement mortels à haute dose.

Bien sûr, une crise d'hystérie a peu de chance de mettre un lion adulte affamé en confusion mentale, mais elle est vraiment très efficace pour gérer des conflits relationnels au sein du groupe, principalement avec les hommes, lesquels, comme chacun le sait, sont toujours en train de poursuivre les filles de leurs assiduités. Cela dit, la crise d'hystérie, tout comme la colère, peut aussi être une "arme" de terrorisme relationnel pour imposer sa volonté à l'autre.

• **l'Éjaculation Précoce** : ce phénomène qui complique passablement l'existence de beaucoup d'hommes (*et donc de beaucoup de couples*), est néanmoins, une fois de plus, une merveilleuse solution parfaitement *bio-logique*. C'est d'ailleurs un phénomène absolument normal et même LA bonne pratique sexuelle lorsqu'on est un individu mâle prudent et bien élevé. Pratiquement tous les mâles de la création sont, en solution parfaite, des éjaculateurs précoces très performants et il faudrait même décerner la Médaille du Mérite Biologique à tous les hommes qui sont concernés par ce douloureux problème.

En effet, l'acte sexuel est, au naturel, un instant de très grande vulnérabilité puisque pendant l'accouplement, les deux partenaires sont, pour le moins, complètement distraits. Pendant un moment, ils ne sont plus assez vigilants par rapport au danger, soit par rapport aux prédateurs, soit par rapport à d'autres bestioles dangereuses genre serpents et autres insectes venimeux, ou encore par rapport à d'autres membres du groupe, tel que le mâle dominant par exemple.

Ainsi, et en solution parfaite, l'acte sexuel doit durer le moins longtemps possible afin que l'individu retrouve très rapidement toute sa vigilance. D'ailleurs, les animaux qui ne sont pas éjaculateurs précoces appartiennent précisément à des espèces ayant pas ou peu de prédateurs, tel le rhinocéros par exemple : il n'a effectivement pas grand-chose à craindre et peut donc prendre tout son temps.

Si on fait le parallèle avec notre humanité, on pourrait même dire, histoire d'en sourire un instant, qu'un homme sexuellement endurant est finalement un individu complètement idiot (*puisque se mettant en danger*) et extrêmement mal élevé (*puisque mettant sa partenaire dans la même situation*). Plus sérieusement, il faut comprendre qu'un homme éjaculateur précoce exprime dans sa biologie que l'acte sexuel est pour lui très dangereux et qu'il faut l'accomplir dans les plus brefs délais. Bien évidemment, il convient de découvrir la nature de ce danger pour résoudre le conflit, ce danger pouvant avoir bien des aspects.

Pour l'illustrer, je me souviens d'un homme dont la mère, extrêmement dévote, destinait son fils à la prêtrise, si bien que l'enfant fut scolarisé au "petit séminaire" pendant plusieurs années. Considérant l'éducation reçue par cet ex-enfant par rapport à la sexualité en termes de tabou, d'interdit et abstinence, vous comprendrez aisément qu'à l'instant de l'acte sexuel, son cerveau archaïque puisse lui dire : "*Dépêche toi !.. tu es en grand danger !*" puisque transgressant les lois de la mère et/ou celles de la religion.

Je me souviens aussi d'un homme concerné par l'éjaculation précoce parce que ses premières expériences sexuelles, vers seize ans, s'étaient déroulées dans un contexte de peur intense. En effet, le père de sa première conquête avait la réputation d'être passablement violent et il interdisait formellement qu'on s'approche de sa fille. Ainsi, à chaque fois qu'il câlinait avec sa douce, le jeune homme avait terriblement peur de voir surgir le père, d'où la nécessité de faire vite. Quinze ans plus tard, ce conditionnement inconscient était toujours très actif alors que cette jeune fille, et surtout son père, avaient depuis bien longtemps disparu de son histoire.

* * *

J'ai d'abord choisi de vous raconter l'utilité *bio-logique* de ces quelques réflexes ou comportements sans gravité (en principe) pour vous rappeler, si nécessaire, que la nature est décidément bien faite. Osons maintenant faire un pas de plus et envisager que nos maladies physiques ou psychiques ou nos difficultés en général puissent aussi être, dans l'intention et au début du processus, des solutions *bio-logiquement* parfaites magnifiquement orchestrées par notre cerveau.

Pour le démontrer, je vous propose de "décortiquer" en détail le pourquoi et le comment de deux autres manifestés qui enquiquinent pas mal de monde à des degrés divers, l'un physique - à savoir l'allergie - , l'autre psychique - à savoir l'angoisse. Ce sont deux parfaits exemples pour comprendre comment fonctionne notre biologie et ils ont, de plus, finalement la même utilité *bio-logique* : nous avertir de l'imminence d'un danger.

NOTA BENE : l'allergie est habituellement un symptôme sans grande gravité, tout au plus gênant, mais elle peut aussi provoquer la mort dans des cas extrêmes. De plus, il ne faut pas confondre allergie et intolérance : ce sont deux choses très différentes, l'intolérance étant une sorte d'empoisonnement. L'angoisse est, quant à elle, le plus souvent juste handicapante, mais elle peut aussi conduire à l'hôpital psychiatrique ou encore mener au suicide. Donc : prudence et discernement.

l'Allergie

Au-delà de ce que je savais déjà sur l'allergie en termes de décodage, c'est une patiente qui m'a permis un jour de bien comprendre l'utilité archaïque de l'allergie. En fait, c'est quand j'ai dû expliquer à cette femme le "*pourquoi du comment du parce que*" de son symptôme que j'ai, une fois de plus, réalisé combien Dame Nature est géniale et enfin répondu à la question obsessionnelle du décodeur : au fond des choses, à quoi sert l'allergie et en quoi est-ce une solution *bio-logiquement* parfaite.

Cette femme se prénomme Myriam, elle a la cinquantaine et elle est originaire d'un pays du Bassin Méditerranéen. Elle me consulte pour comprendre l'origine des fortes crises d'asthme allergique dont elle souffre depuis une dizaine d'années et qui lui ont valu d'être plusieurs fois hospitalisée en urgence. La médecine a pu déterminer, à juste titre, qu'elle est allergique à la poussière et à la fumée de tabac, mais nous verrons plus loin qu'elle est aussi allergique à d'autres choses.

Je lui demande d'abord de me "raconter" l'histoire de son allergie : elle a fait sa toute première crise un vendredi soir en rentrant du travail et elle a passé tout le week-end à l'hôpital jusqu'au lundi matin, juste à temps pour reprendre son poste. Cette chronologie se reproduira à l'identique un "certain" nombre de fois.

Je lui demande ensuite de me parler de son vécu à cette époque de sa vie : elle vit alors dans son pays, elle est mariée et a quatre enfants. Elle est professeur dans une ville située à deux cents kilomètres de celle où elle habite, cela l'obligeant à être absente de chez elle toute la semaine. Quelque temps avant sa première crise d'asthme, elle rentre comme d'habitude de son travail un vendredi en fin de journée et c'est le drame.

Pour une raison ou une autre, son mari "pète un plomb" soudainement et violente cette femme au point qu'elle se retrouve à l'hôpital avec trois côtes et un bras cassés, la mâchoire luxée, le visage tuméfié, etc. Après plusieurs jours d'hospitalisation et une longue convalescence, Myriam reprend son travail un lundi matin et elle fait sa toute première crise d'asthme allergique en rentrant chez elle le vendredi suivant.

Avec ces éléments, on pourrait d'abord croire que cette crise d'asthme est orchestrée par son gentil cerveau pour lui faire passer le week-end à l'hôpital et ainsi éviter son mari. Mais cette analyse est bien trop simpliste. Pourquoi ? Parce que ce serait une analyse psychosomatique insuffisante pour expliquer le phénomène car ne tenant pas compte de l'élément déterminant, à savoir le cerveau, soit le décideur de cette réaction *biologique*. Comme je l'ai déjà dit, la maladie ne peut pas être psychosomatique puisqu'elle est psycho-cérébro-organique. Entre le psychisme et le corps réside l'élément le plus important : le cerveau, c'est-à-dire la centrale de commande.

Pour preuve : Myriam est loin d'être idiote et elle a, depuis longtemps, fait cette analyse psychosomatique et le rapprochement entre son vécu et sa maladie. De plus, cette femme a divorcé immédiatement après le drame, elle s'est installée en France avec ses enfants deux ans après les faits et elle n'a pas revu cet homme depuis presque dix ans. Et malgré tout cela, elle continue à faire des crises très régulièrement.

le Souvenir de la première fois

Pour comprendre le pourquoi et le comment de l'allergie, il faut commencer par dire un mot de l'allergène. Précisons d'abord que le dictionnaire défini l'allergie comme "*une modification des réactions d'un organisme à un agent pathogène lorsque cet organisme a été l'objet d'une atteinte antérieure par le même agent*". Dans une vision strictement médicale, l'allergène (*ex. : un grain de pollen*) est donc un composé chimique pathogène déjà rencontré qui provoque une réaction immunitaire de l'organisme (*ex. : un rhume des foins*) pour combattre cet élément indésirable.

Bien sûr, nous autres "décodeurs", avons un point de vue différent puisque nous considérons l'allergène comme l'élément qui réactive le souvenir d'un vécu et surtout du stress spécifique s'y rattachant, ce que nous appelons "*le souvenir de la première fois*". En fait, nous vivons ce mécanisme un nombre incalculable de fois par jour puisque nous sommes toujours en train de rencontrer des allergènes de tous ordres qui nous ramènent à des vécus spécifiques. Bien heureusement, la plupart ne provoquent pas de réactions physiologiques.

• **ex.** : nous passons devant une boulangerie et sentons une bonne odeur de pain chaud qui monte d'un soupirail. En une fraction de seconde, nous pouvons nous retrouver propulsés dans notre petite enfance, cette odeur très spécifique nous ramenant au souvenir de la traditionnelle sortie du dimanche matin avec notre père qui nous emmenait avec lui acheter du pain frais à la boulangerie du quartier où planait cette même odeur.

• **ex.** : nous entendons à la radio une chanson que nous n'avons pas entendue depuis des dizaines d'années. Elle nous ramène, en une fraction de seconde, au souvenir des grandes vacances de nos quinze ans. Cette année-là, cette chanson figurait en bonne place au Top 50 et passait donc plusieurs fois par jour sur les ondes.

• **ex.** : nous croisons une vieille 2CV bleue et cette vision, toujours en une fraction de seconde, nous ramène au souvenir d'un grand-père qui possédait aussi une 2CV bleue.

• **ex.** : nous sommes invités à dîner chez des amis et la maîtresse de maison a agrémenté un plat avec une épice au goût très spécifique. Ce goût nous ramène, en une fraction de seconde, au souvenir d'un voyage fait quelques années plus tôt dans un pays exotique où cette épice est très utilisée.

• **ex.** : nous avons l'occasion de nous coucher dans des draps de lin et le contact avec ce tissu très rêche nous ramène, en une fraction de seconde, aux séjours passés chez une grand-mère qui n'utilisait que des draps de lin.

Tout cela fonctionne finalement par association d'idées, une chose ramenant au souvenir d'une autre, qu'elle soit agréable ou au contraire très désagréable, voire dramatique. En effet, cette odeur de pain chaud montant d'un soupirail peut nous ramener aux meilleurs moments de notre enfance ou bien à la disparition tragique de notre père. Cette chanson peut nous ramener aux premiers moments de réelle liberté de notre adolescence ou à un immense chagrin d'amour que nous aurons vécu cette année-là.

Cela sous-entend que l'allergène peut être une molécule chimique détectable par la peau, par les cellules olfactives ou par les papilles gustatives, mais aussi une vision, un son ou un contact. Parfois même, nous le verrons plus loin, l'allergène peut être un concept ou un symbole.

Habituellement, ces associations d'idées induisent seulement des souvenirs et/ou des émotions agréables ou désagréables. Mais elles peuvent aussi générer des réponses *bio-logiques* parfois très réactives, la seule différence entre l'association d'idées et l'allergie étant tout simplement la conscience.

En effet, si nous sommes conscients de la relation entre une information du présent et un souvenir du passé agréable, désagréable ou dramatique, il ne peut alors pas y avoir de réaction physiologique type allergie. Dans ce cas, notre cerveau archaïque n'est pas obligé d'intervenir puisque nous faisons, en conscience, le lien entre les deux informations : de ce fait, nous pouvons agir en conséquence si nécessaire. Par contre, si un souvenir dramatique est réactivé sans que nous le sachions, alors notre cerveau peut devoir intervenir pour nous avertir qu'il y a une association d'idées urgente à faire. Pour faire cette différence, je vous propose deux cas de figures :

Imaginons : un enfant rentre chez lui en même temps que ses parents. Le père ouvre la porte, détecte le danger et s'écrie : "*Ça sent vraiment le gaz !.. Ne restons pas là !*". Dans ce cas, l'enfant a le temps d'enregistrer cette forte odeur très caractéristique qui règne dans la maison avant que le père ne pousse tout le monde dehors. À l'instant où la famille est en sécurité dans la rue, une forte explosion survient et la maison est complètement soufflée.

Personne n'est blessé, mais l'enfant est très choqué par l'événement et par ses conséquences. Bien évidemment, toute sa vie, cette personne sera extrêmement sensible à l'odeur du gaz, d'autant plus que ses parents lui auront, bien évidemment, appris à la reconnaître. Par la suite, il saura détecter immédiatement la moindre molécule de gaz qu'il rencontrera et réagir en conséquence : cela s'appelle l'expérience.

Imaginons maintenant : ce même enfant rentre de l'école alors que ses parents sont au travail. Il jette son cartable dans l'entrée, attrape son goûter dans la cuisine et ressort immédiatement car il a rendez-vous pour jouer avec ses copains. Il est tellement pressé et insouciant qu'il ne fait pas attention à la très forte odeur de gaz qui règne dans la maison car, admettons-le pour la démonstration, cet enfant n'a encore jamais eu l'occasion d'identifier cette odeur spécifique ni, par conséquent, de l'associer à la notion de danger.

Cela dit, sa muqueuse nasale a, elle, eu le temps de détecter cette odeur très particulière et le cerveau l'a mise en mémoire automatiquement, d'autant plus que l'enfant a nécessairement vécu un tout début d'asphyxie du fait qu'il est resté quelques secondes dans cette atmosphère dangereusement viciée.

Comme dans le premier cas, juste à l'instant où il arrive dans la rue, une forte explosion survient et la maison est complètement soufflée. L'enfant est bousculé par le souffle de l'explosion et il est évidemment très choqué par l'événement et surtout par ses conséquences. Car, avant d'être transporté à l'hôpital pour subir quelques examens, il a le temps de voir les dégâts causés par l'explosion et il a terriblement peur qu'on puisse le croire responsable de l'accident. Il lui faudra attendre plusieurs heures avant d'être rassuré par ses parents et d'être certain qu'il n'a rien fait de mal.

Le problème est qu'à aucun moment de cette succession d'événements, ni après, l'enfant n'a mémorisé en conscience cette odeur rencontrée seulement quelques secondes comme étant celle du gaz. Il saura, suite à cette expérience terrifiante, que le gaz est très dangereux, mais il ne pourra pas y associer cette odeur spécifique. Imaginons même que ses parents, traumatisés par cette catastrophe, choisissent un nouveau logement "tout électrique" et donc que l'enfant n'aura jamais l'occasion de faire l'apprentissage de l'identification de l'odeur du gaz.

Par contre, son cerveau ne va pas manquer de le faire puisque c'est sa fonction d'enregistrer les expériences. Car du moment de l'explosion jusqu'aux paroles rassurantes des parents, l'enfant est très profondément stressé, paniqué, ce que son cerveau archaïque va considérer comme étant un très grand danger. Dans le même temps, comme il le fait systématiquement, le cerveau de l'enfant enregistre tous les paramètres liés à ce grand stress pour en faire une expérience pour le futur. Plus particulièrement dans ce cas, il enregistre le paramètre "odeur du gaz" puisqu'il en reste quelques traces dans ses voies respiratoires au moment du drame.

Quelques mois plus tard, l'enfant est invité au domicile d'un copain où virevoltent quelques molécules de gaz qu'il ne sait donc pas identifier. Mais son cerveau archaïque, lui, détecte immédiatement cette odeur spécifique qu'il associe au grand stress survenu quelques temps plus tôt. Très rapidement, l'enfant est dans un état de mal-être profond : il est complètement paniqué, il a du mal à respirer, il tousse, il larmoie, etc., soit autant de symptômes que le médecin pourra identifier comme les signes cliniques d'une rhinite allergique ou d'une crise d'asthme.

Mais pourquoi son cerveau archaïque réagit-il ainsi ? Tout simplement pour avertir l'enfant de l'imminence du danger, un peu comme s'il voulait lui dire : "*Attention petit ! Ça sent le gaz ! Sauve-toi vite, ça va sauter comme la dernière fois !..*"

l'Avertissement de l'imminence du danger

Car c'est bien cela le sens profond et l'utilité *bio-logique* de l'allergie : son rôle est de nous avertir de l'imminence d'un danger dont nous n'avons pas la moindre conscience et, par conséquent, que nous ne cherchons pas activement à éviter. En fait, le cerveau met en œuvre ce manifesté "allergique" lorsque nous ne savons pas entendre son premier avertissement : ainsi, à sa façon, il cherche à attirer notre attention par ces manifestations physiques.

Dans ce cas, le cerveau archaïque de l'enfant fait immédiatement le lien entre la présence de gaz au domicile du copain et l'expérience précédente alors que l'enfant, lui, ne sait pas faire le rapprochement. Immédiatement, son cerveau cherche à l'avertir de l'imminence du danger en mettant d'abord en œuvre une stratégie type "peur panique" afin de le faire réagir. Mais l'enfant ne réagissant pas à cette première alerte puisqu'il ne comprend pas ce que son cerveau cherche à lui dire, alors ce dernier, pour avertir l'enfant, passe à la stratégie suivante consistant en ces différentes manifestations physiologiques qu'on appelle allergie.

Dans le cas où l'enfant a, en toute conscience, fait l'apprentissage de l'odeur spécifique du gaz, il pourra immédiatement réagir dès qu'il détectera cette odeur, prévenir les adultes, ou même paniquer et sortir précipitamment. Ainsi, l'enfant ayant pleinement conscience de l'imminence du danger et réagissant en conséquence, sa biologie n'aura pas à intervenir.

*
* *

Pour revenir à l'histoire de Myriam, il faut comprendre qu'à l'instant du drame, au moment où elle est en grand danger, son cerveau a enregistré l'information "*poussière*" et l'information "*odeur de tabac*" car elle se fait rosser dans l'entrée et se retrouve très vite le nez dans la poussière, parce qu'il règne une forte odeur de tabac dans la maison à ce moment-là, son mari étant un gros fumeur de cigare.

Ainsi, au moment du drame, son cerveau a enregistré l'information "*danger*" en association avec d'autres informations environnementales telles que ces deux "allergènes". Cela explique pourquoi, quelques semaines plus tard, cette femme fait sa première crise d'asthme allergique en rentrant chez elle un vendredi soir. Son cerveau détecte alors la présence de la même poussière et de la même d'odeur de tabac et veut avertir Myriam de l'imminence du danger, comme s'il voulait lui dire : "*Prends garde ! Tu vas te faire rosser par ton mari comme la dernière fois !*". À noter que le mari de Myriam n'était pas présent à cet instant-là, ce dont le cerveau de cette femme n'a tenu aucun compte.

Cela dit, l'allergène peut aussi être "conceptuel". C'est d'ailleurs le cas pour Myriam : en plus d'être allergique à ces molécules bien concrètes, elle l'est aussi à d'autres choses qui le sont beaucoup moins. En effet, au moment du drame, son cerveau a aussi enregistré d'autres informations telles que "*vendredi soir en rentrant du travail*", "*dans l'entrée*" et "*mari/homme*", soit des informations "conceptuelles" qui deviennent des "allergènes". Cela explique pourquoi cette femme a fait de nombreuses crises d'asthme les vendredis soir après le travail en arrivant chez elle, même lorsque son mari était absent.

Très logiquement, Myriam a cessé de faire ces grosses crises dès l'instant où elle a divorcé et quitté le domicile conjugal. Mais elle a continué néanmoins pendant des années à faire de très nombreuses "crisettes" plus ou moins fortes à chaque fois que son cerveau a détecté un ou plusieurs de ces allergènes. La détection d'un seul élément ne déclenchait qu'une petite crise et la détection simultanée de plusieurs éléments des crises un peu plus fortes.

Cela a failli être le cas le jour de notre rencontre, lorsque Myriam est arrivée à mon domicile : elle s'est retrouvée devant l'homme que je suis ; dans un lieu où virevoltaient à cet instant quelques molécules de fumée de tabac et un peu de poussière ; et tout cela parce que le gentil cerveau archaïque de cette femme voulait l'avertir qu'elle était peut-être en grand danger.

* * *

Toutes les allergies fonctionnent selon ce principe, des plus bénignes aux plus graves, les allergies alimentaires, respiratoires, cutanées, etc. Mais la mise en lumière de l'événement d'origine et des éléments associés est parfois très difficile à faire (*ce qui ne veut pas dire que ce soit impossible*), d'autant plus quand l'événement à l'origine de l'allergie est situé dans notre petite enfance et que nous n'en avons aucun souvenir.

Ainsi, à l'origine des si fréquentes allergies des enfants (*et des ex-enfants*), on trouve très fréquemment une situation dramatique survenue dans la petite enfance et vécue dans une tonalité de rupture de contact et de séparation, principalement par rapport à la mère. En effet, c'est la pire des situations que peut vivre un petit enfant car, dans la nature, être séparé de sa mère est archaïquement synonyme de mort imminente.

Par exemple : depuis sa naissance, un enfant n'a jamais été privé de la présence de sa mère. Mais à la fin du congé de maternité, l'enfant est déposé un beau matin dans les bras d'une nourrice. C'est pour lui une situation absolument dramatique et terrifiante car il se sent donc viscéralement en très grand danger. Si jamais, dans ce contexte, la nourrice essaye de calmer l'enfant en lui donnant à manger un aliment qu'il n'a jamais rencontré - par exemple un petit-suisse, certes préparé avec beaucoup d'amour, mais aussi avec du lait de vache - alors l'enfant pourra, toute son enfance ou même davantage, être allergique au lait de vache. En effet, chaque rencontre ultérieure avec cette molécule spécifique le ramènera systématiquement et sans conscience au souvenir (*et donc au stress*) de cette situation dramatique.

*
* *

Pour vous permettre de bien comprendre le mécanisme de l'allergie, je vous propose deux autres histoires concrètes.

l'Histoire de William

C'est un jeune homme de vingt-cinq ans qui me consulte pour comprendre le sens *bio-logique* d'un eczéma aux mains apparu brutalement quelques mois plus tôt. Le symptôme est manifestement allergique puisque cet eczéma n'est pas permanent. Cela dit, la médecine n'est pas parvenue à en diagnostiquer l'origine… et pour cause. L'allergène n'étant pas clairement défini, il a d'abord fallu le trouver.

La première chose évidente dans son cas, c'est que l'apparition de cet eczéma correspond très précisément à une rencontre amoureuse quelques jours avant la première crise. La deuxième est que le pire événement (et donc le pire stress) vécu par William dans sa vie est survenu sept ans plus tôt, lorsque la jeune fille dont il était éperdument amoureux à l'époque, a brutalement rompu leur relation. Il a mis de longues années à s'en remettre.

En première analyse, on pourra considérer que cette nouvelle rencontre et surtout le fait d'être à nouveau amoureux, ramène William sept ans auparavant, au souvenir inconscient de cette rupture dramatique. Dans ce cas, son cerveau veut l'avertir par cette manifestation allergique qu'il est en très grand danger : il est amoureux et il risque donc de revivre ce même drame. Cette analyse résume parfaitement le problème, mais elle n'explique pas pourquoi l'allergie se manifeste seulement aux mains, pourquoi elle n'est pas permanente, ni quel est l'allergène.

Pour le comprendre, il faut savoir qu'au moment du drame, William est étudiant et qu'il a trouvé un job d'été chez un fourreur. Ainsi, alors qu'il vit ce drame épouvantable, il passe toutes ses journées à manipuler de la fourrure. Sept ans plus tard, il a enfin le grand bonheur d'être à nouveau amoureux après cette longue convalescence. Mais sa douce porte très fréquemment, autour du cou, une longue écharpe en fourrure... synthétique que William a beaucoup de plaisir à toucher.

Car, le fait est que William n'est pas allergique aux poils de fourrure mais plus précisément allergique au contact de la fourrure. Dans son cas, l'allergène est donc kinesthésique et c'est d'ailleurs pour cette bonne raison que la médecine n'a pas pu mettre en évidence l'allergène malgré tous les tests pratiqués. Toujours est-il que cela lui vaut de souffrir de cet eczéma aux mains, mais seulement quand sa chérie porte son écharpe.

À l'époque du drame, le cerveau du jeune homme a enregistré en même temps l'information *"grand stress"* (et donc grand danger) et l'information *"contact avec de la fourrure"*. Sept ans plus tard, William est à nouveau en contact avec la fourrure de l'écharpe de sa douce, cela signifiant pour son cerveau qu'un danger est imminent. Comme le stress d'origine est en relation avec le contact manuel de la fourrure, le cerveau de William cherche à l'avertir de l'imminence du danger en mettant en œuvre cet eczéma aux mains.

l'Histoire d'Evelyne

Évelyne est une jeune femme de trente ans qui me consulte pour comprendre la *bio-logique* d'une rhinite allergique qui l'handicape terriblement depuis quatorze ans chaque année aux mois de juin et juillet. La médecine a clairement objectivé que cette femme est très allergique au pollen de graminées. Dans son cas, les tenants et les aboutissants de son allergie sont parfaitement évidents.

Évelyne fait sa toute première crise au début du mois de juin de ses seize ans et il faut très logiquement remonter à l'été précédent pour comprendre de quel danger son cerveau cherche à l'avertir. Pour décoder cette allergie, il faut juste savoir que cette adolescente vit à l'époque dans un lotissement entouré de prairies (*et donc de graminées*) et qu'à la fin du mois de juin de ses quinze ans (*soit au maximum de la période de pollinisation des graminées*), un drame épouvantable survient, le pire moment de la vie d'Evelyne.

Alors qu'il n'y a jamais eu le moindre nuage au-dessus de cette famille très paisible, un cyclone dévastateur survient brusquement : un dimanche matin, la mère d'Evelyne découvre dans la poche d'une veste de son mari, une lettre parfumée indiquant très clairement qu'il entretient une relation extra conjugale avec une autre femme.

Évelyne voit d'abord sa mère devenir totalement hystérique et tout casser dans la maison. Puis elle la voit changer soudain de registre et basculer dans une rage sourde : la mère descend à la cave et en remonte deux minutes plus tard avec le fusil de chasse de son mari. Alors Évelyne voit sa mère mettre son père en joue pendant d'interminables et terrifiantes secondes. Le drame sera évité de justesse, mais le mari infidèle ne se verra accorder qu'une minute pour quitter le domicile conjugal, ce qu'il fera dans les temps.

Le jour du drame, le cerveau d'Evelyne a donc enregistré en même temps l'information "grand stress" (*et donc grand danger*) et l'information "pollen de graminées" puisque, à cet instant précis, virevoltent dans l'atmosphère des milliards de grains de pollen. Un an plus tard et les années suivantes, Evelyne est à nouveau en contact avec le même pollen dès que la saison de la pollinisation commence, cela signifiant pour son cerveau qu'un drame est imminent.

***

Ce mécanisme de l'avertissement de l'imminence du danger typique de l'allergie est aussi à l'origine de beaucoup d'autres réactions physiques ou psychiques, telles que des dépressions saisonnières ou certaines angoisses comme nous allons le voir. Aussi, le temps écoulé entre l'instant de la programmation et l'instant de réactivation est très variable et peut se compter en jours, en mois, en années ou en dizaines d'années, et parfois même… en générations.

l'Angoisse

Ce manifesté, qui parfois nous complique tellement la vie, est donc lui aussi un phénomène merveilleusement *bio-logique* dont l'utilité est de nous sauver la vie. En effet, notre cerveau cherche, en nous angoissant, à nous prévenir d'un grand danger dont nous ignorons totalement la nature et la gravité. Il s'agit du même mécanisme que l'allergie mais il n'y a pas, dans ce cas, de symptômes physiques.

Tout d'abord, je crois nécessaire de faire la différence entre une angoisse et une anxiété car nous ne savons pas toujours les distinguer. La différence est, à mon avis, fort simple : on sait toujours à peu près pourquoi on est anxieux, mais on ne sait jamais pourquoi on est angoissé. En effet, l'anxiété est synonyme de *"futur incertain"*, soit une inquiétude plus ou moins consciente par rapport au futur, le plus souvent parce qu'on a peur de manquer de l'essentiel. Par contre, l'origine d'une angoisse est beaucoup plus difficile à mettre en évidence, et pour cause, puisque seul notre bon vieux cerveau archaïque en connaît la raison.

Pour vous montrer qu'une angoisse peut être une solution parfaite admirablement orchestrée par notre cerveau, voici parmi d'autres, l'histoire de Sylvie, une mère de famille de trente-huit ans. Elle me consulte parce qu'elle est, depuis presque toujours, très handicapée dans sa vie quotidienne par de très fortes crises d'angoisse liées au voyage, soit un autre "allergène" tout à fait conceptuel.

Ses crises d'angoisse commencent dès l'instant où il est question de voyager et elle a dû, bien des fois, annuler des voyages ou même des vacances tellement l'angoisse était forte. À chaque fois qu'un voyage de plus d'une journée est programmé, Sylvie doit gérer au quotidien et parfois pendant de longues semaines, des bouffées de panique intenses et des crises de larmes incontrôlables, et ce jusqu'à ce qu'elle arrive à destination. En effet, l'angoisse de Sylvie cesse instantanément à l'instant où elle parvient à destination.

Sylvie m'explique par exemple qu'elle sait depuis plusieurs mois devoir assister à une grande réunion de famille loin de chez elle et qu'elle est complètement angoissée par cette échéance. Elle m'avoue même chercher une bonne excuse pour ne pas y assister et qu'elle souhaiterait presque être malade ou se casser une jambe afin d'être empêchée de faire ce voyage.

Le cerveau de Sylvie ayant forcément une excellente raison pour la dissuader, avec autant de force, de partir en voyage, j'ai donc cherché dans son histoire un drame lié au voyage qui puisse l'expliquer. Nous avons d'abord longuement tourné en rond sans rien trouver de très significatif (*sinon un élément que je préciserai plus loin).* Puis Sylvie se souvient soudain, avec beaucoup d'émotion, d'un épisode très douloureux de son enfance complètement oublié.

À l'âge de huit ans, ayant entendu d'autres enfants parler de l'expérience en des termes très positifs, elle insiste beaucoup auprès de ses parents pour aller en colonie de vacances. Ses parents acceptent et un beau matin d'été, elle monte enfin dans un autocar qui l'emmène en Bretagne pour un mois de "colo". C'est d'ailleurs la première fois que Sylvie quitte le cocon familial, un cocon plutôt douillet et plein de tendresse.

Quelques heures plus tard, se croyant enfin parvenue au paradis des enfants, elle arrive dans un lieu qui sera son chemin de croix pendant trente jours. En effet, elle découvre un lieu ressemblant fort à une caserne et elle comprend vite que les "monos" du cru sont des adjudants de la pire espèce : ils font régner la discipline par la manière forte, parfois même à coup de ceinturon avec les plus récalcitrants.

Son calvaire dure un très long mois pendant lequel elle pleure sans arrêt tellement elle est malheureuse et complètement effrayée, cela signifiant pour son cerveau archaïque qu'elle est en très grand danger. Au hit-parade des stress de sa vie, Sylvie classe sans hésitation cette expérience comme la pire de toutes. Pendant la consultation, elle le dira même que le simple fait d'évoquer ce souvenir la ramène immédiatement dans l'angoisse.

Ainsi pendant trente ans, à chaque projet de voyage, le cerveau de Sylvie a voulu l'avertir, par ces angoisses, qu'elle se mettait très gravement en danger car elle risquait de revivre cette épouvantable expérience. C'est un peu comme si son cerveau lui criait à chaque fois : "*Ne fais pas ça, malheureuse ! Ça va être l'enfer comme la dernière fois !*". Après cette expérience, le cerveau de Sylvie a considéré qu'un voyage était obligatoirement synonyme de grand stress (*et donc de danger*), quelle que soit la destination.

C'est d'ailleurs pour cela que Sylvie a mis si longtemps à comprendre le message de son cerveau : elle n'a pas fait le lien entre cette expérience et ses crises d'angoisse, ni compris pourquoi elle pouvait être à ce point angoissée par un projet de voyage, même lorsqu'elle le considérait positif. Quant à expliquer pourquoi ses crises d'angoisse s'arrêtent immédiatement à l'instant où elle parvient à destination, vous avez deviné : l'angoisse cesse quand elle (*ou plutôt son cerveau*) est certaine de ne pas être de retour dans ce lieu de malheur.

Cela dit, un élément dans l'arbre généalogique de Sylvie a très certainement son importance. En effet, la grand-mère maternelle de Sylvie est une enfant de la DDASS qui a été, durant toute son enfance, bringuebalée de famille d'accueil en famille d'accueil. Cette mémoire a pu rendre l'expérience de la petite Sylvie encore plus terrifiante qu'elle ne l'était réellement et expliquer pourquoi elle l'a vécue aussi intensément.

* * *

Parmi tous les "allergènes" pouvant nous valoir des allergies, des angoisses ou un manifesté en général, il en est un particulièrement inattendu : le temps. En effet, il est des cas où un manifesté peut réapparaître cycliquement dans notre vie et/ou des cas où le manifesté peut surgir soudain sans que l'on puisse en trouver la cause déclenchante dans la période précédant son apparition.

C'est l'étude de nos CYCLES BIOLOGIQUES CELLULAIRES MÉMORISÉS (ou CBCM) qui peut parfois nous apporter un éclairage aussi étonnant que lumineux. Elle peut nous aider à comprendre pourquoi un manifesté ou une circonstance peut réapparaître de manière répétitive dans notre vie toutes les "x" années, ou encore nous aider à comprendre pourquoi on peut, par exemple, soudain faire un gros coup de déprime alors que tout va pour le mieux dans notre vie à ce moment-là. L'étude des CBCM peut même expliquer pourquoi nous pouvons vivre un événement particulier très exactement au même âge où un parent l'aura vécu à l'identique.

À noter : nous devons cette mise en évidence à Marc Fréchet, un psychoclinicien atypique décédé en 1997. Il pouvait rester plusieurs heures à étudier les cycles biologiques d'une personne et ainsi trouver des informations indispensables pour sa guérison.

les Cycles Biologiques Cellulaires Mémorisés Organiques

Constatons d'abord que l'Univers tout entier est organisé en fonction de très nombreux cycles, qu'il s'agisse du cycle de la vie, du cycle des saisons, des cycles solaire et lunaire, etc. Il en va de même pour tous les organismes de la création, tant animal que végétal, puisque tous vivent en fonction et grâce à de nombreux cycles cellulaires biologiques mémorisés.

Par exemple, la femme humaine a, en principe, un cycle de fertilité de vingt-huit jours entre l'instant de la puberté et l'instant de la ménopause, et les cellules de l'organisme concernées par cette fonction sont toutes programmées pour faire "tourner" ce cycle en vingt-huit jours. Il en va de même pour toutes les espèces animales ou végétales qui ont toutes un cycle de fertilité spécifique.

Bien entendu, il n'y a pas que les cycles biologiques liés à la procréation ; nous avons aussi un ensemble de cellules spécialisées programmées pour faire battre notre cœur en moyenne soixante-quinze fois par minute entre le 24e jour de vie intra-utérine et l'instant de la mort, ainsi qu'un ensemble de cellules spécialisées programmées pour stimuler les muscles respiratoires de la cage thoracique en moyenne douze fois par minute entre l'instant de la naissance et l'instant de la mort.

Il en va de même pour toutes les fonctions organiques qui fonctionnent selon des cycles cellulaires biologiques mémorisés spécifiques. D'ailleurs, chaque cellule souche est, dès le départ, porteuse du programme de tous les cycles biologiques de l'ensemble de l'organisme afin de pouvoir, par exemple, fonctionner dans ce rythme de vingt-huit jours si elle devient une cellule concernée par la fonction reproductrice.

On peut finalement conclure que la mémorisation des cycles biologiques est une affaire de la plus grande importance, ce qui permettra de comprendre pourquoi le cerveau est toujours prêt à enregistrer de nouvelles informations cycliques tellement c'est essentiel.

les Cycles Biologiques Cellulaires Mémorisés "Conflictuels"

En effet, notre cerveau peut aussi, dans certains cas, enregistrer une nouvelle expérience (*positive ou négative)* suite à un choc et l'associer à une information temporelle, ce qui peut parfois nous jouer de drôles de tours.

Pour expliquer ce mécanisme, imaginons l'histoire suivante : une personne née le 1er janvier 1960 vit un grand drame le 1er avril 1980, soit à vingt ans et trois mois juste, c'est-à-dire au 7394e jour de sa vie. À noter : pour la biologie, un jour est un cycle composé d'une journée et d'une nuit et c'est la glande pinéale qui s'occupe de cette gestion temporelle.

Imaginons que ce drame est la mort accidentelle du père de cette personne et, en même temps, le grave malaise cardiaque dû au stress que sa mère fait en apprenant le décès de son mari. Dans ce cas, cette personne vit d'une part un grand stress dans une tonalité de mort par rapport au décès du père et, d'autre part, un deuxième grand stress dans une tonalité d'inquiétude par rapport à sa mère.

Le cerveau de cette personne enregistre alors la tonalité générale du stress (*soit une tonalité de mort et d'inquiétude*) et aussi l'instant où il se produit, soit au 7394e cycle jour-nuit de sa vie. Pourquoi ? Tout simplement parce que, comme pour l'allergie et l'angoisse, notre cerveau archaïque ne manque jamais une occasion d'enregistrer une information puisqu'elle peut être utile dans le futur. En effet, une expérience acquise peut permettre de prévenir, ou en tout cas de gérer plus efficacement, une situation similaire si elle se représente un jour.

Ainsi, quelques 7394 jours plus tard, soit le 1er juillet 2000, cette information peut soudain "ressortir" et cette personne devoir gérer une très grosse crise d'angoisse dans une tonalité d'inquiétude et de mort dont elle ne soupçonne pas l'origine, et alors même que tout va très bien dans sa vie à ce moment-là. Bien sûr, cette angoisse indéfinissable pourra ressurgir à nouveau 7394 jours plus tard, soit le 1er septembre 2020, etc. Pourquoi ? Tout simplement parce qu'à l'échéance du cycle mémorisé, le cerveau veut, par le manifesté, prévenir la personne de l'imminence d'un grand danger... dont elle ignore tout. Ainsi dans ce cas, c'est l'information "*7394 jours*" qui joue le rôle de l'allergène.

Evidemment, l'information enregistrée au 7394e jour de sa vie peut être une immense joie, la personne ayant par exemple appris ce jour-là sa réussite à un concours très important pour la suite de sa carrière. Ainsi, 7394 jours plus tard, à un moment de sa vie où tout va très mal, une immense bouffée de joie peut soudain l'envahir.

La "résurgence" du stress mémorisé n'est pas nécessairement précise au jour près, notre cerveau pouvant chercher à nous avertir de l'immense du danger bien avant l'échéance. Quant à nous éviter les conséquences de ce mécanisme, c'est encore une fois une question de conscience : dans ce cas, notre cerveau estime que nous sommes déjà vigilants et il ne cherche donc pas à nous avertir.

*
* *

On peut fonctionner dans des cycles plus ou moins longs et/ou dans plusieurs cycles différents qui font ressurgir périodiquement des manifestés différents selon la tonalité du stress enregistré par le cerveau. Il est même des cas où l'information enregistrée semble franchir la barrière trans-générationnelle : ainsi, un parent peut avoir vécu un événement dramatique particulier au ixième jour de sa vie et l'information ressurgit à peu près ou exactement au même moment dans la vie de l'enfant.

Ainsi, lorsque l'origine d'un manifesté est introuvable dans les jours, les semaines ou les mois qui précèdent l'apparition d'un manifesté, on peut très utilement se demander ce que nous vivions à la moitié de notre vie, au tiers, au quart, etc. Cela peut parfois nous permettre quelques belles prises de conscience.

l'Histoire de Jacques

Pour l'illustrer, voici l'histoire d'un jeune homme. Il me consulte pour comprendre pourquoi, depuis plusieurs mois, il est très handicapé par une angoisse profonde et indéfinissable qui lui complique passablement la vie. Il me raconte qu'un soir, une heure après s'être couché, une angoisse de mort démesurée l'a soudain envahi. Il devra même réveiller ses parents afin qu'ils lui viennent en aide.

Je vous avoue avoir longtemps cherché le sens de cette angoisse car je ne trouvais rien dans sa vie du moment qui puisse expliquer le déclenchement de ce manifesté. Mais tout est devenu évident grâce à deux précisions : il a fait sa toute première crise d'angoisse à dix-huit ans et huit mois, et l'événement le plus marquant de sa vie est survenu quand il avait neuf ans et quatre mois, soit le décès de sa grand-mère maternelle.

En effet, le décès de cette grand-mère lui a fait vivre un ensemble d'expériences très difficiles. Tout d'abord, lorsque le téléphone sonne pour informer la famille de cette terrible nouvelle, l'enfant est devant la télévision en train de regarder un match de football. A cet instant précis, son équipe favorite marque un but et il exulte de joie, alors même que sa mère est dans la douleur : l'enfant se sent coupable et a très peur qu'on lui en tienne rigueur. De plus, sa mère est profondément ébranlée par ce deuil et il ne la reconnait plus : cela lui fait très peur. Enfin, l'enfant est très bouleversé par cette première rencontre avec la mort, avec un maximum d'intensité lors de l'enterrement, à l'instant de la mise en terre du cercueil, d'autant plus que son grand-père fait un malaise à ce moment-là.

La *bio-logique* de l'angoisse de Jacques est la suivant : à neuf ans et quatre mois, l'enfant est confronté à ces différents stress de forte intensité que son cerveau considère être une situation critique. De ce fait, il enregistre l'information : *"danger dans une tonalité de mort à neuf ans et quatre mois"*. Neuf ans et quatre mois plus tard, le cerveau diffuse l'information pour avertir Jacques de l'imminence d'un danger mortel. Mais comme il ne fait pas la relation entre cette soudaine angoisse et les différents stress induits par le décès de sa grand-mère, il ne peut pas se calmer. Cela amène son cerveau à augmenter l'intensité de l'angoisse, etc...

***

Par ces différents exemples que je vous expose depuis le début de ce livre, je cherche à vous montrer combien tout cela est parfaitement (bio)logique, que ce soit une réaction, un comportement ou encore une maladie. La question n'est pas de savoir si le symptôme est grave ou s'il ne l'est pas, s'il est juste ou injuste, mais seulement quelle est son intentionnalité au début du processus, c'est-à-dire en quoi il peut être une solution parfaite selon les critères de la biologie.

CHAPITRE IV

la Maladie : Solution Parfaite ?!

J'en conviens : oser prétendre que ces maladies qui nous font parfois tellement souffrir ou qui peuvent même nous tuer, ou encore que ces difficultés existentielles qui nous compliquent parfois tellement la vie, puissent être des solutions parfaites peut sembler pure folie.

Mais avant que vous me pensiez totalement irresponsable, je m'empresse d'ajouter que c'est la solution qui est parfaite et non pas la maladie, et aussi qu'elle est effectivement une solution parfaite... basée sur un épouvantable malentendu entre nous et notre biologie archaïque. Nous verrons cela très en détail d'ici peu.

C'est d'ailleurs un sujet de polémique entre nous, certains de mes collègues estimant qu'il est bien trop provocateur de prétendre que la maladie est une solution parfaite. Il est vrai que cette affirmation peut paraître aberrante si elle est sortie de son contexte ou encore choquer des personnes gravement malades. Je peux même confesser avoir moi-même été pour le moins dubitatif la toute première fois où j'ai entendu cet énoncé : il m'a fallu un moment pour comprendre cette logique.

Pourtant, après toutes ces années de pratique et quelques milliers de consultations plus tard, j'en suis de plus en plus convaincu : le manifesté est bien, en dehors de cas particuliers, une solution parfaitement *bio-logique*, même s'il m'arrive parfois de ne pas comprendre la logique de certains manifestés. C'est pour cela que j'ose prendre le risque de vous choquer, d'abord parce que je suis absolument convaincu, et aussi parce que j'espère ainsi enrichir quelques consciences.

La plupart de nos manifestés, qu'ils soient positifs ou négatifs, ont forcément une raison d'être très précise ; qu'il s'agisse de notre personnalité, nos comportements, nos croyances, notre profession, nos habitudes, nos hobbies, nos préférences, nos compétences, nos sympathies, etc. ou encore de nos maladies physiques ou mentales, nos difficultés, nos blocages, nos phobies, nos angoisses, nos compulsions, nos inhibitions, nos échecs ou nos antipathies : tout cela répond à une logique bien précise qu'il est utile de savoir décrypter.

Bien sûr, cette règle générale connaît de nombreuses exceptions, ce principe ne pouvant pas s'appliquer en cas d'empoisonnement, intoxication, carence alimentaire grave, irradiation, accident, ou altération due au vieillissement. Comme je l'ai déjà dit, le Décodage Biologique et Psycho-Généalogique n'est pas la panacée et il serait parfaitement irresponsable de prétendre qu'il peut tout expliquer ou tout résoudre.

Je tiens également à souligner, une fois encore, que c'est seulement au tout début du processus pathologique que la solution choisie par le cerveau est effectivement parfaite et *bio-logique*, et certainement pas quand la maladie s'est installée ou s'aggrave. Ainsi, et pour ne prendre qu'un exemple extrême parmi tant d'autres, un cancer généralisé n'est évidemment plus une solution parfaite mais une véritable catastrophe.

En tout cas, j'espère que vous accepterez d'attendre la fin de ce chapitre avant de me traiter de fou, cette affirmation étant parfaitement incompréhensible si elle est sortie du contexte de sa compréhension globale.

la Maladie

Tout d'abord, et histoire de faire un peu de sémantique, notons que le dictionnaire définit la maladie comme *"une altération organique ou fonctionnelle considérée dans son évolution et comme une entité définissable"*. Cela dit, on peut aussi extraire davantage de sens de ce mot - en français en tout cas - si on le "bidouille" un peu.

Alors ce mot pourra se dire en termes de "**le mal a dit**", tant il est vrai que la maladie exprime bien quelque chose. Cette phrase conjuguée au passé composé unit le passé avec le présent et convient très bien, la maladie étant une problématique du passé qui se manifeste dans le présent. Il pourra aussi se comprendre en termes de "**le mal à dire**", tant il est vrai qu'il y a bien souvent un non-dit derrière la maladie et que tout ce qui se dit avec des mots ne s'exprime pas par des maux. Enfin, on pourra même l'envisager en termes de "**l'animal a dit**" puisque c'est donc notre biologie archaïque qui s'exprime quand on est malade.

D'un strict point de vue médical, la maladie est une altération organique ou fonctionnelle évolutive. Elle peut être lésionnelle, métabolique, inflammatoire, infectieuse, cancéreuse, dégénérative, auto-immune, génétique, congénitale, héréditaire, psychosomatique, etc. ou encore bénigne, maligne, ou chronique. Mais cela ne répond pas à la grande question que tout le monde se pose depuis des millénaires : quelle est son origine et sa finalité ?

Comme je l'ai dit en introduction, on a d'abord pensé que la maladie était de la faute à "pas de chance" ou une Volonté divine. Puis, on a découvert qu'elle peut être due à un déséquilibre énergétique, une carence alimentaire, une attaque infectieuse, un dérèglement génétique, un manque d'hygiène, un contact avec des substances dangereuses, etc. Enfin, on a découvert qu'elle pouvait aussi être induite par une tension psychique.

Tout cela est incontestablement vrai dans de très nombreux cas, mais absolument faux dans beaucoup d'autres. Car, en plus de toutes ces origines possibles, la maladie peut aussi être causée par l'exacerbation - plus ou moins vive, et donc plus ou moins mortelle - d'un phénomène physiologique parfaitement naturel d'adaptation et de survie géré par notre cerveau archaïque, et dont la finalité est de nous venir en aide afin que nous vivions le plus longtemps possible.

la Maladie : Solution Parfaite

Aussi fou que cela puisse paraître, et en dehors des cas particuliers déjà précisés, la maladie n'est donc pas le fruit d'un hasard ni d'une fatalité et encore moins l'expression d'un dérèglement stupide et aléatoire ou d'une anarchie fantaisiste. Bien au contraire, le symptôme doit être compris comme un mécanisme parfaitement *bio-logique*, absolument cohérent et admirablement orchestré par le cerveau.

Même si elle peut effectivement provoquer la mort lorsqu'elle s'emballe, l'objectif premier de la maladie est de nous aider à résoudre une difficulté inconsciente que notre cerveau archaïque considère comme critique. Ce n'est donc pas la maladie qui est parfaite, mais plutôt la solution *bio-logique* que le cerveau met en œuvre pour tenter de résoudre cette difficulté. La stratégie choisie par la biologie est toujours idéale dans son intention, mais c'est le résultat final qui peut être terriblement dangereux lorsque le symptôme s'éternise.

Bien évidemment, notre cerveau cherche toujours, avant tout, à mettre en œuvre des solutions simples et peu handicapantes telles que des solutions pratiques ou comportementales. Il n'utilise les solutions physiques ou psychiques que si les autres parades n'ont pas permis de résoudre le problème, s'il n'y a pas de meilleure solution ou si la situation l'exige en cas d'extrême urgence.

Et lorsque notre cerveau "choisit" une maladie en solution parfaite pour nous aider à résoudre le problème que nous ne sommes pas parvenus à gérer seul, il le fait toujours d'une façon extrêmement logique. En fonction de la nature profonde du problème à résoudre, le cerveau met en œuvre la solution *bio-logique* en théorie la mieux appropriée : soit il organise une augmentation, une accélération ou un renforcement d'une fonction organique ou d'une structure tissulaire permettant de résoudre le problème, soit, au contraire, une diminution, un ralentissement ou un blocage.

• Dans le cas de Princesse la petite minette ou de la Demoiselle victime de harcèlement, le cerveau archaïque a mis en œuvre cette augmentation de la glycémie puisqu'elle correspond effectivement à la meilleure solution possible pour leur permettre d'avoir en permanence le potentiel de force physique idéal pour faire face à l'adversité.

• Dans le cas du jeune loup ou du Monsieur diplomate, le cerveau archaïque a mis en œuvre cette augmentation de la fonction digestive puisqu'elle correspond effectivement à la meilleure solution possible pour leur permettre de digérer le morceau.

• Dans le cas de la grand-mère Gribouille ou de Paula, le cerveau archaïque a mis en œuvre cette augmentation de la sécrétion de prolactine puisqu'elle correspond effectivement à la meilleure solution possible pour leur permettre de produire du lait afin de nourrir l'enfant.

• Dans le cas du poisson d'Amazonie ou du petit garçon qui ne grandit plus, le cerveau archaïque a mis en œuvre cette diminution de la production d'hormone de croissance puisqu'elle correspond effectivement à la meilleure solution possible pour leur éviter d'être trop grand.

• Dans le cas de cette jeune femme née en 1976 qui n'arrive pas à avoir d'enfant, le cerveau archaïque a mis en œuvre un blocage de sa fertilité puisqu'il correspond effectivement à la meilleure solution possible pour ne pas avoir d'enfant au mauvais moment.

• Dans le cas des deux jeunes hommes sujets à l'éjaculation précoce, le cerveau archaïque a mis en œuvre une exacerbation de leur pulsion sexuelle puisqu'elle correspond effectivement à la meilleure solution possible pour que le rapport soit le plus court possible et ainsi leur éviter d'être en danger.

* * *

À chaque fois, la stratégie organique ou comportementale mise en œuvre par la biologie est d'une logique implacable, cette évidence nous permettent de comprendre l'intentionnalité *bio-logique* du manifesté. En effet, devant chaque manifesté, il convient de toujours se demander en quoi il peut être une solution parfaite, en quoi il peut être utile. C'est par exemple de savoir quelle est l'utilité *bio-logique* de l'allergie ou de l'angoisse - à savoir de nous avertir de l'imminence d'un danger ignoré -, qui nous permettra de chercher dans notre histoire la nature exacte de ce danger.

Le Décodage Biologique demande aussi d'être conscient de nos lointaines origines animales et de savoir imaginer les réalités de la vie dans la nature où à chaque instant peut surgir le danger. Cela peut nous permettre de mieux comprendre nos instincts primitifs, nos modes de réactivité et nos codes archaïques de comportement. C'est par exemple de savoir quelle est l'utilité *bio-logique* de l'éjaculation précoce - c'est-à-dire de nous éviter d'être trop longtemps en danger -, qui nous permettra de chercher dans notre histoire la nature exacte de ce danger.

Le Décodage Biologique demande enfin d'avoir quelques notions en anatomie, physiologie et physiopathologie car c'est de connaître le rôle d'un organe ou d'une fonction organique, ou les spécificités d'une maladie qui peut nous aider à découvrir l'utilité d'un symptôme. Ainsi dans le cas de Paula, connaître la fonction de la prolactine (*induire la production du lait*) et les principaux signes cliniques de l'adénome hypophysaire à prolactine (*des montées de lait intempestives*) a permis de découvrir l'origine du symptôme.

Néanmoins, il ne faut pas croire que toutes les hyperprolactinémies ont pour origine ce même conflit de "*il faut nourrir l'enfant*" car la prolactine a aussi pour fonction d'interrompre le cycle menstruel puisque, dans la nature, une mère allaitante doit impérativement éviter d'être fécondée avant le sevrage de l'enfant : si elle l'est trop tôt, cela provoque un arrêt de la lactation le plus souvent fatal au bébé. D'ailleurs, les femmes s'arrangeaient jadis pour allaiter le plus longtemps possible, d'abord pour le bien de l'enfant, mais aussi pour éviter d'être trop rapidement enceintes à nouveau.

De ce fait, une hyperprolactinémie peut aussi avoir pour origine une problématique dans cette autre tonalité de "*il ne faut pas faire l'enfant*". Ainsi, j'ai reçu en consultation une jeune femme de vingt-cinq ans également concernée par la même pathologie que Paula. Dans son cas, le signe clinique principal était une aménorrhée quasi absolue : elle n'avait eu ses règles que quatre ou cinq fois depuis la puberté, d'ailleurs très tardive.

L'origine de son symptôme est une très vieille et très douloureuse histoire d'aliénation de la liberté et d'assujettissement à l'homme pour cause de maternité que les femmes de sa branche maternelle se transmettent de génération en génération. Dans son cas, sa biologie a organisé cette aménorrhée permanente pour lui éviter d'avoir des enfants et donc de revivre le même drame.

Ce dernier exemple montre combien la nature peut être complexe. Il faut donc se méfier de ne pas faire du décodage comme on applique une recette de cuisine et d'essayer, à tout prix, de faire coïncider un décodage "tout fait" appris par cœur avec l'histoire de la personne. On peut ainsi passer à côté de la véritable cause du manifesté, ou pire encore, mettre la personne sur une mauvaise voie.

Mais pourquoi devient-on malade ?

En dehors des cas particuliers, la maladie est tout simplement une affaire de stress. En effet, la maladie est OBLIGATOIREMENT due à un dépassement du seuil de stress maximum admissible pour le cerveau (*c'est-à-dire un sur-stress*) provoqué par un vécu plus ou moins intense et plus ou moins dramatique que nous ne parvenons pas à gérer par la pensée et/ou par l'action. Il faut savoir que le cerveau a franchement horreur du stress et il se consacre, en permanence, à faire en sorte de maintenir notre niveau de stress *a minima* car celui-ci est potentiellement et très rapidement mortel.

D'ailleurs, le sur-stress est finalement la maladie la plus mortelle de toutes. Pour le démontrer, il suffit de se souvenir de toutes ces personnes décédées (*le plus souvent d'un arrêt cardiaque*) suite à une très forte émotion. Il en va de même pour ces nombreux soldats retrouvés morts sur des champs de bataille, alors qu'ils n'étaient absolument pas atteints corporellement. Dans ce cas, ces hommes sont, en fait, véritablement morts de peur.

Bien sûr, tant que le problème à gérer ne dépasse pas le seuil de stress maximum - parce qu'il n'est pas vraiment important ou rapidement résolu - c'est un peu comme si notre cerveau ne s'en occupait pas. Par contre, dès que le seuil de stress maximum est atteint - parce que le problème est très grave et dans l'ordre du vital ou parce qu'il dure depuis trop longtemps et la pression devenue trop forte - alors notre cerveau autonome doit s'en mêler.

Et lorsque notre cerveau doit se mêler de nos difficultés pour faire coûte que coûte baisser notre niveau de stress (*et donc pour nous sauver la vie*), il met alors tout en œuvre pour trouver, selon ses critères, la meilleure solution possible pour résoudre au mieux le problème, par tous les moyens possibles. Ce pourra être la création d'une intuition lumineuse, une action de fuite ou d'affrontement, une dynamique comportementale quelconque, etc., ou une maladie physique ou psychique s'il n'y a pas d'autre solution.

Le problème est que notre cerveau archaïque gère nos stress très exactement comme il le fait depuis la nuit des temps. Sa façon de réagir face à ce qu'il estime être une situation critique est strictement la même qu'à l'époque de nos lointaines origines. En effet, dans la nature - un milieu particulièrement dangereux où survivre n'est pas une mince affaire -, les situations génératrices de stress sont induites par des questions vitales.

De ce fait, tout stress est pour notre cerveau archaïque OBLIGATOIREMENT synonyme de danger mortel, même si ce n'est pas le cas. Quelle que soit la nature de notre stress, notre cerveau le considère et le gère comme une affaire de vie ou de mort, et c'est précisément cette vérité qui est à l'origine du manifesté ou de la maladie, ou pire encore, de l'aggravation du symptôme.

le Malentendu Psycho-Biologique

En dehors des cas particuliers ou encore des situations où nous sommes réellement en danger, l'origine d'une maladie (*ou d'un manifesté en général*) est le plus souvent la conséquence d'un épouvantable malentendu, d'un terrible quiproquo, entre la pensée humaine et les impératifs archaïques pour la survie. Cela se produit lorsque notre cerveau nous croit dans une situation critique alors que notre difficulté n'est pas véritablement grave.

Le problème est que notre cerveau archaïque ne tient strictement aucun compte de la réalité des faits puisqu'il est absolument incapable de les interpréter : il prend seulement en considération l'intensité de notre stress qui lui indique la gravité et l'urgence de la situation, et ensuite la tonalité viscérale de ce stress qui l'informe de la spécificité de la situation. De ce fait, une difficulté existentielle sans aucune gravité peut être prise en compte comme une situation critique et amener notre cerveau archaïque à mettre en œuvre une stratégie parfaitement *bio-logique* mais aussi radicale et potentiellement mortelle.

Si nous reprenons le cas du Monsieur diplomate, sa maladie de l'estomac est la conséquence de ce terrible malentendu. Considérant l'intensité de son stress et cette tonalité très spécifique de *"je ne peux pas digérer le morceau"* qu'il ressasse à longueur de journée suite à la trahison de son frère, son cerveau archaïque a cru la situation particulière grave pour cause de morceau alimentaire impossible à digérer.

De la même façon, cet épouvantable malentendu psycho-biologique vaut pour le cas de Paula, de l'enfant qui ne grandit plus, de la jeune femme stérile, etc. Dans le cas de la Demoiselle victime de harcèlement, l'hyperglycémie mise en œuvre est tout d'abord parfaitement adaptée, cette femme étant réellement agressée par son chef de service. Par contre, c'est un malentendu entre elle et son cerveau archaïque qui entretient le symptôme même après sa démission car elle continue à ressasser l'histoire, cela faisant croire à son cerveau que le harceleur est toujours présent.

Peut-être penserez-vous que notre cerveau archaïque est parfaitement idiot de ne pas savoir faire la différence entre une situation effectivement critique et une autre sans gravité. Pour ma part, je crois plutôt extrêmement regrettable que nous ne sachions pas relativiser la gravité des difficultés auxquelles nous pouvons être confrontés : cela inquiète inutilement notre cerveau archaïque.

Lorsque la solution parfaite devient imparfaite

Pour comprendre comment et pourquoi la maladie peut être une solution parfaite alors même qu'elle peut dégénérer au point de provoquer la mort, il faut savoir "apprécier" le mécanisme *bio-logique* mis en œuvre au tout début du processus pathologique. Il est certain qu'on ne peut plus la prétendre telle une fois la maladie durablement installé.

Aux tous premiers moments de la maladie (*et en dehors des cas particuliers*), la stratégie choisie par notre cerveau est incontestablement la meilleure solution possible pour nous aider à résoudre notre problème. Dans le cas de la Demoiselle par exemple, son cerveau archaïque a tout d'abord mis en œuvre une "petite" hyperglycémie lorsque le chef de service commence à lui tourner autour : c'est effectivement une très bonne solution.

La raison pour laquelle la stratégie choisie par notre cerveau peut dégénérer en catastrophe est tout simplement notre propension naturelle à ressasser indéfiniment nos souffrances et/ou notre incapacité chronique à résoudre nos conflits inconscients. De ce fait, notre cerveau archaïque considère le problème comme n'étant pas résolu et il persiste dans sa stratégie *bio-logique* pour nous venir en aide. Ainsi, le processus pathologique s'installe durablement et/ou s'emballe.

Dans le cas de la Demoiselle, l'aggravation de sa maladie est due à son incapacité à résoudre son problème et même à l'entretien de sa problématique puisqu'elle continue à ressasser sa souffrance après sa démission. Elle reste ainsi enfermée dans sa difficulté indéfiniment, obligeant sa biologie à, petit à petit, mettre en œuvre une hyperglycémie de plus en plus forte, jusqu'au diabète.

L'histoire du Monsieur diplomate est encore plus tragique puisque la nature de sa difficulté est parfaitement symbolique.

Considérant la tonalité spécifique de son ressassement, son cerveau archaïque a cru qu'un morceau devait être digéré. En conséquence, il a d'abord mis en œuvre un "petit" programme de sur-digestion consistant en une "légère" augmentation du nombre de cellules sécrétrices de suc gastrique. Mais comme cet homme a continué à ressasser de plus en plus intensément sa souffrance, son cerveau n'a pas eu d'autre choix que de mettre en œuvre un programme de sur-digestion de plus en plus fort, jusqu'au cancer.

À nouveau, on pourrait croire notre cerveau décidément très incompétent puisqu'il ne se rend pas compte de la dangerosité des solutions mises en œuvre. Pour ma part, je crois plutôt que tout cela est dû au fait que nous avons, pour le meilleur et pour le pire, un cortex franchement hypertrophié. Nous croyons tout savoir, tout maîtriser, au point d'oublier l'essentiel : notre cerveau primitif est vieux de millions d'années et il continue à veiller sur nous comme si nous étions encore dans les arbres.

L'Homme se consacre, avec beaucoup de talent depuis des milliers d'années, à dépasser son animalité pour échapper à ses "bas instincts". C'est au départ une excellente idée pour dépasser le stade "Cro-Magnon", mais c'est aussi devenu un sérieux handicap car nous n'avons pas/plus accès à notre structure originelle et nos émotions viscérales, tout simplement parce que nous ignorons même en avoir. De ce fait, nous n'avons pas la moindre idée des véritables enjeux archaïques de nos problèmes existentiels, cela nous empêchant de les résoudre au niveau où ils devraient l'être : nous essayons de les résoudre au niveau psychologique, alors qu'ils doivent l'être au niveau archaïque et viscéral.

Il faut le comprendre : c'est finalement nous-mêmes qui obligeons notre biologie archaïque à nous rendre malades puisque nous n'avons pas le moindre respect pour elle. Par ignorance de ses priorités pour la survie de l'individu et de l'espèce, nous obligeons notre biologie à gérer des situations inextricables qu'elle croit critiques alors que, le plus souvent, elles n'ont aucun caractère d'urgence ni de gravité. Puis nous nous plaignons qu'elle nous rende malades.

La meilleure chose que nous puissions faire pour vivre enfin en harmonie avec notre biologie archaïque (*et donc nous éviter bien des souffrances*), c'est tout simplement d'oser soulever le voile pudique que nous avons posé sur notre animalité et ainsi mieux comprendre ce que nous vivons au plus profond de notre "babouinité".

* * *

Lorsque notre cerveau autonome doit intervenir pour nous aider à résoudre une difficulté, il cherche d'abord, bien évidemment, à mettre en œuvre des solutions les plus simples et les moins handicapantes possibles. Il n'utilise la "grosse artillerie" type maladie seulement si les autres solutions n'ont pas permis de résoudre le problème.

En principe, notre cerveau cherche d'abord à mettre en œuvre une solution pratique. *Puis,* il opte pour une solution comportementale s'il n'y a pas de solution pratique satisfaisante ou si elle n'a pas résolu le problème. *Puis,* il passe à la solution psychique s'il n'y a pas de solution comportementale satisfaisante ou si elle n'a rien résolu. *Puis* enfin, il passe à la solution physique s'il n'y a pas de solution psychique satisfaisante ou si elle n'a rien résolu. Dans de très nombreux cas malheureusement, c'est directement la solution physique la mieux appropriée pour aider l'individu à résoudre son problème.

la Solution Pratique

Quand nous sommes, en pleine conscience, confrontés à une difficulté quelconque, nous commençons par chercher dans notre connaissance et notre expérience une solution pratique, c'est-à-dire une idée, pour résoudre concrètement notre problème. Dans le cas où nous trouvons une solution satisfaisante, nous ne sommes donc plus en difficulté. Mais si nous ne trouvons pas la solution concrète à notre problème et restons durablement en difficulté ou si nous ne sommes pas conscients de la nature profonde de notre souffrance, alors notre cerveau archaïque entre en scène et cherche à résoudre le problème.

C'est précisément le cas de la Demoiselle qui n'a pas pu/su mettre en œuvre des solutions pratiques : elle n'a pas osé gifler le chef de service la première fois où il a dépassé les bornes, elle n'a pas su le dénoncer à la direction ou à la Justice et elle n'a pas pu se permettre de démissionner. Elle est donc restée durablement dans sa difficulté, totalement impuissante et sans solution pratique, obligeant finalement son cerveau à intervenir au niveau physique.

Par contre, imaginons le cas d'une jeune adolescente se sentant profondément en danger parce qu'elle habite un quartier mal famé où viols et agressions ne sont pas rares. En solution parfaite, son cerveau pourra "s'arranger" pour la faire s'intéresser très tôt aux sports de combat et même pour "faire en sorte" qu'elle devienne une grande championne d'Aïkido.

Les solutions pratiques mises en œuvre par notre cerveau autonome pour nous venir en aide, sans même que l'on s'en rende compte le plus souvent, sont diverses et variées, et s'expriment à bien des niveaux :

• **dans nos orientations professionnelles** : un homme devient un grand avocat fiscaliste suite à un drame survenu quand il est enfant : son grand-père a été ruiné à cause d'un mauvais avocat ayant mal fait son travail dans une affaire fiscale. En solution parfaite par rapport à ce drame, le cerveau de cet homme lui a "suggéré" d'avoir envie de devenir avocat fiscaliste.

• **dans nos activités extra-professionnelles** : un homme vivant très mal son physique peu viril le compense dans une grande passion pour la pratique de la moto, une activité très "revirilisante". Dans ce cas, son cerveau lui a "suggéré" d'aimer la moto afin de moins souffrir de son physique.

• **dans notre organisation domestique** : une femme doit avoir en permanence chez elle au moins cinquante kilos de riz et autant de pâtes alimentaires parce que, enfant, elle a beaucoup souffert de la pénurie alimentaire durant l'occupation allemande. Dans ce cas, le cerveau de cette femme lui "suggère" de bien remplir ses placards afin d'être pleinement rassurée.

• **dans nos choix vestimentaires** : une femme s'habille toujours "comme un sac" afin de ne pas risquer d'attirer l'attention des hommes à cause d'un chagrin d'amour qu'elle a vécu vingt ans plus tôt. Dans ce cas, son cerveau lui "suggère" de ne pas être séduisante et risquer de revivre un drame similaire.

• **dans nos choix alimentaires** : un homme devient petit à petit végétarien car il se sent très coupable d'avoir chassé dans sa jeunesse. Dans ce cas, son cerveau lui a "suggéré" d'avoir cette philosophie alimentaire afin d'être apaisé moralement.

• ***Et caetera...***

Le plus souvent, nous n'avons pas la moindre conscience de ce que notre cerveau choisit pour nous et nous faisons le lien entre la cause et l'effet seulement quand l'évidence est soulignée. En définitive, nous n'avons pas beaucoup de libre-arbitre puisque notre cerveau pense à notre place et décide en toutes choses (*ou presque*). En d'autres termes et en conclusion : nous sommes pensés par notre cerveau.

la Solution Comportementale

Lorsque la solution pratique n'a pas permis de résoudre le problème de façon satisfaisante ou encore si il n'y a pas de solution valable, alors notre cerveau autonome peut choisir de passer au stade suivant et mettre en œuvre des solutions comportementales.

Dans le cas de la Demoiselle victime de harcèlement, son cerveau autonome a d'abord essayé de mettre en œuvre une stratégie d'évitement pour l'aider à échapper à la situation. Il l'a rendue très vigilante à chaque instant, méfiante vis-à-vis de l'homme, il a fait en sorte qu'elle n'ait plus envie de plaire pour ne pas attirer l'attention, etc.

Dans le cas de l'adolescente vivant dans un quartier dangereux, la solution comportementale pourra, par exemple, être la mise en œuvre d'une structure très casanière en solution parfaite pour qu'elle ne prenne aucun risque en sortant très peu de chez elle. Ce pourra être, au contraire, une dynamique très agressive pour attaquer l'autre avant qu'il ne le fasse, ou encore un comportement hystérique pour faire fuir l'adversaire.

La diversité des dynamiques comportementales que notre cerveau archaïque peut mettre en œuvre est infinie. Elles sont toujours, très précisément - au millimètre près si c'était mesurable -, la meilleure solution adaptative. À nous de ne pas être dupes de nos comportements et de comprendre leur utilité : cela peut, dans certains cas, nous éviter le niveau suivant.

la Solution Psychique

La frontière entre le niveau comportemental et le niveau psychique est toujours très floue, les solutions psychiques étant, le plus souvent, des évolutions de solutions comportementales qui n'ont pas permis de résoudre le problème. Ces solutions psychiques sont diverses et variées : elles vont de la simple petite phobie ou la dépression jusqu'à la folie, en passant par les angoisses, les névroses, les psychoses, etc.

Dans le cas de la Demoiselle victime de harcèlement, pendant des semaines, cinq jours sur sept, son cerveau archaïque a essayé, chaque matin, de la dissuader d'aller au travail en mettant en œuvre une angoisse préventive. Quant à l'adolescente vivant dans un quartier dangereux, la solution psychique pourra, par exemple, être la mise en œuvre d'une structure agoraphobique en solution parfaite pour l'empêcher de sortir ou d'une psychose paranoïaque pour la rendre hyper vigilante.

Bien sûr, plus la dynamique est exacerbée et plus la personne s'échappe de la réalité, d'autant plus si c'est précisément le but recherché par le cerveau de mettre le problème initial dans l'ombre de l'esprit. Dans les cas extrêmes relevant de la psychiatrie, la personne est dans un état modifié de conscience et le dialogue est très difficile, voire impossible. Je pense même que faire du décodage dans de telles conditions est extrêmement périlleux, sinon strictement déconseillé car cela peut déstabiliser un peu plus un équilibre déjà très fragile.

la Solution Physique

C'est à ce stade que des symptômes apparaissent, en sachant qu'il n'y a pas uniquement à ce niveau des solutions type maladies, mais aussi une multitude de "petits" symptômes sans réelle gravité qui ne sont pas, à proprement parler, des maladies selon la classification médicale.

Dans le cas de la Demoiselle victime de harcèlement, la biologie a d'abord commencé par mettre en œuvre une "légère" hyperglycémie avant de passer à une solution plus radicale type diabète. Par contre, dans le cas de l'adolescente, et parmi d'autres solutions physiques, la biologie pourra par exemple mettre en œuvre une plus ou moins forte surcharge pondérale pour l'aider à "faire le poids" face à l'adversité. Cela dit, dans les deux cas, la stratégie *bio-logique* sous-jacente est finalement la même : disposer d'assez de force physique pour se défendre contre l'agresseur.

Bien sûr, la spécificité de la réponse *bio-logique* choisie par le cerveau dépend du ressenti profond de la personne ; nous verrons cela très en détail dans un prochain chapitre. Quant à la force du symptôme, elle dépend principalement de l'intensité du stress. Ainsi, un simple kyste bénin ou une tumeur cancéreuse au niveau d'un ovaire par exemple sont finalement une même réponse *bio-logique* à une même difficulté, la seule différence étant l'intensité du vécu et du stress associé.

CHAPITRE V

le Stress

Depuis le début de ce livre, je vous parle du stress à pratiquement toutes les pages puisqu'il est à l'origine de beaucoup de nos difficultés, de nos maladies, et de nos désordres psychiques. Ce sujet est tellement important qu'il me semble nécessaire d'y consacrer un chapitre.

Précisons d'abord que le mot stress n'est pas d'origine anglo-saxonne : il vient du latin *strictus* et signifie presser, serrer, soit effectivement la sensation physique que nous éprouvons en cas de stress. Ce mot a été "réinventé" par des ingénieurs anglo-saxons au milieu du XXe siècle pour désigner la conséquence des contraintes physiques sur les matériaux de construction.

Précisons aussi que le stress n'est pas une nouveauté engendrée par notre société moderne ni par les embouteillages : depuis la nuit des temps, le stress est inhérent au vivant, tant animal que végétal. En effet dans le monde sauvage, la vie n'est pas vraiment un long fleuve tranquille, il s'en faut.

Précisons surtout que nous utilisons le mot stress pour parler de deux choses différentes, d'une part la cause du stress (*appelé aussi stressor*) et, d'autre part, les conséquences du stress sur l'organisme et le psychisme en termes de vigilance et en termes de réactivité.

le Stress est la "maladie" la plus mortelle de toutes

Le stress pouvant tuer en quelques secondes s'il dépasse une certaine intensité, il est par conséquent la "maladie" la plus mortelle de toutes. C'est d'ailleurs pour cette bonne raison que notre cerveau est en permanence extrêmement vigilant quant à notre niveau de stress et il se tient toujours prêt à intervenir lorsque nécessaire, y compris lorsque nous dormons.

Il faut d'abord préciser qu'un grand stress est toujours dangereux, qu'il soit "positif" ou "négatif", puisque c'est une question d'intensité. Je vous ai déjà parlé des soldats retrouvés morts de peur sur les champs de bataille, mais on pourrait citer tellement d'autres cas. Par exemple, un homme est mort d'un arrêt cardiaque foudroyant à l'instant où il a appris que sa femme le quittait, et une femme a fait un grave accident cardiaque en apprenant qu'elle venait de gagner le gros lot de la loterie nationale.

Le stress n'est pas non plus une affaire strictement humaine, un animal pouvant aussi mourir d'un arrêt cardiaque en cas de dépassement du seuil de stress maximum. C'est d'ailleurs très fréquemment le cas lors de la capture des animaux sauvages : leur niveau de stress est à ce moment-là tellement intense que cela les tue.

Bien évidemment, Dame nature n'a pas oublié de mettre en place de nombreux systèmes de sécurité très efficaces pour prévenir tout dépassement du seuil de stress maximum et elle a même spécialisé une partie de notre organisme pour gérer le stress, à savoir notre cerveau. Car c'est finalement une des grandes fonctions de notre cerveau que de nous éviter de mourir bêtement à cause d'une overdose de stress.

Pour ces cas extrêmes, notre cerveau dispose évidemment de quelques parades fabuleusement *bio-logiques* qu'il met en œuvre si nécessaire. Par exemple, notre cerveau est capable de nous “évanouir” dans certaines situations qu’il juge critiques car trop effrayantes afin que nous ne risquions pas de mourir de sur-stress. Cela se produit très fréquemment au moment d’un accident de voiture : le cerveau choisit de mettre la personne “préventivement” dans le coma juste avant l’impact pour lui éviter de mourir de peur.

Cela dit, le stress ne tue pas nécessairement aussi brutalement : il peut aussi tuer “à petit feu” quand la tension s’accumule, jusqu’à provoquer des réactions physiologiques potentiellement mortelles. Dans notre monde moderne, ce cas de figure est le plus fréquent.

Stress = Danger

Il est essentiel de le comprendre : pour notre cerveau archaïque, tout stress, quel qu’il soit, est une affaire extrêmement sérieuse car il est obligatoirement synonyme de danger potentiellement mortel. Pour schématiser, j’ai l’habitude de dire - trivialement j’en conviens - que pour notre cerveau, toute élévation brutale et intense de notre niveau de stress signifie qu’on a un ours “*aux fesses*”.

Ainsi, une simple porte qui claque brutalement dans notre dos est obligatoirement considérée par notre cerveau comme étant un prédateur qui surgit ou, en tout cas, comme un très grand danger. Quant à l’embouteillage dans lequel nous sommes bloqués pendant deux heures et qui risque de nous faire rater un rendez-vous très important, notre cerveau pourra finir par croire qu’il s’agit d’une situation dont on a peu de chance de sortir vivant.

C’est bien là le problème : quelle que soit la cause de notre stress, notre cerveau ramène toujours tout à la vie sauvage où survivre n’est pas une mince affaire. Bien que notre cerveau nous permette de concevoir et de construire des fusées pour aller sur la lune, il ne faut jamais oublier que ce même cerveau s'est structuré à une époque et dans un contexte où chaque instant est critique.

Nous ne nous souvenons peut-être pas de cette époque où nous étions le casse-croûte favori de prédateurs insatiables et où le simple fait de boire et de se nourrir était un challenge permanent. Mais si nous avons oublié tout cela, notre cerveau archaïque, lui, ne l'a pas oublié et il continue à considérer nos stress comme autant de situations critiques, cela ne manquant pas de provoquer de nombreux quiproquos entre lui et nous.

Pour vous faire une idée de l'ambiance de nos origines, je vous invite à faire l'expérience suivante : mettez-vous cinq minutes dans la peau de Lucy il y a 3,5 millions d'années ou dans celle d'un babouin de la savane africaine et imaginez-vous en train d'essayer de survivre dans cet environnement *(n'oubliez pas les bêtes féroces, la sécheresse, la concurrence alimentaire, etc.).* Si jamais vous y parvenez, vous constaterez que l'ambiance est "chaude" et fort stressante.

le Système nerveux végétatif

La fonction de notre bon vieux cerveau archaïque étant de nous aider à vivre le plus longtemps possible, il dispose évidemment de nombreuses solutions *bio-logiquement* parfaites pour nous rendre extrêmement vigilants face au danger et très performants physiquement lorsque nécessaire pour nous aider à éviter, fuir ou affronter le danger.

En cas de stress (*et donc de danger*), lorsqu'une porte claque ou un ours nous attaque, si un embouteillage nous retarde ou une bande de lions affamés nous encercle, notre système nerveux végétatif (*soit la partie la plus primitive de notre cerveau*) met automatiquement et très rapidement en œuvre un ensemble de mécanismes très performants pour nous aider à sauver notre peau, en une fraction de seconde pour certains. En voici quelques-uns pour vous montrer, une fois de plus, combien la nature est géniale :

• **Cœur** : augmentation du rythme cardiaque, de la force de contraction, etc. pour accélérer la circulation sanguine puisque le sang transporte les éléments indispensables au fonctionnement de l'organisme.

• **Artères coronaires** : vasodilatation (c'est-à-dire augmentation du diamètre) afin que le cœur soit irrigué au maximum.

• **Artères pulmonaires** : vasodilatation pour accélérer les échanges gazeux au niveau pulmonaire.

• **Artérioles musculaires** : vasodilatation pour une irrigation optimale des muscles afin d'être fort et/ou de courir vite.

• **Circulation viscérale** : vasoconstriction (c'est-à-dire diminution du diamètre) puisqu'en situation d'urgence, l'irrigation des viscères n'est pas une priorité.

• **Circulation périphérique** : vasoconstriction pour éviter une trop grande perte de sang en cas de blessure. Cela explique pourquoi on a froid quand on est stressé, particulièrement au niveau des mains et des pieds.

• **Sang** : augmentation de la fonction plaquettaire pour colmater une éventuelle blessure et ainsi éviter une hémorragie. Augmentation de la capacité de stockage de la rate afin de disposer d'une réserve de sang en cas de blessure.

• **Fonction hépatique** : augmentation de la fonction métabolique du foie afin d'optimiser la transformation du sucre, lequel est le carburant du muscle. Diminution de la sécrétion d'insuline et augmentation de la sécrétion de glucagon par le pancréas pour augmenter la glycémie, c'est-à-dire la quantité de sucre circulant dans le sang.

• **Appareil respiratoire** : augmentation de la fréquence respiratoire et du diamètre bronchique pour accélérer la ventilation.

• **Appareil digestif** : ralentissement de l'ensemble de la fonction digestive, la digestion n'étant pas une priorité lorsqu'on est poursuivi par un ours.

• **Appareil urinaire** : ralentissement de l'ensemble de la fonction rénale et urinaire pour les mêmes raisons.

• **Appareil génital** : inhibition de cette fonction (baisse de la libido, impuissance, ralentissement ou l'arrêt du cycle féminin, etc.) tant il est vrai qu'il n'est pas prioritaire de faire des bébés quand on est en danger.

• **Immunité** : augmentation de l'ensemble de cette fonction en prévision d'une éventuelle blessure, et donc d'une éventuelle infection.

• **Thermorégulation** : accélération des mécanismes permettant l'évacuation de la chaleur corporelle produite par l'activité musculaire, telle que l'augmentation de la sécrétion de sueur par les glandes sudoripares.

• **Sécrétion salivaire** : inhibition, et c'est précisément pour cela que nous avons la bouche sèche en situation de stress et/ou de peur.

• **Fonction intellectuelle** : augmentation de l'activité intellectuelle : en cas de danger, mieux vaut réfléchir vite et être encore plus vigilant. Par contre, le stress bloque l'apprentissage, la mémorisation et la restitution du savoir, ceci n'étant pas prioritaire en cas de danger. Cela peut, entres autres, expliquer beaucoup d'échecs scolaires : plus on stresse un enfant en lui mettant la pression... moins il peut apprendre.

• **Vision** : augmentation du diamètre pupillaire (mydriase) et inhibition des muscles ciliaires, le tout pour favoriser la vision lointaine.

• **Pilosité** : stimulation des muscles érectiles pour hérisser les poils et augmenter artificiellement le volume corporel afin d'impressionner l'adversaire, tout comme le font les chats. C'est ce qu'on appelle *"avoir la chair de poule"* dans le langage populaire.

• **Surrénales** : augmentation de la production d'adrénaline dans l'urgence et de cortisol à long terme. Même si je parle de ce mécanisme en dernier, c'est le tout premier qui intervient en cas de stress car c'est la fameuse giclée d'adrénaline qui "informe" l'ensemble des autres fonctions organiques qu'elles doivent se mettre en alerte et/ou en fonctionnement optimal

Ne trouvez-vous pas que la nature est géniale ? C'est bien mon avis. Le plus merveilleux de l'histoire est qu'il y a finalement très peu de différence entre notre système nerveux végétatif et celui d'un babouin, d'une souris, d'un crocodile ou d'un canard : nous sommes tous équipés du même modèle mis au point il y a des centaines de millions d'années.

les Conséquences du Stress

Cela dit, ces merveilleuses réactions adaptatives peuvent aussi se transformer en problème de santé lorsque le stress dure trop longtemps. Pour l'illustrer, je vous propose d'analyser en détail trois situations différentes et de détailler succinctement les conséquences physiologiques d'un stress à court, à moyen et à long terme :

1) Nous sommes tranquillement installés dans un fauteuil, plongés dans la lecture d'un livre passionnant quand soudain une porte claque très sèchement juste derrière nous.

Dans ce cas, la réaction de la biologie sera fulgurante car notre cerveau archaïque pourra croire que cette porte est un prédateur. En une fraction de seconde, avant même que nous ayons pu analyser la nature du danger, notre cerveau donnera l'ordre aux surrénales de libérer une forte dose d'adrénaline afin de mettre en alerte maximum l'ensemble de nos fonctions organiques afin que nous soyons prêts à éviter, fuir ou affronter le danger.

Cela provoquera une accélération immédiate des fonctions cardiaques et respiratoires, nous aurons le cœur qui bat la chamade et la respiration rapide, nous aurons éventuellement les cheveux dressés sur la tête, etc. Mais nous comprendrons en une ou deux secondes l'origine du bruit et la biologie n'aura pas le temps de mettre tous ces mécanismes en œuvre. Dès que le cerveau aura compris qu'il n'y a pas de danger, il lèvera l'alerte et toutes les fonctions organiques reviendront à la normale en quelques minutes.

2) Nous sommes en route pour nous rendre à un rendez-vous professionnel très important quand soudain nous nous retrouvons bloqués dans un embouteillage.

La réaction de la biologie sera rapide mais néanmoins plus progressive puisque notre niveau de stress augmentera petit à petit, de minute en minute. Dans cette situation, notre cerveau archaïque pensera, par exemple, qu'un prédateur rôde dans le secteur. La décharge d'adrénaline sera certes beaucoup moins forte que précédemment, mais davantage de fonctions organiques seront mises en alerte, la durée du stress étant assez longue pour le permettre.

Outre l'accélération des fonctions cardiaque et respiratoire, nous pourrons, par exemple, avoir la sensation d'être frigorifiés, nous mettre à trembler, avoir la bouche sèche, etc. Évidemment, si au bout de ces deux heures d'embouteillage, on analysait notre sang, on verrait que certains dosages sont en dehors des normes, comme la glycémie pour ne citer qu'elle. Mais les embouteillages ne durent jamais très longtemps et, quelques heures plus tard, tout reviendra à la normale.

3) Nous dirigeons une entreprise de confection en grande difficulté financière à cause de la concurrence asiatique.

Dans ce cas, le stress augmentera au fil des semaines et des mois, et notre cerveau archaïque pourra croire que cette concurrence asiatique correspond à une situation de plus en plus critique. L'ensemble des mécanismes de défense se mettra en place progressivement et durablement : c'est surtout dans cette situation que le stress peut être le plus préjudiciable. L'organisme restant trop longtemps dans ce fonctionnement optimal, il finit par s'épuiser, cela pouvant avoir de très graves conséquences, entre autres au niveau immunitaire. C'est ce qu'on appelle le syndrome d'épuisement.

Quand le cerveau s'en mêle

Car au-delà de ces mécanismes d'adaptation immédiats que notre système nerveux végétatif peut mettre en œuvre dans l'urgence, c'est précisément quand le stress s'installe progressivement et durablement que notre cerveau peut opter pour d'autres solutions physiques, psychiques ou comportementales bien mieux adaptées pour nous venir en aide. C'est d'ailleurs le propos de ce livre.

Dans le troisième cas de figure, le niveau de stress continuant à augmenter progressivement et étant de plus en plus élevé, le cerveau finira par estimer que les réflexes neurovégétatifs ne sont pas adaptés puisque leur mise en œuvre ne fait pas diminuer la pression. C'est à ce moment-là qu'il va changer de stratégie. Mais avant de mettre en œuvre une autre solution plus appropriée, notre cerveau devra d'abord savoir quelle est exactement la nature du problème afin d'agir en conséquence.

Pourtant, un problème se pose : notre cerveau archaïque ne saura jamais ce qu'est une difficulté financière pour cause de concurrence asiatique, ni aujourd'hui ni dans un million d'années. Alors, ne pouvant pas prendre en compte cette donnée qui n'a aucun sens pour lui, il va plutôt chercher à comprendre la tonalité profonde et viscérale de notre difficulté en analysant ce que nous ressentons au plus profond de nous.

Imaginons-nous dans cette situation : nous mobilisons depuis des mois toute notre énergie pour nous en sortir ; nous travaillons quinze heures par jour pour sauver l'entreprise ; nous nous battons au quotidien ; nous résistons pied à pied contre cette concurrence ; nous n'en pouvons plus mais que nous devons continuer ; nous devons tenir le coup.

Lorsque notre cerveau va analyser notre ressenti et considérer le niveau de stress atteint, il va d'abord nous croire confrontés à une situation extrêmement critique, comme si, depuis des mois, nous étions dans une lutte au corps à corps avec une bande rivale. Dans ce ca, il peut, par exemple, estimer que notre ressenti archaïque est absolument typique d'une situation où on doit faire face à l'adversité, en sachant que dans la nature, c'est seulement musculairement qu'on peut y parvenir.

À partir de ce constat, le cerveau va chercher dans son catalogue de solutions parfaites celle qui sera la mieux adaptée pour augmenter la force musculaire. Il peut, par exemple, opter pour la "solution glycémique". Dans ce cas, il décrochera son téléphone, il appellera le pancréas et lui tiendra à peu près ce propos : "*Allo Coco !? Dis donc, on a un gros problème de déficit de performance musculaire. Faudrait qu'tu fermes un peu l'robinet d'insuline afin qu'la glycémie augmente et qu'on dispose d'un peu plus d'énergie*". C'est certes très imagé, mais c'est néanmoins à peu près ainsi que cela fonctionne.

Évidemment, ce cas de figure s'applique parfaitement dans le cas de la Demoiselle victime de harcèlement sexuel : elle aussi est confrontée à une situation que son cerveau a considérée comme pouvant être résolue par une augmentation du taux de sucre circulant dans le sang afin de l'aider à résister musculairement à l'agresseur.

Nous ne sommes pas égaux face au stress

Tant qu'il s'agit d'une porte qui claque ou d'un danger qui surgit, nous fonctionnons à peu près tous de la même façon. Mais en dehors de ces cas extrêmes, notre façon d'appréhender l'adversité dépend aussi beaucoup de notre personnalité et de nos croyances. Ainsi, notre réactivité face à l'adversité est d'abord très variable : certains sont capables de se noyer dans un verre d'eau, et d'autres sont, pour ainsi dire, des animaux à sang froid très rarement dépassés par les événements.

De plus, nous n'avons pas la même appréhension des choses et ce qui peut être stressant pour une personne ne l'est pas nécessairement pour une autre. En face d'un serpent par exemple, certains seront complètement terrifiés et se sauveront pour mettre le plus de distance possible entre eux et la bête, d'autres resteront longuement à distance respectable afin d'observer l'animal, et d'autres encore voudront absolument l'attraper et le toucher.

Également, notre façon d'appréhender les choses dépend beaucoup de nos croyances : ainsi, certains penseront qu'avoir des relations sexuelles en dehors des liens sacrés du mariage est un crime menant directement au purgatoire et d'autres penseront qu'il est préférable de faire l'expérience avant pour éviter une éventuelle incompatibilité.

Enfin et surtout, nous verrons dans un prochain chapitre traitant du vécu et du ressenti que pour une même situation stressante, il y a, en fonction de chacun, beaucoup de façons différentes de vivre l'événement au plus profond de soi. C'est d'ailleurs très précisément ce que le Décodage cherche toujours à découvrir, le ressenti étant à l'origine du manifesté.

CHAPITRE VI

le Conflit Décortiqué

Afin mettre en évidence tout ce que j'ai déjà détaillé dans les chapitres précédents, je vous propose, avant d'aller plus loin, de décortiquer étape par étape l'histoire très représentative d'une personne que j'ai reçue dernièrement.

l'Histoire de Régine

Cette femme de cinquante-trois ans me consulte car, depuis deux ans environ, elle souffre très régulièrement de l'estomac à cause d'un excès de sécrétion gastrique. Vous avez raison de supposer que cette femme vit, au plus profond d'elle, un conflit genre *"je ne peux pas digérer le morceau"* d'une manière ou d'une autre, tout comme le Monsieur Diplomate, mais dans une moindre intensité.

Régine est une femme toute en rondeurs, elle est mariée depuis plus de trente ans à un très brave homme et elle a trois beaux enfants dont elle est très fière. Elle habite une jolie maison de village dont elle a hérité et que son mari a rénovée au fil des ans. La vie s'est écoulée très simplement depuis sa naissance, sans drame ni coup dur.

Sur le plan de sa personnalité, c'est une femme sympathique et avenante, elle se complique rarement la vie, elle est paisible et pacifique, elle est plutôt dynamique et optimiste de nature. Quant à l'éducation chrétienne reçue dans son enfance, cela lui a appris le respect de l'autre, la générosité, la compassion, le non-jugement et le pardon.

Sur le plan professionnel, Régine travaille depuis trente-cinq ans (*soit les deux tiers de sa vie)* dans une petite entreprise familiale où règne une très bonne ambiance. Elle y a été embauchée à dix-huit ans comme facturière juste après le baccalauréat. Puis elle est devenue, cinq ans plus tard, la secrétaire du fils du patron, et donc la secrétaire du patron lorsque le père fondateur de l'entreprise a pris sa retraite et transmis le flambeau à son fils.

À ce stade de l'histoire, le niveau de stress de cette femme est à son niveau habituel (*en normotonie*). Tout au plus Régine est-elle parfois contrariée par son mari qu'elle trouve un peu trop ronchon ou par de petites tracasseries de la vie quotidienne.

Mais un jour, son patron lui demande, sans plus de précision, de réunir tout le personnel. Au bord des larmes, il annonce à ses employés qu'il est obligé de mettre immédiatement la société en faillite et de licencier tout le monde dans les plus brefs délais. La conjoncture est devenue intenable et leur plus gros client qui doit beaucoup d'argent à l'entreprise est en cessation de paiement depuis la veille. Le patron a juste le temps de promettre à tous de faire son possible pour que chacun reçoive son dû et il s'effondre en larmes.

À cet instant, le niveau de stress de Régine fait un bond et son cerveau se met en pré-alerte pour le cas où il devrait intervenir. C'est un très gros choc pour elle, l'un des plus forts de sa vie. Elle savait que l'entreprise était confrontée à de graves difficultés et que ce client leur devait beaucoup d'argent, mais elle est néanmoins prise au dépourvu par cette nouvelle à laquelle elle ne s'attendait pas. Ce point est important : les événements qui ont le plus d'impact sont toujours ceux auxquels on ne s'attend pas. Dans le cas de cette femme, l'impact aurait été beaucoup moins intense si elle avait déjà su depuis des mois cette faillite inéluctable.

Bien que licenciée la dernière quelques semaines plus tard, Régine se retrouve un lundi matin en train de tourner en rond dans sa cuisine, complètement déstabilisée par cette soudaine inactivité, d'autant qu'elle n'a pour ainsi dire jamais manqué un seul jour de travail depuis trente-cinq ans : son niveau de stress monte d'un cran.

Le mardi matin, elle est dans les bureaux de l'Assurance Chômage où on lui explique précisément le montant et la durée des indemnités de chômage auxquelles elle à droit. Elle réalise alors que son foyer risque d'être en difficultés financières si elle ne retrouve pas très rapidement du travail : son niveau de stress monte d'un cran.

Le mercredi matin, elle découvre à l'Agence pour l'Emploi qu'il a peu d'embauche dans sa ville et surtout, qu'après cinquante ans, on ne vaut plus grand-chose sur le marché du travail : son niveau de stress monte d'un cran.

Le jeudi matin, elle apprend de sa caisse de retraite qu'elle est évidemment trop jeune pour prétendre à la retraite et qu'il n'y a pas non plus de possibilité de préretraite : son niveau de stress monte d'un cran.

Le vendredi matin, elle tourne de nouveau en rond dans sa cuisine et elle ressasse toutes les informations qu'elle a collectées les jours précédents : son niveau de stress monte d'un cran.

Mais à ce stade de l'histoire, rien n'est encore joué, et elle n'a toujours mal nulle part. Son niveau de stress est certes élevé, mais pas encore assez pour que son cerveau doive s'en mêler. Régine est contrariée, un peu inquiète, elle tourne en rond, mais elle reste néanmoins optimiste et prépare son plan d'action pour la semaine suivante : son niveau de stress baisse de plusieurs crans.

Dès le lundi suivant et toute la semaine, elle contacte l'ensemble de ses connaissances au cas où elles auraient entendu parler d'un emploi disponible. Puis elle se présente spontanément dans des entreprises où on la connaît, puis dans d'autres où on ne la connaît pas, puis elle épluche les petites annonces, etc. À la fin de la semaine, elle n'est plus aussi confiante et son niveau de stress est remonté de plusieurs crans. Mais cela ne l'empêche pas de rester résolument optimiste - c'est dans sa nature de l'être -, et de poursuivre ses recherches les semaines et les mois suivants.

Mais dans le même temps, Régine découvre petit à petit à quel point elle était attachée à cette entreprise à laquelle elle a consacré trente-cinq ans de sa vie. Elle réalise combien elle regrette son travail, ses collègues, l'ambiance, la dynamique quotidienne, etc., et combien tout cela lui manque. C'est finalement cela qui l'affecte le plus, au point de provoquer une lente et progressive augmentation de son niveau de stress les mois suivants.

Tant et si bien qu'environ six mois plus tard, elle commence à avoir de plus en plus souvent mal à l'estomac alors que cela ne lui était pratiquement jamais arrivé. Elle consulte son médecin deux mois plus tard, lequel diagnostique un excès de sécrétion gastrique. Cela nous permet d'en déduire :

1) Un niveau de stress trop élevé a été atteint et le cerveau archaïque de cette femme a pris les choses en main afin de l'aider à résoudre son problème.

Il y a d'abord une brusque élévation du niveau de stress à l'instant de l'annonce de la faillite. Dans la seconde, son cerveau se met en alerte maximum considérant qu'une élévation aussi brutale du niveau de stress sous-entend la présence d'un grand danger. Puis le niveau de stress de Régine se stabilise progressivement, et diminue au fur et à mesure qu'elle parvient à intégrer la nouvelle dans les minutes et les heures suivantes. Constatant cela, le cerveau en déduit que la situation n'est donc pas si grave et fait baisser d'un cran le niveau d'alerte.

Mais au cours des semaines et des mois suivants, le niveau de stress augmente à nouveau progressivement à cause de toutes ces difficultés auxquelles cette femme se trouve confrontée, et son cerveau en déduit qu'un danger rôde. Au bout de six mois, Régine étant manifestement impuissante face à cette adversité dont elle ignore tout, son cerveau a finalement estimé nécessaire d'intervenir afin de l'aider.

2) C'est manifestement une affaire de *"digestion du morceau"* puisque son cerveau n'aurait jamais choisi de mettre en œuvre cette augmentation de la sécrétion gastrique s'il était question d'autre chose.

Comme il le fait à chaque fois qu'il doit intervenir, le cerveau de Régine a d'abord analysé la nature profonde de sa difficulté, c'est-à-dire son ressenti viscéral, afin de savoir comment, au mieux, lui venir en aide. Dans ce cas, son cerveau a considéré son stress comme celui d'un individu ayant dans l'estomac un morceau alimentaire difficile à digérer, tout comme dans le cas du jeune loup ou du Monsieur diplomate.

Considérant la spécificité et le degré d'intensité de son stress, le cerveau de Régine a pris les dispositions nécessaires pour que l'estomac augmente légèrement sa fonction sécrétrice de suc gastrique pour faciliter la digestion du morceau. Dans ce cas, l'intensité du stress n'indiquait pas qu'il faille mettre en œuvre une réaction plus forte. Cela dit, c'est à partir de cet instant que le symptôme s'est manifesté. Pourquoi ? Tout simplement parce que Régine n'a absolument rien de concret dans l'estomac et les sucs gastriques n'ont donc rien à digérer. Son milieu stomacal est soudain beaucoup trop acide et l'estomac finit par être lui-même agressé par ce phénomène.

Alors, direz-vous, cette solution est manifestement imparfaite et le cerveau de cette femme est complètement idiot : il ne se rend même pas compte qu'elle n'a rien de particulier à digérer. Pourtant, Régine a bien un morceau très indigeste à digérer, mais un morceau symbolique. Néanmoins, le cerveau ne faisant pas de différence entre le réel, le symbolique, le virtuel et l'imaginaire, il gère ce morceau symbolique comme une réalité. Pourquoi ? Tout simplement parce que le ressenti viscéral est à chaque fois le même et que, seul, le ressenti est interprétable par le cerveau.

3) Cette femme n'a pas la moindre conscience d'avoir un morceau symbolique à digérer au plus profond d'elle : dans le cas contraire, son cerveau ne s'en serait pas mêlé.

En toute *bio-logique,* notre cerveau intervient seulement si nous n'agissons pas concrètement pour résoudre le problème à l'origine de notre stress, le plus souvent parce que nous n'avons pas la moindre conscience de ce que nous vivons au fond de nous. Dans le cas de Régine, elle est parfaitement consciente d'être très contrariée par cette situation, mais elle ne sait que ça et ignore donc l'essentiel. Reste maintenant à découvrir ce "morceau" symbolique que Régine ne parvient pas à digérer au point d'en avoir mal à l'estomac.

*
* *

Pour expliquer les maux d'estomac de Régine, il y a bien des hypothèses. On pourrait croire que le problème réside :

• dans cette accumulation de stress ? Il n'en est rien, et la suite de l'histoire va le démontrer très clairement.

• dans le fait qu'elle ne digère pas la situation dans sa globalité ? Il n'en est rien car cette femme est foncièrement positive.

• dans le fait qu'elle ne digère pas cette soudaine inactivité ? Il n'en est rien car, même si cette situation l'a un peu déstabilisée au début, elle a rapidement su réorganiser son quotidien et le remplir d'activités diverses qu'elle avait toujours regretté de ne pas avoir le temps de faire.

• dans le fait qu'elle ne digère pas d'être soudain en difficulté financière ? Il n'en est rien car, même si cela rend nécessaire quelques coupes budgétaires, elle a vite réalisé que la situation n'est pas dramatique : son mari est fonctionnaire, il a un traitement convenable, ils n'ont pas d'emprunt à rembourser et les enfants sont grands et autonomes.

• dans le fait qu'elle ne digère pas d'être au chômage et de ne pas retrouver de travail ? Il n'en est rien puisque, dans l'idéal, cette femme aurait même été ravie de pouvoir être mise en préretraite. De plus, son symptôme restera très actif même après avoir retrouvé du travail.

• dans le fait qu'elle ne digère pas cette mise au rancard à cause de son âge ? Il n'en est rien car il n'est pas dans sa nature de douter de sa valeur. Elle est même prête à penser qu'il faut laisser la place aux jeunes.

On aurait pu croire tout cela, mais un élément de l'histoire va très clairement démontrer que le problème est ailleurs. En effet, quelques mois après son licenciement, Régine retrouve enfin du travail grâce à son ex-patron : la secrétaire d'un de ses amis tombe gravement malade et il recommande chaudement son ancienne secrétaire pour la remplacer. Malgré cela, alors que tous ses problèmes semblent résolus, Régine continue néanmoins à avoir très fréquemment mal à l'estomac et même encore plus qu'avant.

Pourquoi cette aggravation ? Parce que ce nouvel emploi la confronte davantage à la plus douloureuse conséquence de son licenciement : être privée de ce qui a tellement rempli sa vie pendant trente-cinq ans. Régine est profondément nostalgique de son ancienne entreprise, de ses collègues de travail, de l'ambiance "maison", et c'est ce point très précis qui, finalement, l'affecte le plus. Mais ce n'est toujours pas cela le "morceau" indigeste qui lui reste sur l'estomac : il n'est pas au niveau des conséquences de ce licenciement, mais plutôt au niveau de ses causes.

*
* *

En effet, le "morceau" que Régine ne peut pas digérer, ce qui lui reste en travers de l'estomac, ce sont les causes de la faillite, c'est-à-dire son patron : elle le considère comme l'unique responsable de cette catastrophe et donc de toutes ses conséquences. Mais pour un ensemble de raisons, Régine ne peut pas voir clairement cette réalité car elle est complètement aveuglée par quelques ambivalences qui l'empêchent d'avoir pleinement conscience de son immense ressentiment vis-à-vis de son ex-patron.

Régine a donc été pendant trente ans la secrétaire de son patron. L'ayant côtoyé pendant aussi longtemps, elle le connaît par cœur : elle l'a vu évoluer et sait presque tout de sa vie et de son mode de fonctionnement. Et au bout de trente ans, cette femme a pour cet homme le plus grand respect et même beaucoup d'amitié. Elle le sait être un honnête homme, un employeur humain, un mari respectueux, un père responsable, un ami fidèle et un citoyen responsable.

Aussi, Régine a été très profondément bouleversée de voir cet homme fondre en larmes au moment où il a annoncé devoir mettre l'entreprise en faillite. Elle sait aussi qu'il a même hypothéqué une grosse partie de son patrimoine afin de pouvoir indemniser son personnel. Enfin, elle sait qu'il a fait un grave infarctus quelques semaines après la fermeture de l'entreprise, ce qu'elle pense être une conséquence directe de ce drame.

Mais alors où est le problème ? Il réside dans le fait que Régine considère aussi cet homme comme le pire des gestionnaires : elle le rend totalement responsable de cette catastrophe. Elle l'a vu faire erreur sur erreur, prendre des décisions imbéciles, faire des choix irresponsables, sans tenir le moindre compte des très nombreuses mises en garde de ses collaborateurs. Et tout cela, précisément, elle ne peut pas le digérer.

Ainsi, Régine ne parvient pas à être pleinement consciente de son immense ressentiment vis-à-vis de son patron car cette pensée est systématiquement annulée par d'autres considérations antagonistes. Quand elle parvient à la conclusion que son patron est l'unique responsable de cette catastrophe et commence à lui tenir rigueur d'avoir détruit ce à quoi elle tenait tellement, elle se retrouve immédiatement confrontée à son amitié pour lui, confrontée à sa philosophie de la vie et à ses principes moraux. Tout cela l'empêche d'aller plus loin dans sa réflexion et donc de réaliser objectivement combien elle lui en veut.

Elle se rappelle immédiatement tout le bien qu'elle pense de lui et conclut à chaque fois que tout cela a finalement plus de valeur que les reproches qu'elle peut lui faire. Elle considère également, avec beaucoup de compassion, que son patron est finalement bien plus affecté par cette faillite qu'elle ne le sera jamais et qu'il l'a payée au prix fort. Enfin, comme je vous l'ai dit, cette femme a reçu une éducation chrétienne dont elle a gardé quelques beaux principes, tels que le non-jugement et le pardon, ce qu'elle applique à la lettre dans la situation présente.

À noter : j'appelle cela la "Tchernobylisation" du conflit, c'est-à-dire la mise sous cloche d'un problème impossible à gérer pour une raison ou pour une autre et qui, par conséquence, est tenu en dehors de la conscience. Cette expression fait référence aux 200 tonnes de matière hautement radioactives de la centrale de Tchernobyl qu'on a recouvertes d'un sarcophage de béton et d'acier pour qu'elles ne se dispersent pas, cela n'empêchant pas pour autant qu'elles soient toujours présentes et toujours très actives.

Voilà l'origine du conflit de *"je ne peux pas digérer le morceau"* que cette femme vivait au plus profond d'elle depuis deux ans sans même s'en rendre compte, à savoir cette sorte d'interdiction d'avoir du ressentiment vis-à-vis de son patron alors même qu'elle lui en voulait tellement. Mais, l'ignorant, elle n'a pas pu gérer sa difficulté en conscience et son ressentiment a continué à fermenter. Son niveau de stress a grimpé progressivement, jusqu'à ce que son cerveau intervienne pour l'aider à digérer ce morceau.

Quant à la cause profonde de ce symptôme, elle réside finalement dans ce regrettable malentendu survenu entre cette femme et son cerveau archaïque, ce dernier ayant cru que le morceau indigeste était une réalité alors qu'il était parfaitement symbolique. Pourquoi ? Tout simplement parce que le ressenti archaïque d'une personne qui a un morceau alimentaire indigeste dans l'estomac et le ressenti d'une personne qui ressasse un ressentiment dans cette tonalité sont strictement identiques.

* * *

Régine a résolu ce conflit intérieur dès l'instant où elle a pris conscience de son existence, tout simplement. En tout cas, depuis le jour de cette consultation, elle n'a plus jamais eu mal à l'estomac, non pas qu'elle n'ait plus de ressentiment vis-à-vis de son ex-patron, mais plutôt parce qu'elle sait maintenant en avoir et qu'elle se l'autorise quand cette pensée se présente, soit un peu chaque jour lorsqu'elle regrette son ancien travail.

Comment est-ce possible ? Dès l'instant de la prise de conscience, le cerveau de Régine a considéré le problème comme n'étant plus de son ressort puisqu'elle s'en occupait enfin "concrètement". Il a donc immédiatement annulé le programme de sur-digestion puisque, de fait, le morceau indigeste avait disparu. C'est ainsi que tout est redevenu normal.

Quant à mon rôle dans cette histoire, il a seulement consisté à découvrir les raisons profondes qui obligeaient la biologie de Régine à réagir de la sorte et à les lui expliquer. Ce qui m'a aidé à les comprendre est fort simple : elle a tout de suite été au bord des larmes lorsqu'elle m'a parlé de son ancien travail et immédiatement très virulente dès qu'elle m'a parlé de la responsabilité de son ex-patron dans cette faillite.

Pour ce qui est de la "thérapie", tout au plus y ai-je consacré quelques instants, juste le temps d'expliquer à Régine qu'il n'est pas incompatible ni interdit d'avoir en même temps beaucoup d'amour, de respect et de compassion pour quelqu'un, et aussi "quelques" ressentiments à son égard.

En tout cas, la somatisation de Régine n'était pas la conséquence de ce qu'elle pensait "officiellement", mais bien au contraire de ce qu'elle ne se donnait pas le droit de penser... Pire encore, c'est justement à cause de sa pensée consciente "aveuglante" qu'elle n'a pas pu accéder à son ressenti viscéral inconscient.

CHAPITRE VII

l'Évolution Adaptative

Je vous propose d'aborder maintenant quelques sujets un peu plus scientifiques pour mieux comprendre la façon dont nous fonctionnons au plus profond de nous et, par conséquent, pour comprendre nos difficultés, nos comportements ou nos maladies. Je vous rappellerai d'abord, très succinctement, les grandes étapes du chemin parcouru par notre lignée depuis l'apparition de la vie sur Terre il y a environ 3,85 milliards d'années puisque, de mon point de vue, il est toujours bon de savoir d'où l'on vient pour savoir qui l'on est.

Ensuite, pour comprendre comment nous sommes passés du stade d'organisme unicellulaire à celui d'*Homo sapiens*, je vous expliquerai les grandes lois de l'évolution auxquelles nous devons d'être ce que nous sommes aujourd'hui. Sans cette compréhension, le Décodage Biologique ne serait alors rien d'autre qu'une science occulte et fumeuse, et tous les Décodeurs de parfaits charlatans.

Mais avant de préciser tout cela, je peux déjà vous révéler le grand secret du vivant : c'est l'ADAPTATION. En effet, le but de la vie étant de transmettre la vie, les individus (*et les espèces par conséquent*) se sont consacrés tout au long de l'évolution à survivre face à l'adversité - plus scientifiquement nommée la PRESSION DU MILIEU - en sachant s'adapter au fur et à mesure en fonction du milieu et de ses transformations successives au fil du temps.

Or, ce qui est valable pour l'ensemble l'étant aussi pour le particulier, il faut comprendre que nous sommes aussi, individuellement, gouvernés par cette même obligation de nous adapter - avec ou sans conscience - face à l'adversité par tous les moyens possibles, y compris par ce que nous appelons la maladie quand il n'y a pas d'autre solution.

Qu'il s'agisse de l'évolution adaptative de certains hominidés d'Afrique devenus bipèdes en quelques millions d'années afin de survivre dans une végétation type savane. Qu'il s'agisse de l'évolution adaptative du bec du pinson des Galápagos qui s'est renforcé en quelques générations pour s'adapter à une modification de la ressource alimentaire causée par la sécheresse. Ou qu'il s'agisse de l'évolution adaptative de la glycémie de la Demoiselle victime de harcèlement qui s'est modifiée en quelques semaines pour lui permettre de faire face à son agresseur. Tout cela est, finalement, la conséquence d'un seul et même grand principe naturel : survivre en s'adaptant à la pression du milieu.

Individuellement, cette adversité nécessitant notre évolution adaptative peut être située dans notre histoire, mais elle est aussi, bien souvent, située dans notre *"pré-histoire"*, pendant notre vie intra-utérine ou dans l'histoire de nos parents, de nos grands-parents et de nos ascendants en général. C'est précisément le cas pour le petit garçon qui ne grandit plus, pour la jeune femme qui ne peut pas avoir d'enfant, et pour Paula : à chaque fois, le manifesté est la meilleure adaptation possible à une situation critique survenue bien avant leur naissance.

Du Big Bang à l'Homme Moderne

Cette incroyable histoire commence il y a environ 15 milliards d'années à l'occasion d'un Big Bang puis se poursuit par la naissance de notre système solaire 10 milliards d'années plus tard. La Terre se forme, quant à elle, vers 4,6 milliards d'années par l'accrétion d'un ensemble d'astéroïdes. Mais rien n'aurait été possible sans le refroidissement en surface de cette masse en fusion grâce à la mer primitive créée par le déluge initial il y a 4 milliards d'années.

3,85 milliards d'années : premières manifestations de la vie sous forme de cyanobactéries, des micro-organismes unicellulaires sans noyau. Ces organismes anaérobies existent encore aujourd'hui dans divers milieux, le plus souvent extrêmes, y compris dans notre tube digestif (*soit un milieu très acide*) où ils participent activement au processus de digestion.

C'est grâce à ces créatures que l'atmosphère terrestre est devenue respirable. En effet, les cyanobactéries utilisent la lumière comme source d'énergie et rejettent de l'oxygène. Néanmoins, il leur a fallu presque deux milliards d'années pour réussir ce miracle.

1,8 milliards d'années : premiers indices de vie aérobie : les eucaryotes. Ce sont des micro-organismes unicellulaires qui disposent d'un noyau contenant le matériel génétique. C'est l'oxygénation de l'atmosphère terrestre qui permet cette évolution. Durant cette période, certaines de ces créatures unicellulaires évoluent jusqu'à mesurer plusieurs centimètres de diamètre.

1 milliard d'années : apparition des premiers organismes pluricellulaires par le groupement, l'organisation et la coopération de différentes cellules spécialisées pour constituer un organisme complexe. Nous concernant, ce sont quelques 10^{13} cellules qui coopèrent admirablement pour nous permettre d'exister.

C'est aussi à cette époque qu'apparaît la notion de reproduction sexuée biparentale impliquant deux individus de sexe différent. Ce mode de reproduction est un très grand facteur d'évolution par la sélection naturelle. En effet, au sein d'une même espèce - *et donc dans une même niche écologique où tous les individus recherchent les mêmes ressources* - ce sont les meilleurs qui survivent et donc se reproduisent et transmettent leurs gènes. Ainsi les meilleurs engendrent les meilleurs en termes d'adaptation et d'évolution.

Un milliard d'années plus tard, on peut finalement en conclure que nous sommes tous de vrais champions puisque nous sommes le fruit de cette impitoyable sélection : nous sommes les meilleurs issus des meilleurs. J'en profite pour suggérer un instant de réflexion à celles et ceux qui douteraient de leur valeur : cela pourrait être très thérapeutique pour eux.

Ainsi, notre principal conflit archaïque, à savoir le *"conflit de performance"*, est finalement la conséquence directe de cette nécessité d'être toujours "au top" pour survivre assez longtemps et avoir une chance de transmettre ses gènes. Nous verrons cela en détail dans un prochain chapitre.

700 millions d'années : apparition des métazoaires, soit le début de l'animalité. Jusqu'à ce stade de l'évolution, il n'y a pas encore de distinction entre l'animal et le végétal. À noter : selon le dictionnaire, ce qui caractérise l'animal, c'est *"d'être animé de l'intérieur, d'être doué de sensation et d'être capable de mouvements volontaires"*.

La grande "nouveauté" de cette période est que l'on commence à s'entredévorer. De ce fait, les espèces doivent s'adapter au mieux pour échapper à leurs prédateurs, et les individus doivent être très performants pour survivre.

De nombreuses lignées apparaissent à ce moment-là, sans qu'on sache précisément dater leur l'apparition ni définir leur origine. En voici quelques unes parmi d'autres :

- **les porifères** : l'espèce la plus représentative de ce groupe est l'éponge. On en distingue trois formes, dont l'éponge siliceuse (*avec laquelle nous bichonnons nos bébés*) et l'éponge calcaire avec laquelle il semble que nous partagions un ancêtre commun.

D'ailleurs, nous avons un organe - le rein -, dont le fonctionnement est finalement très proche de celui de l'éponge. En effet, l'éponge se nourrit de particules en suspension dans la mer : elle "aspire" de l'eau, la filtre pour capter ces éléments nutritifs, puis la "recrache". Quant au rein, sa fonction principale est de filtrer le sang pour le purifier : il "aspire" le sang, le filtre pour capter les éléments indésirables, puis le remet en circulation.

Même si elle n'est pas très scientifique, j'ai l'intime conviction que notre système rénal est un "recyclage" de cette structure de filtration primitive que Dame Nature a réutilisé des centaines de millions d'années plus tard pour purifier le sang. D'ailleurs, pour la Médecine Chinoise, le rein est considéré comme le centre de l'énergie ancestrale.

Pourquoi vous raconter cela ? Parce qu'une pathologie rénale peut être, dans certains cas (*et donc pas toujours*), la conséquence d'un des conflits parmi les plus archaïques qui soient : le *"conflit d'anéantissement"*. C'est ce que peut vivre une éponge jetée sur la plage par la tempête ou découverte à marée basse, ou encore une personne confrontée à une catastrophe qu'elle pense, au plus profond d'elle, ne pas pouvoir surmonter.

- **les cnidaires** : ils peuvent être fixes comme le corail ou l'anémone de mer, ou mobiles comme la méduse. La notion de protection individuelle apparaît à cette époque, soit sous forme de concrétions minérales protectrices, soit sous forme de sécrétions urticantes ou toxiques permettant à l'individu de faire fuir ses prédateurs.

D'ailleurs, nos glandes sudoripares (*qui sécrètent la sueur*) et galactogènes (*qui sécrètent le lait maternel*) sont probablement un "recyclage" des glandes productrices de substances répulsives. Pourquoi le préciser ? Parce que, dans certains cas (*et donc pas toujours*), une pathologie du sein ou de la peau peut être la conséquence d'un conflit très archaïque : le *"conflit de répulsion"*. Cela peut concerner une personne confrontée à un adversaire (*réel ou symbolique*) trop fort pour être combattu et qu'elle voudrait faire fuir.

• **les arthropodes** (littéralement *"pieds articulés"*) : ces créatures sont particulièrement évoluées, tant et si bien qu'elles régneront en maître à plusieurs reprises. Ce sont les premiers animaux réellement mobiles et de redoutables prédateurs. Les arthropodes ne sont pas dans notre lignée (*ce sont de très lointains cousins*) mais ils sont à l'origine de celles des crustacés et des insectes.

• **les deutérostomiens** (littéralement *"dont l'anus se forme avant la bouche"*) : on trouve dans ce groupe beaucoup de créatures vermiformes, mais aussi l'oursin, l'étoile de mer, etc. Notez que, selon la classification en vigueur, l'*Homo sapiens* est un deutérostomien.

550 à 520 millions d'années : cette période, très courte sur l'échelle du temps, se caractérise par ce qu'on nomme "l'explosion du Cambrien". À cet instant de l'évolution apparaissent de nombreuses lignées, et plus particulièrement la nôtre : les vertébrés. C'est une évolution majeure puisqu'elle nous vaut d'avoir un squelette interne. On pense que notre lignée est une évolution de celle des premiers deutérostomiens.

Notre plus ancien ascendant connu a été baptisé Pikaïa, une petite bestiole d'à peine quelques centimètres de long. Le plus miraculeux de l'histoire est que cet ancêtre est parvenu à survivre dans un environnement très hostile dominé à l'époque par les arthropodes et les mollusques, soit de redoutables prédateurs.

L'étape suivante pour notre lignée est l'émergence des poissons dont nous descendons. Ils sont à l'origine pourvus d'un squelette cartilagineux (*tout comme le requin et la raie aujourd'hui*). Il semble que nos disques intervertébraux soient un vestige de leur colonne vertébrale primitive.

435 millions d'années : première grande extinction de masse connue. Elle est probablement due à une longue période de glaciation et à la baisse du niveau des océans, mais on en ignore la cause première. Quelque 85% des espèces disparaissent à ce moment-là.

On dénombre cinq grandes extinctions de masse ayant entraîné la disparition d'un très grand nombre d'espèces animales et/ou végétales et vingt-quatre autres "crises" majeures. La cause première est souvent une forte activité volcanique ou l'impact d'un astéroïde : cela projette d'énormes quantités de cendres et/ou de débris dans l'atmosphère, ce qui empêche les rayons du soleil d'atteindre la terre. S'en suit une modification du climat, du niveau des océans et/ou du taux d'oxygénation de la planète, puis des écosystèmes et de toute la chaîne alimentaire.

Dans d'autres cas, la crise est provoquée par des bouleversements de la mécanique céleste telle que la modification de l'axe de la rotation de la terre par rapport au soleil. Dans d'autres cas enfin, c'est la simultanéité de plusieurs facteurs qui provoque la crise.

Cela dit, toutes ces crises sont l'occasion de très grandes évolutions du vivant. À chaque fois, ce sont les lignées survivantes les mieux adaptées à cette transformation du milieu qui ont l'opportunité de reconquérir la planète.

De très nombreuses "crisettes" sont survenues tout au long de l'histoire suite à des éruptions volcaniques et leurs conséquences. Ainsi, la Révolution Française de 1789 semble être la conséquence d'une éruption volcanique majeure survenue le 8 juin 1783 en Islande. S'en est suivi un bouleversement climatique important et une baisse de la production agricole en Europe les années suivantes. Cela a provoqué la disette, beaucoup de misère, des émeutes, et finalement la Révolution.

Mais la plus grosse crise de l'histoire récente est survenue en l'an 535 de notre ère suite à une éruption du Krakatoa en Indonésie. Les conséquences ont été planétaires. Cela semble avoir provoqué la chute finale de l'Empire Romain, la disparition de grandes civilisations d'Amérique centrale, etc. Mais cette crise a aussi permis l'émergence d'autres sociétés (*par exemple en Asie centrale*) car mieux adaptées que d'autres pour faire face à cette variation climatique.

Enfin, il semble que l'*Homo sapiens* a failli disparaître il y a environ 70.000 ans, probablement à la suite d'une éruption volcanique majeure survenue en Amérique du Nord (*l'actuel Yellowstone*). Nous y reviendrons plus tard.

430 millions d'années : conquête de la terre ferme par le végétal, cela contribuant à générer davantage d'oxygène et donc à rendre l'atmosphère terrestre un peu plus "respirable".

395 millions d'années : conquête de la terre ferme par les insectes grâce à la profusion de nourriture végétale. Les insectes sont donc les tous premiers animaux terrestres.

370 millions d'années : apparition des "pattes" dans notre lignée suite à l'évolution des nageoires de certains poissons vivant sur les fonds marins, ces membres leur permettant de se déplacer plus efficacement. Cette évolution permettra la conquête de la terre ferme par notre lignée 20 millions d'années plus tard.

365 millions d'années : 2e grande extinction de masse induite par une conjonction de causes (*réchauffement planétaire, diminution du niveau d'oxygénation, etc.*). La cause première est peut-être l'impact d'un astéroïde au niveau de la Suède actuelle. Cette crise provoque la disparition de 75% des espèces marines.

350 millions d'années : conquête de la terre ferme par les vertébrés, principalement par les amphibiens tétrapodes (*à quatre pattes*). Elle est d'abord rendue possible grâce à la profusion d'insectes mais surtout par "l'invention" de la respiration pulmonaire, le poumon étant une évolution de l'œsophage originel.

Ces amphibiens restent néanmoins très dépendants du milieu aquatique pour la reproduction et pour leur survie puisqu'ils naissent dans l'eau avant de devenir terrestres. De plus, leur peau "humide" ne leur permet pas de s'éloigner trop longtemps du milieu aquatique. D'ailleurs certaines de nos pathologies dermatologiques sont très certainement de vieilles solutions *bio-logiques* héritées de cette époque où il fallait se protéger du soleil.

350 millions d'années : apparition des reptiles suite à l'évolution de certains amphibiens. La différence fondamentale entre les deux est que la peau écailleuse du reptile est sèche et donc moins sensible à la déshydratation. Cela permettra au reptile de s'émanciper du milieu aquatique. Ces premiers reptiles sont nos ascendants directs.

330 millions d'années : apparition de l'œuf cléidoïque, c'est-à-dire de l'œuf clos entouré d'une coquille souple ou dure. Cette évolution permet à la vie terrestre de se libérer complètement du milieu aquatique : grâce à cette coquille, l'œuf ne se dessèche pas à l'air libre. De plus, l'œuf est fécondé à l'intérieur de la femelle, ce qui lui permet de sélectionner le mâle. Quelque 180 millions d'années plus tard, une évolution de ce mode de reproduction permettra la viviparité qui caractérise les mammif.

320 millions d'années : apparition des premiers animaux à sang chaud. L'homéothermie permet de stabiliser en interne la température corporelle et donc d'être moins dépendant des variations de température dues à l'environnement climatique.

Deux sous-groupes reptiliens apparaissent à cette période : l'un donnera les reptiles et les dinosaures (*soit des animaux à sang froid*), et l'autre donnera les reptiles mammaliens, ancêtres des mammifères, ainsi que les oiseaux (*soit des animaux à sang chaud*).

252 millions d'années : 3e grande extinction de masse, la plus importante de toutes. Elle provoque la disparition de 95% des espèces tant animales que végétales (*on a vraiment eu très chaud !*). Elle est probablement due à une éruption volcanique majeure de très longue durée au niveau de la Sibérie actuelle, elle-même peut-être provoquée par l'impact d'un astéroïde qui aurait fracturé l'écorce terrestre. S'en est suivie, sur une période de 80.000 ans, une succession de réactions en chaîne, la principale étant une baisse considérable du taux d'oxygène présent dans l'atmosphère.

245 millions d'années : émergence des dinosaures dans une incroyable diversité. Certains sont très petits et d'autres gigantesques, ils sont terrestres ou aériens, herbivores ou carnivores, etc. Les dinosaures ont probablement conquis la planète à cette époque car mieux adaptés à la diminution du taux d'oxygène induite par la crise précédente.

225 millions d'années : 4e grande extinction de masse due à un fort réchauffement planétaire sur une très longue période (*plusieurs millions d'années*). La cause première est encore inconnue. 75% des espèces disparaissent à ce moment-là.

210 millions d'années : émergence des premiers mammifères (*littéralement "qui porte des mamelles"*), une évolution de certains reptiles mammaliens à sang chaud. Au début, ils sont petits, vifs et nocturnes, et ils ont une existence plutôt souterraine tout comme beaucoup de rongeurs et d'insectivores actuels. De ce fait, ils survivront au milieu des dinosaures et ne disparaîtront pas à l'occasion de la 5e extinction de masse.

Les premiers mammifères pondent des œufs, tout comme le fait encore l'ornithorynque d'Australie. Ils n'ont pas encore de mamelles à proprement parler, mais ils allaitent néanmoins leurs petits avec du lait qui perle de la peau sur certaines zones du corps.

L'allaitement est une "invention" majeure car il augmente considérablement les chances de survie des petits : ils ont à volonté la meilleure nourriture possible sans devoir la chercher. De plus, les petits restent de ce fait sous la protection de la mère le temps nécessaire à leur développement. Enfin, ils peuvent, pendant cette période, apprendre beaucoup de choses indispensables à leur survie en prenant modèle sur leur mère.

180 millions d'années : émergence des oiseaux, une évolution de certains dinosaures terrestres (*et non pas aériens*). C'est principalement "l'invention" de la plume qui permet cette évolution.

150 millions d'années : émergence de la viviparité, un autre mode de procréation qui permet aux femelles de la classe des mammifères placentaires de porter leur progéniture jusqu'au bout du développement embryonnaire. Chez les mammifères marsupiaux (*tel le kangourou),* le développement intra-utérin est partiel, l'embryon achevant son développement dans la poche ventrale de la mère où se trouvent les mamelles.

65 millions d'années : 5e grande extinction de masse, peut-être due aux conséquences de l'impact d'un gros astéroïde au niveau de l'Amérique centrale, mais plus probablement à une très forte activité volcanique au niveau du sous-continent indien. Cela semble avoir été fatal à 70% des espèces, principalement aux dinosaures qui disparaissent à ce moment-là, cette disparition laissant le champ libre aux mammifères.

55 millions d'années : émergence des premiers primates, soit des mammifères placentaires à dentition complète et à main préhensile. Cet ordre comprend les lémuriens, les tarsiens, les simiens et les hominiens dont nous descendons.

La grande évolution ayant permis aux primates d'émerger est le déplacement progressif des orbites oculaires sur le devant du crâne. L'avantage est considérable car la vision devient alors tridimensionnelle et permet une meilleure évaluation des distances indispensable pour se déplacer d'arbre en arbre. L'autre avantage de cette évolution est la vision tri-chromique qui permet de distinguer la couleur rouge, celle des fruits les plus mûrs et donc les plus nourrissants.

35 millions d'années : émergence des premiers singes. On peut symboliquement considérer cet instant de l'évolution comme notre date de naissance.

25 millions d'années : émergence des premiers hominoïdes, soit des grands singes sans queue tels que gibbons, gorilles, orangs-outans et chimpanzés, ce dernier étant notre cousin le plus proche. Notre génome et celui du chimpanzé bonobo sont identiques à 98,7%.

15 à 10 millions d'années : émergence des hominidés, la datation de la divergence entre les grands singes et les hominidés n'étant pas précisément définie. Parmi d'autres hypothèses, la plus probable est qu'elle s'est produite il y a environ dix millions d'années. Elle serait due à la modification du climat de l'Afrique de l'Est suite à l'émergence d'une chaîne de montagnes orientée nord-sud qui bloque la circulation des nuages venus de l'Atlantique.

De ce fait, l'Afrique de l'Est reçoit beaucoup moins de pluie et la forêt équatoriale dans cette zone disparaît pour laisser la place à une végétation type savane. Les chimpanzés vivant dans la forêt équatoriale à l'ouest de cette chaîne de montagnes resteront des chimpanzés, et ceux vivant dans la savane à l'est évolueront vers l'humanité. L'Afrique orientale est, sans conteste, le berceau de l'humanité : toutes les évolutions successives nous permettant d'être ce que nous sommes aujourd'hui y ont vu le jour.

7 millions d'années : premiers signes de bipédie découverts en 2001 dans le désert du Tchad. L'individu retrouvé a été baptisé Toumaï et il a détrôné la très célèbre australopithèque Lucy vieille de 3,5 millions d'années. Cette évolution est, une fois de plus, la conséquence d'une transformation du milieu, la station debout devenant, pour plusieurs raisons, une nécessité pour survivre dans cet environnement type savane.

En effet, le chimpanzé vit dans la forêt équatoriale au milieu des arbres sur lesquels il trouve une partie de sa nourriture et surtout le salut s'il est attaqué par ses prédateurs. Il est alors "préférable" de disposer de quatre mains pour s'agripper aux branches. De plus, la position ramassée sur lui-même du chimpanzé quand il se déplace au niveau du sol est parfaitement adaptée à ce type de végétation. Par contre, vivre dans la savane où il y a peu ou pas d'arbre, (*et donc moins de nourriture au même endroit*), oblige à se déplacer davantage pour trouver sa ration journalière. Aussi, les points d'eau sont plus rares et il faut parcourir de plus grandes distances pour y accéder.

Vivre dans la savane oblige également à avoir d'autres stratégies de défense. Il faut voir venir le danger de loin par-dessus les hautes herbes, fuir rapidement si besoin et avoir les mains libres pour brandir un bâton ou jeter des pierres. C'est dans ce contexte et pour toutes ces raisons que la bipédie s'est imposée comme une solution gagnante et que l'humanité est née. En se mettant debout, l'individu a enfin les mains complètement libres et il peut devenir un *Homo faber*, c'est-à-dire un homme qui fait.

De plus, exister dans un tel environnement beaucoup plus hostile que la forêt équatoriale a "nécessité" l'évolution du cerveau qui augmente progressivement de volume. En effet, les premiers hominidés sont des créatures très vulnérables, plutôt petites, pas très rapides et sans défense (*et donc peu dangereuses*), soit autant de handicaps faisant d'elles des proies faciles pour leurs prédateurs. La seule solution pour survivre dans un tel contexte est d'être le plus "intelligent" possible pour trouver les meilleures solutions. C'est donc surtout grâce à l'augmentation de ses capacités cérébrales que l'homme a pu le devenir.

2,5 millions d'années : émergence de l'*Homo*, c'est-à-dire de l'Homme. Ce qui le différencie de l'hominidé est sa capacité à fabriquer des outils (*et donc des armes*). Il porte divers petits noms charmants ; il est dit *habilis, erectus, ergaster, neanderthalensis*, etc. Mais notre arbre généalogique n'est pas encore très clair depuis la divergence de notre lignée et les spécialistes ont des avis divergents pour dire si tel ou tel *Homo* est notre ancêtre direct ou un collatéral.

Ces différents hominidés ont pour la plupart beaucoup voyagé puisqu'ils ont peuplé l'Afrique, le Moyen-Orient, l'Europe et l'Asie par vagues successives. Par contre l'Australie et les Amériques seront "découvertes" par l'*Homo sapiens* plus tardivement. C'est à la fin de cette période (*vers 500.000 ans*) qu'apparaissent les premiers signes de domestication du feu. Il permet, certes, de cuire les aliments ou de se chauffer, mais il permet surtout de se protéger des animaux sauvages.

200.000 ans : émergence de l'Homme moderne, de l'*Homo sapiens,* de celui qui sait. Il est, lui aussi, originaire d'Afrique et il va, à partir de là, conquérir tous les continents et tous les milieux, jusqu'aux plus extrêmes. Son histoire est tout à fait passionnante pour beaucoup de raisons, la première étant que nous sommes donc le fruit de cette incroyable évolution.

Aussi, il semblerait que nous ayons failli disparaître très dernièrement, il y a environ 70.000 ans selon certains, à cause d'une énième crise écologique provoquée par une forte activité volcanique en Amérique du Nord. En effet, des études génétiques tendent à démontrer que nous serions tous les descendants d'un très petit nombre d'individus survivants, à peine 2000 (je dis bien deux mille).

Ces quelques survivants sont probablement originaires d'Afrique australe, ce qui correspond aujourd'hui à l'Afrique du Sud, la Namibie et le Botswana. C'est d'ailleurs dans ce dernier pays que vivent les Bushmen, un peuple considéré par certains comme étant celui de nos origines. On peut alors imaginer que leur mode de vie actuel est très proche de celui qui fut le nôtre il y a des dizaines de milliers d'années.

L'*Homo sapiens* va ensuite partir à la conquête de la planète "*pedibus cum jambis*" : il arrive en Australie il y a environ 55.000 ans (*en suivant les côtes via l'Inde et l'Indonésie*), en Europe vers 40.000 ans (*via l'Asie Centrale semble-t-il*) et enfin aux Amériques vers 35.000 ans (*via la Sibérie et le Détroit de Béring*).

L'Homme moderne a donc été le premier hominidé à peupler l'Australie et les Amériques. Mais dans d'autres cas, il va retrouver quelques lointains cousins venus d'Afrique à l'occasion de précédents flux migratoires. En arrivant en Europe par exemple, il va rencontrer l'Homme de Neandertal. Ils vont cohabiter quelque temps jusqu'à la disparition de ce dernier il y a environ 30.000 ans (*seulement*).

Parmi toutes les inventions de l'Homme moderne, deux sont absolument capitales puisqu'elles sont à l'origine de notre civilisation. Elles sont toutes deux en rapport avec l'une des principales préoccupations des êtres vivants : se nourrir.

La première est la domestication de certains animaux sauvages (*15.000 ans pour le chien, 10.000 pour la chèvre et le mouton, 9.000 pour le bœuf, 8.000 pour le porc, 5.000 pour le cheval, etc.*). Néanmoins, certains vestiges archéologiques beaucoup plus anciens montrent que le loup a parfois été apprivoisé par l'homme, bien avant d'être domestiqué et devenir notre chien actuel.

La deuxième grande invention est l'agriculture organisée et, par conséquent, la sédentarisation qui s'ensuit. Cela s'est produit en Mésopotamie (*l'Irak actuelle*) il y a environ 9.000 ans. À partir de là, l'humanité moderne s'organise rapidement : les premières villes se construisent, impliquant une organisation sociale, une administration centrale, l'invention de l'écriture, etc.

Mais la plus grande force de l'*Homo sapiens* ne réside pas dans son incroyable connaissance, mais plutôt dans ce qui lui permet de la transmettre et de l'acquérir : la parole. En effet, si l'émergence des primates est due au déplacement des orbites oculaires vers le devant du crâne, l'émergence de l'*Homo sapiens* est due au déplacement vers le bas de l'organe de la phonation, à savoir le larynx. Cette évolution nous vaut d'avoir une capacité de communication unique dans le règne animal et d'être devenus aussi savants. J'en reparlerai plus tard.

Quelques Constats

Avant d'aller plus loin, je vous propose de faire quelques constatations :

1) Le moins qu'on puisse en dire est que l'histoire est longue et fabuleuse puisqu'il nous a fallu quelque 3.850.000.000 ans pour l'écrire. Je me dis souvent qu'elle tient du miracle tellement nous devons d'être ce que nous sommes à d'incroyables concours de circonstances. Un seul chiffre pour le démontrer : on estime à seulement 1% le nombre de lignées ayant existé sur terre à un moment ou à un autre qui ont survécu jusqu'à aujourd'hui.

2) Nous sommes depuis peu différenciés du végétal, "seulement" 700 millions d'années environ, soit moins d'un cinquième de l'histoire du vivant. En outre, nous avons quitté le milieu aquatique très récemment, depuis "seulement" 350 millions d'années environ, soit un dixième notre l'histoire.

3) Bien qu'il soit scientifiquement très incorrect de l'énoncer ainsi (*mea culpa*), je me permets néanmoins de résumer le chemin parcouru de la façon suivante : nous descendons de l'éponge, de la méduse, du ver marin, de Pikaïa, du poisson, de l'amphibien, puis du reptile, d'un petit mammifère semblable à un insectivore et finalement du chimpanzé : nous avons été tout cela avant de devenir *Homo sapiens*.

Pour s'en convaincre, constatons que notre embryogenèse (*c'est-à-dire notre développement embryonnaire de la fécondation à la naissance*) résume à elle seule toute notre phylogenèse (*c'est-à-dire l'histoire du développement de notre espèce au cours de l'évolution, de la bactérie unicellulaire originelle jusqu'à l'Homme*) : nous passons par tous les stades.

Ainsi, les premiers temps du développement embryonnaire d'un petit d'homme ne sont pas différents de celui des autres espèces, le plan d'organisation originel étant pratiquement le même pour toutes. De ce fait, pendant un moment, nous avons un "petit air" de têtard, nous avons une queue, une ébauche de branchies, un cloaque, etc.

À noter : pour être scientifiquement correct, j'aurais dû dire ; nous avons un ancêtre commun avec l'éponge, nous avons un ancêtre commun avec la méduse, etc... jusqu'à terminer en disant que nous avons un ancêtre commun avec le chimpanzé. J'espère que les puristes me pardonneront.

4) Notre hominisation est tellement récente que notre bon vieux cerveau archaïque n'a pas encore eu le temps de reconsidérer certains réflexes *bio-logiques* dont nous avons hérité des divers stades par lesquels nous sommes passés. Ainsi dans certaines circonstances, nous continuons, encore aujourd'hui, sans nous en rendre compte, à réagir comme des éponges, des méduses, ou encore comme des poissons ou des primates.

5) Enfin, je vous invite à imaginer combien, tout au long de cette histoire, nous avons vécu "à la dure" dans un environnement incroyablement dangereux. La lutte pour l'existence y est permanente et mieux vaut-il avoir d'excellents réflexes et être très performant en tous points pour avoir des chances de survivre. C'est dans ce contexte que nous nous sommes structurés, et nous sommes tellement conditionnés par ce lointain passé que nous vivons notre existence moderne comme si nous y étions encore.

Même si nous sommes des femmes et des hommes très modernes du troisième millénaire, nous continuons pourtant à fonctionner, au plus profond de nous, selon de très vieilles lois parfaitement archaïques pour un seul et unique objectif : survivre le plus longtemps possible en nous adaptant à la pression du milieu.

l'Évolution Adaptative

D'après le dictionnaire, l'évolution est "*une suite de transformations graduelles, successives, lentes et insensibles allant dans un même sens*" et l'adaptation est "*l'appropriation d'un organisme aux conditions internes et externes de l'existence lui permettant de durer et de se reproduire*".

Pour le vivant, pour une espèce comme pour un individu, le sens de l'évolution va toujours vers le perfectionnement et la nécessité de s'adapter n'est due qu'à l'adversité et à la pression du milieu. Toute la force de la nature est justement sa très grande capacité d'évoluer pour être au mieux adaptée au milieu, la seule différence entre notre évolution adaptative individuelle et celle d'une lignée n'étant finalement qu'une question d'échelle temporelle.

le But de la vie

Avant tout, il faut préciser que cette adaptation évolutive est au service de la seule et unique priorité du vivant : se perpétuer, le but de la vie étant de transmettre la vie. Cela pourra sembler simpliste ou même choquant si vous pensez que le but de la vie est d'être heureux et/ou de vivre en harmonie. Il n'en est rien : pour la biologie, le but de la vie est de faire des bébés et le simple fait que nous soyons vivants en est la preuve la plus flagrante.

Cela dit, la condition *sine qua non* pour faire des bébés et perpétuer sa lignée est, bien évidemment, de vivre assez longtemps pour y parvenir. Pour cela, il faut d'abord être très performant individuellement, mais il faut surtout appartenir à une espèce idéalement adaptée au milieu. La nature étant absolument intraitable, les espèces inadaptées à leur milieu disparaissent immanquablement. D'ailleurs, 99% des espèces ayant vécu sur terre ont disparu parce que, pour une raison ou pour une autre, elles n'étaient soudain plus adaptées. Mais à l'évidence, l'Homme est l'une créature parmi les plus adaptatives qui soient : nous avons su nous adapter à presque tous les milieux, des plus tempérés aux plus extrêmes.

le Milieu crée la nécessité

C'est la raison même de toutes les évolutions : c'est toujours la pression exercée par le milieu qui entraîne la modification des caractéristiques d'une espèce et/ou l'émergence d'une autre. Le plus souvent, ces évolutions ont été induites par la modification du climat (*et des écosystèmes par conséquent*) suite à une crise géologique, la modification de la mécanique céleste ou à l'impact d'astéroïdes.

Ainsi, les dinosaures ont disparu suite à une modification du milieu consécutive à un cataclysme. Cela a permis aux mammifères d'émerger car mieux adaptés pour survivre à cette catastrophe, et aussi parce que cette évolution du milieu leur était favorable. Également, il est probable que nous devions notre évolution vers l'humanité aux bouleversements géologiques survenus en Afrique orientale il y a environ dix millions d'années.

Parfois, le milieu est transformé par le vivant lui-même. Il y a quelques milliards d'années par exemple, certaines bactéries ont pu devenir aérobies parce que d'autres avaient produit de l'oxygène. Quant aux évolutions induites par l'Homme pour cause d'industrialisation, il faudra attendre les conclusions des géologues, des paléo-botanistes et des paléontologues du futur pour les évaluer.

Évidemment, ce qui est valable pour le tout l'étant pour le particulier, nous sommes aussi - individuellement et quotidiennement - toujours en train de nous adapter à la pression de notre milieu. C'est d'ailleurs sur cette évidence que se base le Décodage Biologique pour expliquer le pourquoi et le comment d'une structure psychique, d'un comportement ou d'une maladie, l'objectif *bio-logique* du manifesté étant de permettre la meilleure adaptation possible par rapport à la pression de notre milieu. C'est le cas pour les quelques histoires que je vous ai déjà racontées, et ce sera le cas pour toutes celles que je vous raconterai encore.

la Nécessité crée la fonction

Chaque évolution du vivant est toujours une meilleure solution par rapport à une nécessité imposée par le milieu. Il y a 350 millions d'années par exemple, des créatures marines sont devenues terrestres très certainement parce que la concurrence dans ce milieu était devenue trop rude. Mais elles ont dû pour cela changer de mode respiratoire et "inventer" le poumon. De telles évolutions demandent bien sûr des millions d'années pour aboutir et elles ne sont possibles qu'après une implacable sélection très darwinienne des espèces et des individus les mieux adaptés.

Le principe est le même individuellement : par exemple, tous les processus pathologiques caractérisés par une prolifération cellulaire *(par exemple le cancer)* ont pour objectif le renforcement de la fonction ; c'est du moins mon avis. Mais c'est alors une vision très lamarckienne des principes de l'évolution totalement réfutée par l'Académie des Sciences : nous en reparlerons à la fin de ce chapitre.

l'Absence de fonction détériore la forme

Lorsqu'une fonction n'a plus d'utilité suite à une modification du milieu, la forme se détériore pour s'adapter aux nouvelles nécessités. Le plus bel exemple nous concernant est la queue que nous n'avons plus depuis environ vingt-cinq millions d'années.

À l'origine, la queue est surtout propulsive et permet à tous les poissons de se déplacer dans l'eau. Puis, elle aura bien d'autres usages au fil de l'évolution : elle participe au déplacement par reptation des premières créatures terrestres, elle sert de balancier et/ou d'arme défensive pour beaucoup de dinosaures, elle protège la très fragile zone génito-anale des quadrupèdes et elle est même préhensile chez certains animaux. Mais la queue a disparu quand elle est devenue un handicap pour certains primates qui se sont mis, pour une raison ou pour une autre, à vivre plus souvent au niveau du sol.

Cela dit, il reste presque toujours des vestiges de la forme originelle. Par exemple, l'Homme garde des vestiges de cette queue qu'il n'a plus (*soit le coccyx*) et des vestiges d'une panse dont il avait besoin pour digérer la cellulose à l'époque où nos lointains ancêtres se nourrissaient exclusivement de végétaux (*soit l'appendice*).

À notre niveau individuel et dans certaines situations conflictuelles, ce mécanisme est, à mon avis, à l'origine de beaucoup de maladie de dégénérescence ou de maladies auto-immunes. Nous y reviendrons dans un prochain chapitre.

la Modification du milieu modifie la forme

Toute modification du milieu modifie la forme afin de l'adapter à de nouvelles nécessités. Ainsi, les mammifères marins sont à l'origine des créatures terrestres carnivores vivant sur le littoral. Une modification du milieu les a obligées à (re)devenir aquatiques pour avoir de meilleures chances de survie. Petit à petit, leurs pattes se sont (re)transformées en nageoires pour faciliter leurs déplacements dans l'eau et leur système respiratoire s'est modifié pour permettre de longues périodes d'apnée.

À notre niveau individuel, nous sommes aussi continuellement en train de nous adapter physiologiquement ou psychiquement en fonction des nécessités du moment, au niveau climatique, alimentaire, social, économique, relationnel, etc.

le Recyclage de la fonction

Lorsqu'une évolution s'impose et nécessite une adaptation de la forme, il y a le plus souvent un détournement partiel ou complet d'une fonction préexistante pour un avantage supplémentaire. Ainsi, nos glandes sudoripares et galactogènes sont très probablement un recyclage des glandes sécrétrices de substances urticantes dont disposaient nos lointains ancêtres marins pour se protéger de leurs prédateurs. Quant à nos disques intervertébraux, ils sont un recyclage de la colonne vertébrale primitive des poissons cartilagineux dont nous descendons.

l'Économie d'énergie

La nature va toujours vers l'économie d'énergie et vers la simplification, et elle n'entretient jamais une fonction ou un organe qui n'a pas ou plus d'utilité. Ainsi, la biologie n'entretient pas les muscles d'un membre paralysé puisqu'il ne sert plus à rien et elle n'entretient plus la fonction rénale d'une personne dialysée puisque la machine fait le travail à sa place.

Mieux vaut-il le savoir pour s'éviter quelques misères car une structure psychique genre *"à quoi bon vivre"* ou *"je ne sers plus à rien"* pourra facilement inciter la biologie à ne pas "entretenir" une personne bloquée dans un tel ressenti...

Darwin v/s Lamarck

On ne peut pas aborder ce passionnant sujet qu'est l'évolution du vivant sans parler d'une querelle de scientifiques qui a déjà fait couler beaucoup d'encre depuis un siècle et demi. En effet deux thèses s'opposent : celle du naturaliste français Jean-Baptiste de Monet, Chevalier de Lamarck (1744-1829) et celle du naturaliste anglais Charles Darwin (1809-1882). Pour résumer et en simplifiant :

• **Lamarck** dit que l'évolution d'une espèce est induite par l'adaptation des individus à la pression du milieu et que cette adaptation est transmise aux générations suivantes : c'est la thèse de l'hérédité des caractères acquis au cours de la vie.

• **Darwin** dit que l'évolution d'une espèce est d'une part le fruit de la sélection rigoureuse des individus les mieux adaptés à leur milieu et d'autre part de la sélection des meilleures variations de détails apparues par hasard et faisant triompher la lignée qui les possède : c'est la thèse de la sélection naturelle.

Pour exposer ces deux points de vue, voici le cas de figure suivant : l'année 1977 fut, aux Iles Galápagos, une année de grande sécheresse. La nourriture fut rare et un grand nombre de pinsons des cactus sont morts de faim car ne trouvant plus ni graine, ni insecte, ni fruit déjà entrouvert pour se nourrir. L'année suivante, on put observer une variation de la grosseur moyenne du bec pour l'ensemble des survivants et de leur descendance. Grâce à ce bec plus robuste (*et donc mieux adapté*), les survivants purent facilement arracher l'écorce des arbres afin de trouver des insectes, briser des graines dures et ouvrir les fruits.

• le point de vue darwinien va considérer que les individus ayant un petit bec ont été éliminés et que seuls les individus ayant la chance d'avoir un gros bec ont survécu et donc engendré des petits avec cette même caractéristique.

• le point de vue lamarckien va considérer que la nécessité d'avoir un bec robuste a induit une modification génétique allant dans ce sens chez les survivants, cette caractéristique étant ensuite transmise aux générations suivantes.

Le fait est que la thèse darwinienne est de toutes manières absolument irréfutable tellement la sélection naturelle joue un rôle essentiel dans la nature, tant et si bien que le point de vue de Lamarck a été complètement ridiculisé. Encore aujourd'hui, mieux vaut ne pas trop parler de Lamarck en présence des membres de l'Académie des Sciences : on vous accuserait de révisionnisme.

Mais d'honnêtes et courageux scientifiques (*il faut l'être dans ce milieu pour aller à contre-courant*) osent dire, preuves à l'appui, que Lamarck n'a pas nécessairement tort. Ils observent que certaines mutations génétiques adaptatives sont bien trop rapides et/ou simultanées pour être le fruit du hasard et/ou de la sélection naturelle. Cette thèse est celle de l'héritabilité épigénétique, soit la transmission d'un acquis d'une génération à l'autre par la voie génétique.

Nous sommes donc, nous autres décodeurs, d'épouvantables lamarckiens puisque nous remettons en cause les bases de la pensée darwinienne. En effet, nous osons prétendre que la maladie est une évolution adaptative par rapport à une difficulté survenue dans notre vie, et aussi que cette adaptation peut se transmettre d'une génération à l'autre.

En ce qui me concerne, je pense que ce débat est sans intérêt car, à l'évidence, Lamarck et Darwin ont raison tous les deux : leurs deux thèses se complètent parfaitement. Nous en reparlerons plus tard.

* * *

En définitive, une seule chose est absolument certaine : nous sommes tous, aujourd'hui, la somme de tous les succès de la nature depuis l'aube des temps, et aussi le fruit d'une sélection naturelle particulièrement drastique. Le simple fait que nous sommes là pour en parler en est une preuve irréfutable.

CHAPITRE VIII

les Conflits Archaïques

Ce chapitre est finalement le plus important, et si vous n'en deviez lire qu'un seul, c'est celui-là que je vous conseillerais de lire. Néanmoins, il se peut aussi que certain(e)s puissent se sentir profondément dérangé(e)s par son contenu. Je sais d'expérience que certaines personnes ne supportent pas trop qu'on leur parle de leur "*babouinité*" et de leurs vieux instincts : cela leur hérisse le poil !

Il est pourtant évident qu'au plus profond de nous, nous restons profondément archaïques au niveau de notre structure biologique, et très primitifs au niveau de nos réflexes et de nos comportements. Même si nous avons le cortex le plus développé de la création et des capacités intellectuelles sans commune mesure nous permettant d'écrire des poèmes ou de maîtriser l'atome, c'est toujours notre bon vieux cerveau archaïque qui continue à diriger les opérations.

Même si nous sommes à l'aube du troisième millénaire, nous continuons à fonctionner pour l'essentiel dans le cadre de notre animalité, tout comme un babouin de la savane africaine ou comme Lucy il y a 3,5 millions d'années. Pour s'en convaincre, il suffit d'observer un groupe de primates (*des chimpanzés bonobos par exemple*) et de faire la comparaison avec l'humain : il n'y a finalement pas beaucoup de différences puisque les modes de réactions primitives sont absolument les mêmes.

Ainsi, nous sommes au quotidien confrontés à de très basiques problèmes de territoire (*pour une place de parking par exemple*), de déficit de performance (*pour une course perdue d'un centième de seconde*), de perte de l'intégrité (*parce qu'on se sera fait engueuler par son patron*), de peur de manquer (*à cause d'une période de chômage*), d'inquiétude pour l'enfant (*à cause des mauvais résultats scolaires du petit dernier*), de choix de direction (*car on hésite beaucoup sur le choix d'une nouvelle voiture*), de rupture de contact (*parce que notre conjoint part en mission à l'autre bout du monde*), de lutte pour la position dominante (*à cause d'une promotion qu'on ne parvient pas à obtenir*), etc...

Quelle que soit la difficulté à laquelle nous sommes confrontés dans notre vie moderne, notre cerveau la gère SYSTÉMATIQUEMENT en fonction de sa tonalité profonde et animale, et en fonction de l'essentiel et du vital de la situation, tout comme il le fait depuis la nuit des temps. Ce principe est peut-être le plus important à saisir pour comprendre le Décodage Biologique : notre cerveau archaïque ne tient STRICTEMENT aucun compte de nos réalités humaines puisqu'il connaît seulement les réalités animales. Évidemment, comme je l'ai déjà dit, cela ne manque pas de provoquer de graves malentendus entre nous et notre cerveau.

Ainsi, dans le cas où un malotru se gare systématiquement sur notre place de parking réservée, nous estimerons que cette personne est très mal élevée, nous vivrons une grande contrariété de devoir nous garer ailleurs, nous serons même prêts à faire valoir nos droits, etc. Mais dans cette situation, notre cerveau pourra nous croire confrontés à un grave problème d'invasion du territoire. En fonction de l'intensité de notre stress (*et donc de la gravité supposée du problème*), il pourra réagir en conséquence, par exemple en augmentant certaines fonctions organiques pour nous aider à faire face à cette intrusion sur notre territoire.

On pourrait d'abord croire que la diversité de nos conflits archaïques est infinie tellement on peut rencontrer de situations différentes. Mais il n'en est rien car toutes les difficultés auxquelles nous pouvons être confrontés peuvent être classées en seulement quelques grands thèmes essentiels correspondant tous à des nécessités vitales.

Certains de ces conflits archaïques sont liés à des fonctions physiologiquement primordiales (*respirer, boire, manger, évacuer, se reproduire, dormir, etc.*), d'autres sont liés à la survie individuelle (*se protéger, être performant, etc.*) et d'autres sont liés à la relation au sein du groupe (*le territoire, le contact, la hiérarchie, etc.*).

Retour aux Sources

Avant de détailler tout cela, je vous propose de nous remettre un peu dans le contexte de nos origines pour comprendre nos réactions archaïques. Je vous invite à oublier un moment votre réalité moderne et à faire un rapide retour aux sources grâce à votre imagination et à votre vidéothèque intérieure.

Pour réussir l'expérience, vous devez impérativement oublier que le frigo est plein, qu'il y a de l'eau au robinet, que vous n'avez ni trop froid ni trop chaud, que vous avez un toit au-dessus de la tête et une voiture pour vous déplacer et que vous vivez dans un monde très sécurisé où vous pouvez appeler les pompiers ou la police si vous avez besoin d'aide. Si vous ne parvenez pas à faire abstraction de tout cela, alors l'expérience sera complètement faussée.

Imaginez-vous être un *Homo sapiens* originel tel que nous l'étions il y a "seulement" 200.000 ans. Pour le décor naturel, imaginez la savane africaine puisque c'est finalement celui de nos origines. Si vous n'y parvenez pas, cherchez des photos prises dans le Désert du Kalahari, cela fera très bien l'affaire. Pour les plus courageux, vous pouvez choisir de vous mettre dans la peau d'un(e) babouin(e) ou dans celle de Lucy, mais ce sera un peu plus "spiced".

Imaginez l'ambiance : elle est très très très chaude, au sens propre comme au sens figuré ! En effet, la vie sauvage est loin d'être un long fleuve tranquille, chaque jour qui passe est un véritable challenge, et la moindre erreur se paye "cash". Imaginez les conditions climatiques : la savane est un environnement sec et chaud. Parfois même, la saison des pluies passe sans que tombe la moindre goutte d'eau. En dehors du fait que boire est une nécessité absolument vitale, la sécheresse est aussi une catastrophe pour la végétation, et donc pour l'ensemble de la chaîne alimentaire.

Imaginez devoir vous nourrir : on y consacre toutes ses journées car la ressource végétale est très faible et/ou parce que le gibier ne se laisse pas si facilement attraper. En effet, s'approcher suffisamment d'une proie nécessite parfois plusieurs heures et le taux d'échec avoisine les 90% (*je rappelle que l'humain est sans aucun doute un carnivore, même s'il peut se contenter de végétaux lorsque nécessaire*). Se désaltérer n'est pas non plus une mince affaire : les points d'eau sont rares et ils sont le lieu de toutes les rencontres, y compris les plus dangereuses. La plus redoutable de toutes est celle que l'on peut faire avec le crocodile puisqu'il a la très mauvaise habitude de surgir de l'eau quand on s'y attend le moins.

Imaginez-vous cette savane peuplée de dangereux prédateurs absolument boulimiques (lions, hyènes, lycaons, guépards et autres léopards) qui nous adorent : notre chair est très goûteuse, nous sommes très faciles à attraper, et nous sommes peu dangereux tant que nous ne sommes pas armés. Soyez-donc extrêmement vigilant(e), toujours sur vos gardes car vous êtes très convoité(e).

Une autre réalité de nos origines ne doit pas être oubliée : l'Homme est un nomade (*pour ne pas dire un migrateur*) car il est toujours à la poursuite de son garde-manger. Imaginez-vous perpétuellement en mouvement, à changer d'endroit très régulièrement dès que la ressource est épuisée et/ou à suivre la migration du gibier, tout cela pouvant représenter des centaines de kilomètres par saison.

Imaginez-vous faire partie d'un groupe, pour le meilleur et pour le pire. Pour le meilleur puisque le groupe est synonyme de sécurité, de solidarité et de partage des compétences (*en tout cas chez l'humain*). Mais aussi pour le pire car la loi en vigueur est celle du plus fort, du plus fort en termes de force physique et/ou de position hiérarchique. Ainsi, les individus les plus faibles et/ou au bas de la hiérarchie ont moins de chances de survie que les autres.

Quant à cette nécessité biologique de pérenniser l'espèce et de transmettre ses gènes, imaginez qu'elle ne manque pas de poser d'énormes problèmes à tout le monde. Par exemple, tous les hommes n'ont pas nécessairement la possibilité (*le droit*) de faire des petits, le plus souvent pour cause de préséance hiérarchique. Quant aux femmes, elles doivent s'attacher durablement les services d'un beau gars bien bâti et très courageux qui assumera sa paternité, et elles doivent aussi faire respecter leurs refus.

Histoire de noircir le tableau un peu plus, imaginez aussi que la durée de vie moyenne est d'à peine trente-cinq ans, qu'il y a très peu de chance de survivre à une blessure sérieuse ou à une crise d'appendicite, qu'à peine deux enfants sur dix parviennent à l'âge adulte, et qu'une femme sur dix (*sinon plus*) finit par mourir en couches. Notez que tout cela est toujours d'actualité dans bien des endroits du monde.

J'en conviens : ce voyage dans le temps est plutôt cauchemardesque, mais c'est aussi la réalité de notre passé ou celle du présent des Bushmen. Dans ce contexte, je ne donnerais pas cher de notre peau si nous étions parachutés au milieu du

Désert du Kalahari sans formation préalable ni guide pour nous accompagner : je suis convaincu que nous ne parviendrions pas à survivre plus de quelques jours. Il est évident que nous n'en sommes plus là puisque notre humanité a beaucoup évolué depuis nos origines. Mais notre bon vieux cerveau archaïque se croit, lui, toujours dans le Désert du Kalahari ou dans la Grotte de Lascaux : c'est précisément ce qu'il faut comprendre.

les Conflits Archaïques

Je vous propose maintenant de préciser les principales nécessités biologiques vitales et les principales problématiques existentielles auxquelles on peut être confronté quand on est un babouin ou un humain originel. Bien sûr, à chaque fois, je transposerai ces conflits archaïques dans notre modernité afin de vous montrer comment nous pouvons être manipulé(e)s par nos vieux réflexes.

Chaque occasion sera bonne pour vous expliquer quelques subtilités du Décodage Biologique et vous permettre de mieux comprendre la logique du cerveau, une logique parfois bien déroutante. Je ne pourrai évidemment pas tout vous dire puisque la plupart des sujets abordés mériteraient qu'on y consacre un livre entier tellement il y aurait à dire.

Respirer

Même si l'air est le seul élément naturel librement disponible pour tous, respirer est la nécessité la plus immédiate puisque l'on ne peut pas survivre plus de quelques minutes si on est privé d'oxygène. De la première inspiration qui marque le début de la vie jusqu'au dernier souffle, l'humain respire environ 20.000 fois par jour.

Respirer est une fonction physiologique nécessitant l'intervention de nombreuses parties du corps : les voies aériennes supérieures, les bronches, les alvéoles pulmonaires (*l'unité fonctionnelle où se produisent les échanges gazeux*), la plèvre, les muscles de la cage thoracique, le diaphragme, et enfin le cerveau qui contrôle tout ça. C'est d'ailleurs le cerveau le plus gros consommateur d'oxygène (*il consomme à lui seul environ 20% de l'oxygène*) et il ne supporte pas d'en être privé plus de quelques minutes. C'est pour cela qu'une entrave à la respiration déclenche immédiatement une panique extrême.

Mais cela peut fonctionner dans les deux sens car si un manque d'oxygène déclenche une peur extrême, une peur extrême peut être considérée par le cerveau comme une situation critique liée à un manque d'oxygène. Ainsi, dans certains cas de surstress pour cause de peur panique, quelle qu'en soit la raison, le cerveau pourra croire qu'un tel niveau de panique ne peut vouloir dire qu'une seule chose : la situation est critique car le manque d'oxygène est imminent.

La peur la plus extrême est bien sûr la peur de mourir. Cela explique pourquoi le premier réflexe quand on cherche à comprendre l'origine d'une pathologie au niveau des alvéoles pulmonaires, est d'envisager ce que nous appelons le conflit de *"peur de la mort"*. Dans notre monde, ce conflit est très fréquemment vécu par des personnes qui, se sachant atteintes d'une maladie grave, ont très peur d'en mourir.

L'hypothèse pour expliquer la stratégie *bio-logique* du cerveau dans cette situation est la suivante : en situation de peur de mourir, il prend en compte un risque d'asphyxie et il cherche à renforcer la fonction respiratoire en augmentant le nombre d'alvéoles pulmonaires. Bien sûr, ces nouvelles cellules ne sont pas fonctionnelles et il n'y a pas non plus de place pour elles, cela se terminant en catastrophe.

NOTA BENE : j'ai écrit *"alvéoles pulmonaires"* et non pas *"bronches"* ni *"plèvre"*, j'ai écrit *"certains cas"* et donc pas *"tous"*, j'ai écrit *"envisager"* sous-entendant qu'il peut être question d'autres choses, et j'ai écrit "*fréquemment*" et non pas "*systématiquement*". Quant au mot "*hypothèse*", il veut bien dire ce qu'il veut dire. Dans le cas présent et tous ceux qui suivront, je vous demande beaucoup de rigueur et/ou de modération dans votre façon d'interpréter, de comprendre et de mémoriser mes propos.

D'autres situations peuvent nous mettre en difficulté au niveau respiratoire. Dans la nature, la meilleure (mal)chance de mourir asphyxié est d'être pris à la gorge par son prédateur. C'est de cette manière que les carnivores achèvent leurs proies lorsqu'elles sont plus grosses qu'eux. Dans notre humanité, on pourra vivre ce même conflit de façon plus symbolique, parce qu'on se sent pris à la gorge, si on vit une situation étouffante, si on se sent manquer d'air, etc. De telles situations conflictuelles pourront avoir un impact sur les diverses structures organiques déjà énumérées, plus particulièrement sur l'arbre bronchique.

L'autre situation critique est la noyade. C'est une des raisons pour lesquelles la plupart des animaux terrestres ont très peur de l'eau, la principale étant la peur des prédateurs qui vivent dans l'eau (tel le crocodile). Dans notre monde moderne, cela pourra par exemple concerner une personne qui a failli se noyer et se repasse en boucle le film de sa peur de mourir au moment de l'incident.

Boire

Boire est une nécessité absolument vitale qui ne souffre aucun délai : toute privation est très rapidement sanctionnée par la mort. En effet, on ne peut pas survivre plus de quelques jours sans boire, et à condition d'être à l'ombre, au repos et de vivre dans un climat tempéré.

Les êtres vivants sont principalement constitués d'eau (*pour deux tiers en moyenne pour un homme adulte et même 80%*

pour un bébé) et une déshydratation peut, en seulement quelques heures, avoir des conséquences très graves pour nos équilibres internes. Une des préoccupations majeures de notre organisme est d'économiser l'eau, et c'est le rein le grand régulateur du niveau de nos différents liquides corporels.

En situation d'urgence, notre cerveau peut être amené à mettre en œuvre des solutions radicales pour nous éviter une déshydratation, jusqu'à bloquer la fonction rénale s'il n'y a pas d'autres solutions. C'est un très bel exemple de malentendu psycho-archaïque pour expliquer comment et pourquoi notre gentil cerveau est parfois obligé de mettre en œuvre des solutions *bio-logiques* absolument parfaites pouvant néanmoins se révéler mortelles ultérieurement.

Dans une situation critique liée à un manque d'eau, le cerveau va, très *bio-logiquement,* considérer que la meilleure solution est de bloquer la fonction rénale afin d'éviter la production d'urine et donc le gaspillage d'eau. Le problème est qu'un blocage rénal ne permet plus à l'organisme de se débarrasser de ses déchets, cela pouvant très rapidement provoquer la mort par empoisonnement. Donc, me direz-vous, le cerveau est idiot !

Que nenni ! Bien au contraire, il est parfaitement génial car un blocage rénal peut sauver la vie puisque le temps gagné permettra peut-être à l'individu de trouver enfin le point d'eau salvateur. Il faut comprendre que notre cerveau s'est structuré dans un contexte bien différent du nôtre et sa logique est adaptée à des priorités bien différentes de celles de notre société moderne.

Dans la nature, la situation la plus critique qu'un individu puisse rencontrer sur ce point est bien évidemment la sécheresse. Dans notre monde, nous avons peu l'occasion d'y être confrontés, à moins d'être perdus dans le désert ou bloqués dans un lieu où il n'y a pas d'eau. Néanmoins, un agriculteur confronté à une grave sécheresse qui détruit sa récolte pourra le vivre, au plus profond de lui, avec une telle intensité que son cerveau pourra croire l'individu lui-même en très grand danger de déshydratation.

Mais il est une situation particulière qui va, mieux encore, vous montrer combien la logique de notre cerveau est différente de la nôtre. Pour vous l'expliquer, voici l'histoire d'une très brave dame qui se retrouve un beau matin aux Urgences à cause d'un blocage rénal quelques jours après avoir vécu le pire drame de sa vie. Elle habite en Roussillon où sont tombées des trombes ; il s'en est suivi une forte inondation dans son secteur et son pavillon a été envahi par un mètre cinquante d'eau boueuse.

L'utilité archaïque d'un blocage rénal étant de sauvegarder l'eau, vous allez encore penser que le cerveau de cette dame est parfaitement idiot puisque son drame est la résultante d'un excès d'eau. Mais il n'en est rien car pour notre cerveau archaïque, toute élévation brutale du niveau de stress lié à de l'eau ne peut vouloir dire qu'une seule chose : il n'y en a pas assez, c'est la sécheresse, et la situation est critique car la probabilité de mourir de soif est grande.

Dans la nature, une inondation est une bénédiction et jamais une catastrophe. De ce fait, notre cerveau archaïque ne peut pas croire qu'un stress lié à de l'eau puisse être la conséquence d'un excès de cet élément vital. Quelle que soit la situation, qu'il soit question d'un manque ou d'un excès d'eau, notre cerveau la considèrera systématiquement comme une sécheresse. Également, tout liquide, quel qu'il soit, est considéré comme étant de l'eau, même si c'est du mazout, un produit chimique, de l'alcool, etc., cela expliquant pourquoi nous appelons cette tonalité conflictuelle le *"conflit aux liquides"*. Le seul élément liquide que notre cerveau ne considère pas comme tel est le sang.

Par exemple, un chauffeur routier se retrouve lui aussi aux Urgences quelques jours après avoir été impliqué dans un accident dont il se sait responsable. Il transportait 30.000 litres d'essence, lesquels se sont déversés dans une rivière provoquant ainsi une pollution majeure. Dans ce cas, le cerveau traduira "*stress pour cause de pollution*" par "*grand danger*", "*essence*" par "*eau*" et "*30.000 litres*" par "*sécheresse*", cela amenant son cerveau à bloquer la fonction rénale afin de ne pas gaspiller d'eau inutilement...

NOTA BENE : une pathologie rénale n'est pas nécessairement la conséquence d'un conflit lié à la sécheresse ou à un liquide car d'autres tonalités conflictuelles peuvent s'exprimer à ce niveau. Aussi, une pathologie rénale est une URGENCE ABSOLUE qui nécessite de consulter un médecin sans aucun délai.

Manger

Dans l'ordre des priorités vitales, manger est la troisième : en fonction de la situation, on peut survivre plusieurs semaines sans manger. Le problème si on ne mange pas à sa faim est que l'on est rapidement de plus en plus faible et on n'a alors plus assez de force pour trouver sa pitance. Ainsi, le guépard qui se nourrit principalement de gazelles doit impérativement en attraper une tous les deux ou trois jours ; sinon, il n'aura plus assez d'énergie pour y parvenir.

Même si nous n'avons plus vraiment conscience de ce que cela implique, se nourrir n'est pas, dans la nature, une mince affaire : les animaux y consacrent les trois quarts de leurs journées. C'est d'ailleurs pour mieux se nourrir, et surtout plus facilement, que l'humain a fait, au fil des millénaires, quelques progrès ou inventions parmi les plus considérables, comme les armes, l'élevage, l'agriculture et, plus récemment, le réfrigérateur.

Se nourrir est beaucoup plus complexe qu'il n'y paraît puisque, de l'instant où le cerveau informe l'individu qu'il doit s'alimenter jusqu'à l'achèvement du processus digestif, le nombre d'exploits individuels et biologiques à réussir est considérable. En effet, il faut d'abord trouver sa nourriture, puis il faut pouvoir la garder et ne pas se faire ôter le pain de la bouche. Ensuite, il faut l'avaler, la digérer, l'assimiler, la métaboliser et enfin évacuer les résidus. Dans notre jargon, nous qualifions la nourriture de *"morceau"* et nous parlons des diverses tonalités conflictuelles liées à cette fonction en terme de *"attraper le morceau"*, *"garder le morceau"*, *"avaler le morceau"*, *"digérer le morceau"*, etc.

Le principal ordonnateur de cette grande œuvre de transformation des aliments en énergie est bien sûr l'appareil digestif, lequel ne manque pas de réagir quand on est, d'une manière ou d'une autre, en difficulté par rapport à la gestion du morceau, ce dernier pouvant être de nature très différente. En effet, ce peut être un aliment indigeste que notre tube digestif ne parvient pas à traiter (*comme dans le cas du jeune loup*) ou une grande injustice qu'on ressasse sans pouvoir la digérer (*comme dans le cas de Régine ou du Monsieur diplomate*). Mais, dans les deux cas, le cerveau estime qu'il s'agit du même problème.

C'est précisément l'une des grandes particularités de notre bon cerveau archaïque de ne pas faire de différence entre le réel, le symbolique, le virtuel ou l'imaginaire : il traite tout cela de la même manière, c'est-à-dire comme une réalité. Pourquoi ? Tout simplement parce que notre cerveau archaïque se base uniquement sur notre ressenti pour comprendre la tonalité spécifique de la difficulté à laquelle nous sommes confrontés.

Ainsi, une personne peut vivre un conflit de *"manque alimentaire"* soit : de façon réelle parce qu'elle n'a effectivement rien à manger ; de façon imaginaire parce qu'elle a toujours très peur de ne pas avoir assez à manger ; de façon virtuelle parce qu'elle s'identifie très fortement aux populations du tiers-monde qui meurent de faim ; ou encore de façon symbolique parce que son pays d'origine lui manque terriblement. Dans ces quatre situations, le ressenti profond sera le même et le cerveau considère qu'il s'agit d'un manque alimentaire critique. En effet dans la nature, on ne peut manquer que d'une seule chose : de nourriture.

Il faut aussi savoir que notre cerveau ne sait pas qui est l'autre : c'est une autre de ses grandes particularités. Dans le cas de cette personne qui s'identifie très fortement aux populations du tiers-monde mourant de faim, son cerveau pourra considérer qu'elle est elle-même en situation de manque alimentaire. C'est un peu comme si notre cerveau ne pouvait concevoir que l'on puisse être en sur-stress à cause d'une situation qui ne nous concerne pas.

L'éventail des stress archaïques liés à la gestion du morceau est absolument considérable, d'autant plus que notre cerveau ne fait pas la différence entre réel, symbolique, virtuel ou imaginaire. Le nombre de cas de figures possibles est alors infini, tout comme la possibilité de quiproquo entre nous et notre cerveau archaïque.

* * *

La toute première chose à réussir est évidemment d' *"attraper le morceau"*, de trouver de la nourriture en quantité suffisante, cela n'étant donc pas une mince affaire dans la nature. Dans la vie moderne, on peut être confronté à ce problème de bien des façons différentes. Une personne peut par exemple vivre, au plus profond d'elle, un grand stress dans cette tonalité de *"je ne peux pas attraper le morceau"* parce qu'elle se voit refuser une importante promotion qu'elle s'efforce d'obtenir depuis des années.

Ensuite, il faut parvenir à *"garder le morceau"* puisqu'il n'est pas rare dans la nature d'être dépossédé de son repas, soit par un autre animal, soit par un semblable plus fort ou d'un rang hiérarchique supérieur au sien : nous appelons cela *"se faire prendre le morceau de la gueule"*. Aujourd'hui, cela peut concerner un collectionneur de voitures anciennes qui trouve enfin LA perle rare qu'il cherche depuis des années. Il parle de sa bonne fortune à un de ses collègues, lequel s'empresse d'aller acheter la voiture avant lui.

Puis il faut *"avaler le morceau"*, cela n'étant pas aussi facile qu'il y parait et relativement dangereux car le morceau peut rester coincé. Dans des situations modernes, on trouvera des conflits du genre *"je ne peux pas avaler le morceau"*, mais bien plus souvent du genre *"je ne veux pas avaler le morceau"*. Cela pourra concerner un ex-enfant qui aura été obligé d'avaler chaque jour de son enfance une cuillerée d'huile de foie de morue qu'il détestait.

Parfois, on peut devoir *"régurgiter le morceau"*, soit pour nourrir les petits comme le font beaucoup d'animaux, ou pour expulser un aliment réellement ou symboliquement toxique. Dans notre monde moderne, les situations conflictuelles symboliques à vomir sont fort nombreuses...

Il faut ensuite *"digérer le morceau"*. C'est un processus long et complexe sur lequel l'individu n'a aucun pouvoir. Néanmoins, on peut être confronté à des stress existentiels que le cerveau pourra considérer comme étant liés aux différents processus permettant la digestion du morceau. Le morceau peut être toxique, indigeste, trop gras, etc..

Nous avons bien souvent l'occasion d'être confrontés à des morceaux symboliques indigestes. Il suffit de constater combien de personnes souffrent de pathologies digestives pour s'en convaincre alors même qu'elles ont une alimentation parfaitement saine et équilibrée. Nous avons déjà vu l'histoire "stomacale" du Monsieur diplomate et celle de Régine, mais je pourrais vous raconter d'autres histoires de personnes en difficulté avec leur vésicule biliaire à cause d'une situation écœurante, avec leur pancréas à cause d'une situation répugnante, etc.

L'étape suivante consiste à "*assimiler le morceau*". Elle est assurée par l'intestin grêle et elle est fort importante puisque l'on peut mourir de faim si les aliments ne sont pas assimilés. Aujourd'hui, on trouvera de nombreuses situations symboliques dans cette tonalité pouvant faire penser à une problématique d'intégration ou d'intolérance. C'est le cas d'un jeune adulte qui ne tolère pas que sa mère ait pu soudain quitter son père pour partir avec un autre homme.

Enfin, il faut "*métaboliser le morceau*". Cette étape est assumée par le foie qui transforme les nutriments en énergie utilisable par l'ensemble de l'organisme. C'est aussi la sphère hépatique qui gère les périodes de pénurie alimentaire ou s'occupe de stocker les précieux excédents sous forme de graisse. Aujourd'hui, on trouvera donc de nombreuses situations symboliques dans la tonalité de *"manque alimentaire"*, mais aussi de *"mise en réserve pour l'hiver"* qui peuvent expliquer certaines surcharges pondérales (*et donc pas toutes*), etc.

La dernière étape du processus digestif consiste à "*évacuer les résidus du morceau*". Ce sujet sera abordé dans le prochain paragraphe.

Pour résumer : la grande tonalité conflictuelle de l'appareil digestif est la gestion du morceau, qu'il soit réel, symbolique, virtuel ou imaginaire. D'une autre façon un peu plus humaine, la tonalité conflictuelle à l'origine de nos maux de ventre correspond très souvent à ce que j'appelle le *"conflit d'injustice"*. En effet, le morceau en question est très souvent une histoire d'injustice impossible à digérer. Histoire d'en sourire, j'appelle aussi cette problématique le *"conflit de Caliméro"*, en référence à ce personnage de dessin animé coiffé de sa coquille, à qui il arrive toujours plein de misères, et qui dit tout le temps : "*C'est vraiment trop injuste !*".

Évacuer

Ce qui rentre d'un côté devant, en toute logique, ressortir de l'autre, notre survie dépend aussi du bon fonctionnement de nos émonctoires. De plus, un organisme produit beaucoup de déchets qui doivent impérativement être éliminés sous peine d'empoisonnement et donc de mort. Cette grande œuvre d'épuration est principalement gérée par le poumon, le tube digestif, le foie, le rein, le système lymphatique et la peau.

Dans la nature ou dans notre monde moderne, les situations réelles, symboliques, virtuelles ou imaginaires qui peuvent amener le cerveau à intervenir à ce niveau sont très nombreuses. Comme nous l'avons vu, la fonction de filtration du rein peut être interrompue par le cerveau s'il considère qu'il y a une sécheresse et on peut devoir régurgiter le morceau s'il est impropre à la consommation.

Le gros intestin est très souvent impliqué en cas de conflits liés à l'évacuation des résidus du morceau, le plus souvent parce que, justement, on ne parvient pas à les évacuer. Les morceaux symboliques impossibles à évacuer sont nombreux : ce peut être des mauvais traitements ou des injustices subies que l'on essaye désespérément de pardonner sans pouvoir y parvenir. Nous appelons cela le "*conflit du pardon*".

Le foie peut aussi être amené à augmenter sa capacité d'épuration… comme dans le cas d'une personne très concernée par l'écologie, la vie saine, l'alimentation "bio", etc., et qui choisit un jour de s'installer à la campagne, au plein milieu d'un vignoble. Malheureusement, les très nombreuses pulvérisations de pesticides, d'herbicides et autres fongicides utilisés par les viticulteurs pour traiter les vignes entourant sa maison lui font vivre, au quotidien, un énorme stress que son cerveau estimera être un problème d'intoxication.

Quant à l'évacuation de l'urine et des fèces, c'est dans la nature une affaire extrêmement sérieuse : d'abord ces résidus servent de marqueurs pour délimiter le territoire, et ils sont aussi des indices très utiles aux prédateurs pour pister leurs proies. De ce fait, il est donc fortement déconseillé de se soulager n'importe où : d'abord pour éviter d'être repéré par l'ennemi, ensuite pour garder précieusement ces marqueurs afin de délimiter son propre territoire et, enfin, parce que "poser culotte" sur le territoire de l'autre est une dangereuse provocation.

Ces très sages précautions archaïques ont résisté au temps et beaucoup de personnes sont vraiment très handicapées, au quotidien, par cette obligation de ne pas se soulager n'importe où. De ce fait, ces personnes sujettes à la constipation dite "de territoire" ou au syndrome de la vessie timide ne peuvent ni uriner ni déféquer quand elles sont hors de chez elles puisque, archaïquement, c'est extrêmement dangereux.

Dormir

Dormir est une autre nécessité vitale, aussi vitale que respirer, boire ou manger. Cette période de repos est indispensable à l'organisme pour se régénérer et se réorganiser, au niveau tant physique que psychique. Cela dit, dans la nature, dormir est aussi un moment de très grande vulnérabilité, l'individu n'étant alors plus assez vigilant : c'est pour cela que les animaux sauvages ont le sommeil très léger et ne dorment jamais que "d'un œil".

D'ailleurs, certains spécialistes pensent qu'un des principaux facteurs ayant contribué au développement de notre cerveau est notre capacité à dormir très profondément plusieurs heures par jour. C'est principalement notre organisation sociale qui le permet, les uns pouvant dormir en toute sécurité pendant que les autres montent la garde.

On peut aujourd'hui avoir des problèmes d'insomnie pour bien des raisons différentes, la plus simple étant de très mal dormir quand on est seul(e) et beaucoup mieux si on dort à côté de quelqu'un(e). Dans ce cas, la présence de l'autre est synonyme de sécurité. Mais ce peut être absolument l'inverse : on peut très bien dormir quand on est seul(e) et très mal si on sent une présence à côté de soi. Dans ce cas, il faudra se demander quel danger potentiel cet autre représente.

C'est précisément le cas d'une femme qui, pendant vingt-cinq ans, n'a pas pu dormir dans les bras des hommes de sa vie jusqu'à ce qu'elle en comprenne la raison : sans qu'elle le sache, l'homme représentait pour elle un danger d'ordre sexuel. Dans son cas, il lui était impossible de dormir à côté d'un homme puisqu'elle devait rester vigilante. Quant au pourquoi de cette peur, je vous l'expliquerai dans un prochain chapitre.

Dans d'autres cas, l'insomnie est reliée à un événement dramatique survenu durant la nuit, tel qu'un décès, une agression, un cambriolage, etc. C'est le cas d'une femme profondément marquée par un drame survenu quand elle a sept ans, son petit frère étant décédé une nuit de la mort subite du nourrisson. Elle est devenue soudain insomniaque à la naissance de son premier enfant, en solution parfaite pour être toujours très vigilante afin qu'un tel drame ne puisse pas se reproduire.

Une autre façon d'être insomniaque est de regretter que les journées aient seulement vingt-quatre heures et de n'avoir jamais le temps de tout faire. Dans ce cas, le cerveau considère l'individu en situation d'urgence et il réduit d'autant le temps de repos.

la Procréation

Pérenniser l'espèce et transmettre ses gènes est une préoccupation majeure pour tous les êtres vivants et on devrait même placer cette priorité comme étant la toute première. Comme je l'ai déjà précisé, le but de la vie est de transmettre la vie et la priorité pour chaque individu est de transmettre ses gènes afin de pérenniser sa lignée. Ce dernier point, nous le verrons, est finalement le principal au plan individuel.

Ce sujet est tellement vaste qu'il faudrait plusieurs volumes pour en faire le tour. Il concerne tout ce qui est en rapport avec les fonctions organiques permettant de concevoir, de porter et de mettre au monde l'enfant. Il concerne ensuite tout ce qui est en rapport avec la maternité, c'est-à-dire la relation mère-enfant, puisque, nous autres mammifères, nous devons notre existence aux bons soins et surtout au bon lait que notre mère nous consacre.

Mais comment aborder ce sujet sans parler de ce qui permet de faire l'enfant, c'est-à-dire la sexualité, et aussi de ce qui lui garantit les meilleures conditions possibles pour se préparer à prendre son envol, c'est-à-dire le couple parental. Je vais donc devoir scinder le sujet en trois parties : celle-ci traitera de la procréation, une deuxième traitera du couple et de la sexualité et une troisième traitera de la relation mère-enfant.

* * *

Tout au long de l'évolution, la nature a mis tout son talent pour faire de nous des mammifères placentaires vivipares. De ce fait, nous avons un mode de procréation très évolué puisqu'il garantit un taux de réussite maximum pour une consommation d'énergie minimum. Les trois grandes réussites de ce mode de procréation sont : la femelle peut choisir celui qui sera le meilleur géniteur ; le petit se développe en toute sécurité dans le ventre de sa mère jusqu'à maturité ; la mère nourrit sa progéniture grâce au lait qu'elle produit et s'occupe des petits jusqu'à ce qu'ils soient autonomes.

Les structures organiques permettant d'accomplir ce miracle sont très nombreuses, et les mécanismes biologiques impliqués sont d'une complexité inouïe, plus particulièrement chez la femelle puisque c'est elle qui porte l'enfant. De plus, chez certaines espèces telle que la nôtre, Dame Nature a "inventé" de merveilleuses stratégies "gagnantes" pour augmenter les chances de réussite, comme le couple, la famille, etc.

L'énergie que nous autres, êtres vivants, consacrons à nous pérenniser est considérable et elle nous occupe une bonne partie de notre vie tellement il est essentiel de se perpétuer. Admettons même que nous sommes tous de véritables obsédés, les femmes ne pensant qu'à faire des bébés et les hommes ne pensant qu'à leur en faire. Bien entendu, tout cela se passe très largement en dehors de notre contrôle puisque c'est notre bon vieux cerveau archaïque qui nous manipule afin que nous nous exécutions.

Pour chaque individu, qu'il soit primitif ou moderne, la principale situation conflictuelle liée à la procréation peut finalement se résumer ainsi : faire l'enfant ou ne pas le faire. Cela nous ramène une fois de plus à cette fameuse problématique de l'inadéquation entre "*vouloir*", "*pouvoir*" et "*devoir*" que j'estime, en toute logique, être à l'origine de la plupart de nos difficultés existentielles et de nos maladies.

À l'évidence, tout va pour le mieux tant que nous sommes en adéquation avec ces trois composantes : il n'y a alors aucun problème, aucune souffrance, aucune élévation du niveau de stress et notre cerveau n'a donc aucune raison de se mêler de quoi que ce soit. Si une femme veut avoir un enfant et qu'elle l'a, alors tout va pour le mieux et elle n'est pas en souffrance. De la même manière, si elle ne veut pas avoir d'enfant et qu'elle n'en a pas, elle est alors en parfaite adéquation avec elle-même.

Par contre, tout se complique dès l'instant où nous sommes en inadéquation entre "*vouloir*", "*pouvoir*" et "*devoir*" : une souffrance s'installe, le niveau de stress augmente, et notre cerveau peut être obligé de s'en mêler dans certains cas. Les situations conflictuelles que cela induit peuvent s'énoncer ainsi : *"je veux mais je ne peux pas", "je veux mais je ne dois pas", "je dois mais je ne peux pas", "je ne veux pas mais je dois"* ou encore *"je ne dois pas mais je veux"*. Parfois même, et puisque nous savons être pour le moins compliqués, on peut être confronté à un dilemme du genre : *"je veux mais je ne veux pas"*.

Si une femme veut très profondément un enfant et qu'elle ne peut en avoir pour une raison ou pour une autre, alors une souffrance s'installe, son niveau de stress augmente progressivement, et son cerveau peut finir par s'en mêler s'il considère devoir le faire. Il en ira de même pour une femme qui ne veut plus d'enfant mais se retrouve enceinte pour la énième fois (*ou qui a peur de l'être*).

Les choses se compliquent terriblement lorsque nous sommes confrontés à une inadéquation entre deux niveaux différents de nous-mêmes, l'un parfaitement conscient allant dans un sens et l'autre parfaitement inconscient allant dans le sens contraire. Cela se produit quand nous nous retrouvons à faire le bras de fer avec notre cerveau archaïque, en sachant que c'est toujours lui qui a le dernier mot.

C'est exactement le cas de cette jeune femme qui ne parvient pas à avoir d'enfant parce que son cerveau archaïque s'y oppose formellement à cause de la sécheresse de 1976. Au niveau conscient, cette femme voulait très ardemment faire l'enfant : elle s'est beaucoup investie pour y parvenir, elle a essayé tout ce que la médecine pouvait lui proposer et elle a beaucoup pleuré sa souffrance. Tout cela démontre combien, au niveau conscient, elle voulait vivre la maternité.

Par contre au niveau archaïque, son cerveau était formellement opposé à ce projet car il a estimé la situation très défavorable même si vingt-cinq ans plus tard, la sécheresse de 1976 était de l'histoire ancienne. Dans ce cas, cette femme s'est retrouvée à faire le bras de fer avec sa biologie archaïque, laquelle n'a pas hésité à user de son droit de *veto*.

Bien entendu, la problématique peut être inverse et elle concerne un nombre incalculable de femmes qui croient ne pas (*ou ne plus*) vouloir d'enfant pour une raison ou pour une autre, et qui sont néanmoins en très grande souffrance au plus profond d'elles de ne pas enfanter. C'est exactement le cas, déjà exposé, de cette mère de famille qui m'a consulté pour comprendre pourquoi elle était en état de ménorrhée *quasi* permanente.

Depuis l'enfance, cette femme a donc toujours dit et répété qu'elle aurait six enfants, ni un de moins ni un de plus, et comble du bonheur, le très beau jeune homme qu'elle a épousé en voulait justement six aussi. Mais après la naissance du quatrième, elle a soudain réalisé combien quatre enfants demandent d'investissement et d'énergie, d'autant plus qu'elle a un métier très prenant. Elle a alors estimé déraisonnable d'avoir d'autres enfants et, en accord avec son mari, elle a donc renoncé aux deux suivants.

Pourtant, le fait d'avoir renoncé avec sa raison à ces deux enfants n'a pas effacé pour autant son désir viscéral de les avoir, ce que son cerveau archaïque a parfaitement capté. Mais cette femme étant sous contraception, son cerveau en a déduit qu'il y avait un problème "technique" et a fait en sorte d'augmenter le rythme menstruel de cette femme pour augmenter ses chances d'être fécondée. Ainsi, elle s'est retrouvée à faire le bras de fer avec sa biologie archaïque, laquelle n'a tenu aucun compte du point de vue raisonné de cette femme.

Cela met en évidence l'un des postulats du Décodage Biologique : le conflit psychologique conscient est bien souvent, sinon toujours, l'exact opposé du conflit archaïque inconscient. Une personne peut exprimer en conscience son désir ou son refus de la maternité et son corps exprimer très exactement l'inverse. C'est précisément pour cela qu'un décodeur s'intéresse fort peu à ce que pense la personne qu'il a en face de lui, et qu'il s'intéresse plutôt à ce qu'elle ressent au plus profond de ses tripes.

Bien entendu, les hommes ne sont pas exemptés de ce genre de problématique et la souffrance induite est aussi considérable, quel que soit le sens de l'inadéquation. À noter qu'au palmarès des préoccupations archaïques du masculin, figure en très bonne place celle qui consiste à devoir, à tout prix, transmettre ses gènes et pérenniser sa lignée. En effet, dans la nature comme dans l'humanité, il n'est pas permis à tous les mâles de se reproduire : seuls les plus "méritants" y ont droit.

Cette problématique est rarement accessible à la conscience, mais quand on réalise combien Dame Nature a mis au point de stratégies pour "aider" les mâles à transmettre leurs gènes, on en déduit alors que c'est d'une importance capitale. Par exemple, certains spermatozoïdes sont de véritables "*serial killer*" ayant pour fonction d'éliminer les spermatozoïdes d'un mâle précédent.

Quant aux symptômes physiques, aux difficultés existentielles et aux comportements qu'une situation conflictuelle liée à la procréation peut engendrer chez l'homme comme chez la femme, il faudrait un volume de plus pour tout dire. Cela peut se traduire par diverses pathologies plus ou moins graves, des dérèglements hormonaux, des impuissances, des stérilités, des frustrations, des dépressions, des comportements "*hors normes*" (sur un strict plan *bio-logique* et donc sans le moindre jugement), etc.

***

Une autre situation conflictuelle très fréquente à laquelle on peut être confronté sur ce plan concerne l'acte sexuel lui-même, tant il est vrai qu'il est un sujet extrêmement sensible, aussi bien au niveau moral que biologique. Bien évidemment, le problème sera induit par une inadéquation entre "*pouvoir*", "*vouloir*" et "*devoir*", et/ou une dualité entre le point de vue conscient de la personne et celui de son cerveau archaïque.

Tout d'abord, rappelons que, *bio-logiquement* parlant, l'acte sexuel a pour unique fonction la procréation et aucune créature vivante ne le pratique pour la bagatelle (*à deux exceptions près que je préciserai plus tard*). Ainsi, dans la nature, une femelle accepte le mâle seulement si elle a l'intention de faire des petits et, en principe, un mâle s'intéresse à une femelle seulement si elle est en mesure de procréer.

Cette évidence archaïque peut nous jouer de drôles de tours et expliquer pourquoi une femme ayant toujours très volontiers accueilli son mari n'a soudain plus de désir sexuel dès l'instant de la ménopause. Cela peut aussi expliquer pourquoi un homme qui avait toujours beaucoup désiré sa femme ne l'a plus sollicitée après que celle-ci a subit une hystérectomie. Bien sûr dans les deux cas, ces personnes étaient en grande souffrance psychologique et ne comprenaient rien à ce qui leur arrivait.

Nous verrons également en détail dans le paragraphe sur le couple que le sexe est une affaire très sérieuse puisqu'il est potentiellement mortel pour la femme, plus particulièrement au moment de l'accouchement. En tout cas, les dangers du sexe expliquent bien des souffrances et de nombreuses histoires : ainsi, une femme a, toute sa vie, évité la maternité (*et donc l'homme et la sexualité*) afin de ne pas risquer de vivre la même chose qu'une grand-mère morte en couches.

Cela explique pourquoi tellement de femmes évitent la sexualité autant que possible : à chaque fois, elles ont très peur d'y laisser leur peau, le plus souvent sans la moindre conscience. Bien sûr, le fait de pouvoir profiter des avantages de la contraception ne change strictement rien au problème, le cerveau archaïque n'ayant pas la moindre idée que cela puisse exister. Cela explique aussi pourquoi pratiquement toutes les sociétés humaines et presque toutes les religions se sont arrangées pour nous faire croire que le sexe est une chose très vilaine, seulement acceptable si l'objectif est de faire des bébés.

Évidemment, ces tabous et ces interdits sont à l'origine de beaucoup de peurs, de stratégies d'évitements, de misère affective et sexuelle, de frustrations, de souffrances diverses et aussi de beaucoup de symptômes plus ou moins graves. Comme nous l'avons vu, c'est une peur par rapport à l'acte sexuel qui est à l'origine de l'éjaculation précoce : pour une raison ou pour une autre, il est profondément inscrit chez la personne que l'acte sexuel est interdit et/ou dangereux.

Cela peut expliquer l'origine d'une pathologie testiculaire grave que doit gérer un homme en grande souffrance de ne pas avoir de descendance. Pourquoi ? C'est à la fois simple et dramatique : il est encore "vierge" à cinquante ans car toute son enfance, il a entendu sa mère affirmer que son mari est *"un cochon qui ne pense qu'à copuler"* et qu'elle espérait bien que son fils ne serait pas comme son père.

Dans ce cas, le cerveau archaïque a considéré le problème comme une déficience de la fonction testiculaire et il a mis en œuvre cette solution *bio-logique* comme pour augmenter la performance génitale. Mais cela n'ayant aucun effet puisque cet homme continuait à souffrir de cette situation, son cerveau a cru que cela n'était pas suffisant et il a continué à faire en sorte d'augmenter la performance, etc...

À noter : l'acte sexuel a donc pour unique fonction la procréation et aucune créature vivante ne le pratique pour une autre raison. Il y a néanmoins deux exceptions pour confirmer cette règle puisque deux espèces très proches génétiquement, à savoir l'humain et le chimpanzé, pratiquent la chose pour une autre raison : pour ces deux espèces, le sexe a aussi pour fonction d'apaiser les tensions sociales.

*
* *

Dans la nature comme dans l'humanité, une des souffrances parmi les plus intenses auxquelles on peut être confronté est la perte de l'enfant. Néanmoins, même si la mort du petit est une chose absolument terrible, la nature a, comme d'habitude, une façon extrêmement *bio-logique* de gérer le problème. Dans cette situation et si le contexte est favorable, elle s'organise pour que la mère fasse un autre petit dans les meilleurs délais et, pour se faire, déclenche tous les mécanismes qui mèneront à une nouvelle fécondation.

Par contre, cette situation peut malheureusement dégénérer jusqu'à la maladie à cause d'un malentendu psycho-archaïque lorsque, pour une raison ou pour une autre, l'enfant suivant ne peut pas être fait. Pour expliquer le mécanisme, prenons l'exemple d'une femme de quarante-cinq ans dont le fils de vingt ans est mort accidentellement et chez qui, quelque temps plus tard, on diagnostique une grave pathologie ovarienne.

Comprenons d'abord que l'humain a cette particularité d'être viscéralement et durablement attaché à sa progéniture, beaucoup plus que les autres espèces où le mâle n'a pas vraiment conscience de qui il est le père et où la femelle est attachée à son petit seulement tant qu'elle le materne. Ainsi dans la nature, une femelle qui perd son petit va très vite passer à autre chose, à la différence d'une femme humaine dont la souffrance sera intense, durable et le plus souvent indélébile.

Dans le cas de cette femme, sa souffrance est si intense et son niveau de stress tellement élevé que son cerveau considère rapidement la situation comme très sérieuse et nécessitant son intervention, d'autant que cette personne ne fait pas ce qu'elle est supposée faire dans cette situation. Pourquoi ? Tout simplement parce qu'elle est plongée dans sa souffrance et ne pense pas une seconde à faire un autre petit d'autant plus qu'elle a déjà quarante-cinq ans. C'est précisément ce malentendu qui va dégénérer jusqu'à la maladie.

Considérant la tonalité spécifique de sa souffrance (ce que nous appelons un *"conflit de perte"*), son cerveau a d'abord mis en œuvre tous les mécanismes nécessaires pour lui permettre de faire ce qu'une femelle fait dans cette situation depuis la nuit des temps : un autre bébé. D'ailleurs cette femme témoignera plus tard que sa libido a soudain beaucoup augmenté juste après le décès de son fils, ce qui n'a pas manqué de la culpabiliser d'avoir des désirs sexuels en un tel moment.

Mais, au niveau conscient, elle n'a pas un seul instant l'intention de faire un bébé : elle ne l'envisage pas, elle a quarante-cinq ans, elle est dans la souffrance du deuil, etc. Par contre, son cerveau détecte qu'elle continue à vivre ce *"conflit de perte de l'enfant"*. Il voit le temps passer et les rapports sexuels se suivre sans aucun effet, d'autant que cette femme est sous contraception. Alors le cerveau passe au plan B, soit à l'augmentation de la fonction ovarienne pour augmenter les chances de fécondation, ce qui n'a pas plus d'effet, etc., jusqu'à la maladie.

Ce cas de figure peut parfaitement concerner un homme confronté à cette même situation de perte de l'enfant. Notez que la cause de l'empêchement à faire l'enfant peut être la ménopause ou l'andropause, une hystérectomie, la ligature des trompes, une vasectomie, la stérilité, le célibat, etc.

Bien évidemment, le cerveau ne faisant pas la différence entre le réel, le symbolique, le virtuel ou l'imaginaire, on peut devoir gérer un *"conflit de perte"* pour bien des raisons. Ainsi, une mère très attachée à son "petit" a fait une pathologie ovarienne très peu de temps après le mariage de son fils. Elle témoignera avoir eu le sentiment de le perdre à jamais. Dans son cas, le ressenti de perte était tellement intense que son cerveau a cru l'enfant effectivement mort.

C'est aussi le cas d'un jeune "papa-poule" confronté à une pathologie testiculaire parce qu'il a eu viscéralement très peur de perdre sa petite fille de quatre ans lorsque sa compagne a souhaité mettre un terme à leur relation. Bien que la rupture du couple se soit passée dans de bonnes conditions au niveau relationnel, cet homme a néanmoins eu très peur d'être privé de sa petite. Dans son cas, il a vécu cette peur anticipatoire de la perdre avec une telle intensité que son cerveau a cru l'enfant condamnée ou morte.

Cela dit, ce *"conflit de perte"* peut être induit par d'autres situations sans aucun rapport avec la perte d'un enfant. C'est le cas d'un agriculteur confronté à une pathologie testiculaire peu de temps après avoir vécu le drame de sa vie : la perte de ses terres suite à une expropriation. Bien qu'il ait été correctement indemnisé, ce fut pour lui un drame profond, d'autant plus que ces terres étaient celles de ses ancêtres. Considérant l'intensité de son stress et la tonalité de perte de son ressenti viscéral, son cerveau a cru qu'il avait perdu son petit puisque, dans la nature, on ne peut rien perdre d'autre. De ce fait, son cerveau a estimé nécessaire de tout mettre en œuvre pour faire un petit afin de remplacer celui qui venait d'être perdu.

le Couple et la Sexualité

Ce sujet est absolument passionnant à décrypter pour comprendre les enjeux archaïques qui rendent la relation de couple tellement complexe et la relation sexuelle tout à la fois incontournable et tellement redoutée. Bien sûr, pour le comprendre, il faut oublier un instant que la sexualité est une merveilleuse aventure, qu'on accouche aujourd'hui dans des cliniques bien équipées et entourée de professionnels compétents, et que la contraception a été inventée. La réalité archaïque que notre cerveau a en mémoire est bien différente.

Comme vous l'avez peut-être personnellement remarqué, nous n'avons pas franchement de pouvoir sur notre désir sexuel, qu'il soit fort ou faible, puisqu'il est sous le contrôle de notre biologie et de nos hormones, chez l'homme comme chez la femme. À l'évidence, nous sommes admirablement manipulé(e)s par notre cerveau archaïque qui ne pense qu'à nous faire faire des bébés : un véritable obsédé.

En tout cas, notre cerveau est fin stratège quand il s'agit de réunir hommes et femmes dans le même lit, mais aussi pour nous l'interdire. Ainsi, il a inventé le plaisir sexuel pour s'assurer que nous y reviendrons aussi souvent que nécessaire, ou l'inhibition du désir pour nous en dissuader. À noter que cette nécessité de diminuer la libido est à l'origine de certaines dépressions.

Par bonheur, la nature a aussi mis en place de merveilleux garde-fous pour nous empêcher de faire n'importe quoi, et, bien heureusement, nous avons, pour la plupart, le contrôle de nos actes. Heureusement, sans quoi notre espèce aurait sûrement disparu depuis bien longtemps. Pourquoi ? Parce que si faire des bébés est une priorité biologique absolue, c'est aussi, dans la nature, un acte extrêmement dangereux pour celle qui porte l'enfant, le met au monde et l'élève.

D'abord : une grossesse est une période de grande vulnérabilité pour la femme, plus particulièrement les derniers mois. La conception de l'enfant est très grande consommatrice d'énergie, la personne prend beaucoup de poids et son centre de gravité n'est plus le même. Tout cela rend la femme beaucoup plus vulnérable pour agir au quotidien et réagir face au danger, ce qui, dans la nature, réduit d'autant ses chances de survie.

Aussi : l'enfantement est l'instant de tous les dangers car l'espèce humaine met au monde de très gros bébés et parce que l'avantage de notre bipédie est en même temps un sérieux handicap. En effet, c'est l'évolution de notre bassin qui nous a permis de nous mettre debout, mais elle a aussi pour conséquence de modifier son placement, cela rendant le passage de l'enfant beaucoup plus difficile au moment de la naissance. C'est à ce moment-là que la femme est le plus en danger si quoi que ce soit se passe mal.

Enfin : la survie de l'enfant après la naissance dépend exclusivement de l'investissement de la mère qui doit s'y consacrer jour et nuit, pour le nourrir, le surveiller, le porter, le protéger, etc. La mère ne peut donc pas se reposer comme elle le devrait et la fatigue s'accumule jusqu'à ce que l'enfant puisse enfin suivre le rythme des adultes. De plus, l'allaitement est une période physiologiquement épuisante car l'organisme doit puiser dans ses ultimes réserves pour produire le lait en quantité et qualité suffisante.

De ce fait, on peut estimer qu'il faut au minimum dix-huit mois à une femme humaine pour se refaire une santé après avoir mis un enfant au monde et réduire ce délai est une prise de risque considérable. De plus, la mise en œuvre d'une nouvelle grossesse a en principe pour effet d'interrompre le processus de lactation chez la femme allaitante, cela pouvant, dans la nature, être fatal pour l'enfant précédent s'il n'est pas sevré et donc incapable de manger ce que Dame Nature peut offrir. En effet, le lait de vache, le lait maternisé premier âge, et les petits pots pour bébés ne figurent pas au menu.

Mais cela pose un sérieux problème : nous autres les garçons, nous ne pensons vraiment qu'à ça et nous avons effectivement "quelques" difficultés à attendre deux ou trois ans pour faire le prochain câlin. Pour notre défense, sachez, Mesdames, que ce n'est pas vraiment notre faute si nous sommes des obsédés sexuels puisque notre biologie nous impose d'être toujours prêts... pour le cas où vous seriez prêtes. Plus sérieusement : le sexe est une affaire extrêmement sérieuse puisqu'il est indispensable pour la pérennité mais il est aussi potentiellement mortel s'il est pratiqué au mauvais moment. Cela explique beaucoup de choses, comme l'incroyable complexité des rapports entre l'homme et la femme et donc de la relation de couple.

En tout cas, cela explique pourquoi tellement de femmes sont en grande difficulté à ce niveau et qu'elles ont la peur au ventre à chaque rapport sexuel, même si elles prennent toutes les précautions possibles pour ne pas être fécondées. Elles ne sont donc pas "coincées" comme le pensent injustement beaucoup d'hommes : elles sont tout simplement sous la haute autorité de leur cerveau archaïque qui leur impose la plus extrême prudence. Cela dit, l'éducation, les agressions et autres drames liés à la sexualité n'arrangent pas les choses, qu'ils soient survenus dans l'histoire de la personne ou dans celle de ses ascendants.

Nota bene : notre cerveau archaïque n'a pas la moindre idée de ce qu'est la contraception et il ne le saura pas davantage dans 100.000 ans ni dans 10 millions d'années. Pour le cerveau, l'intention d'un rapport sexuel est de faire le petit, et tout rapport sexuel doit en principe induire une grossesse.

Pour toutes ces raisons primordiales, la nature a confié la gestion de la maternité à celles que cela concerne au premier chef. Ainsi, c'est le plus souvent la femelle qui "réveille" la libido du mâle grâce à l'émission d'odeurs affriolantes et autres attitudes suggestives lorsqu'elle se sent prête à faire un petit. De plus, une femelle quadrupède peut très facilement refuser le mâle en restant mobile, la condition *sine qua non* pour accomplir l'acte sexuel étant l'immobilisation de la femelle.

Il en va de même pour l'espèce humaine où la gestion du planning familial est fort heureusement confiée à la femme, les choses du sexe étant une affaire bien trop sérieuse pour en confier la gestion aux hommes. C'est d'ailleurs pour cette excellente raison que l'humanité est un matriarcat, les femmes pouvant ainsi "contrôler" leurs hommes pour les empêcher de prendre leurs désirs pour des réalités.

Comment l'espèce humaine, où l'homme est physiquement bien plus fort que la femme, peut néanmoins être un matriarcat ? C'est très simple : les hommes et les femmes sont tous des ex-enfants et ils ont tous été éduqués par une mère. Ainsi, très tôt, au moment de la structuration de l'individu, les petites filles apprennent qu'il ne faut pas se laisser embêter par les garçons et les petits garçons apprennent qu'il ne faut pas embêter les filles.

Bien sûr, le pourcentage de barbares qui maltraitent la femme ou abusent d'elle ne change rien au fait que l'humanité est très largement un matriarcat, la plupart des hommes étant respectueux de la loi. Aussi, celui qui a les plus gros muscles et qui "gueule" le plus fort n'a pas nécessairement le pouvoir : c'est le plus souvent celle qui sait louvoyer le plus finement qui, en fin de compte, a le "pouvoir de sous-main"...

* * *

Tout cela introduit un autre grand thème : le couple. Bien qu'il ne soit pas une exclusivité du genre humain, l'association durable de l'homme et de la femme est néanmoins l'une de ses grandes spécificités. Mais plus particulièrement chez l'Homme, le couple est une nécessité pour deux excellentes raisons : il faut d'abord être deux pour faire des bébés, mais il faut surtout être deux pour permettre leur survie. Le petit d'homme vient au monde totalement immature et il lui faut au minimum une douzaine d'années avant d'être pleinement autonome, avant de pouvoir se nourrir seul, de faire face au danger, etc. C'est un cas unique dans la nature.

Pour cette excellente raison, la coopération durable des deux sexes est absolument nécessaire car, dans la nature, une femme ne peut pas élever seule un petit (*et à plus forte raison plusieurs*) : la présence de l'enfant rend la femme extrêmement vulnérable, l'enfant accaparant toute l'attention et l'énergie de sa mère qui ne peut alors plus subvenir seule à ses besoins vitaux. De plus, la présence de l'enfant ne permet pas à la mère de réagir idéalement quand surgit le danger : il est donc indispensable qu'elle ait un garde du corps pour la protéger et un chasseur pour subvenir à ses besoins.

Bien sûr, Dame Nature a encore "inventé" une stratégie idéale afin que les deux tourtereaux restent ensemble assez longtemps pour élever les petits : elle a inventé l'attachement, ce que nous appelons aussi l'Amour (*à noter que c'est un mécanisme strictement hormonal*). Ce merveilleux sentiment qui facilite la rencontre, permet surtout à la relation d'être durable. Quant à l'humanité, elle a en plus inventé le mariage, interdit les câlins en dehors de ce lien sacré, et aussi très longtemps empêché le divorce.

Vous comprendrez peut-être mieux pourquoi la femme est un être boulimique d'Amour qui en demande toujours plus : archaïquement, c'est pour elle et ses petits une affaire de la plus extrême importance. Quant à offrir son ventre, la nature l'invite à y consentir seulement si son partenaire est prêt à assumer les conséquences de l'acte pour de très longues années, sous-entendu qu'il est très attaché à elle.

Quant à l'homme, la nature lui demande d'assumer sa paternité, de protéger femme et enfants, de subvenir à leurs besoins... et surtout de contrôler sa pulsion sexuelle ou, en d'autres termes plus triviaux, de ne pas "emmerder le monde". Car l'homme ne pensant qu'à ça (*puisque la nature lui demande d'être toujours prêt*), il est en permanence confronté à un ressenti extrêmement difficile à gérer tant psychiquement que biologiquement, à savoir la frustration, laquelle est d'ailleurs le conflit intrinsèque du masculin. À noter : le conflit intrinsèque du féminin est l'insécurité et celui de l'enfant est la peur d'être rejeté ; nous verrons cela en détail un peu plus tard.

Heureusement, Dame Nature a mis au point de subtils mécanismes hormonaux pour aider l'homme à réussir ce challenge. Elle s'est arrangée pour qu'il puisse respecter le refus de la femme sans faire usage de la force, entre autres grâce à une fine gestion de son taux de testostérone. Aussi et surtout, la nature fait en sorte que l'homme ne meure pas bêtement de frustration car celle-ci est potentiellement mortelle à haute dose. Comment ? Grâce à quelques petites merveilles hormonales et comportementales comme la colère, la dépression (*dans certains cas*), les compulsions, les "mondes refuges", l'hyperactivité, le football, etc. En tout cas, Mesdames, croyez-le ; ce n'est pas si simple d'être un homme, de vous désirer en permanence et de rester un gentleman : cela demande beaucoup de rigueur.

Toute la complexité de la relation de couple réside dans ce fragile équilibre qui doit être maintenu pour que les deux intéressés puissent cohabiter durablement, la femme devant s'assurer la présence de l'homme pour l'aider à accomplir son œuvre maternelle sans pour autant y laisser sa peau à la énième grossesse. Pour ce faire, il est donc essentiel qu'elle se refuse autant que possible, mais en même temps le moins possible puisqu'un homme frustré est difficilement gérable, facilement violent et rapidement infidèle ou même démissionnaire. C'est d'ailleurs là que réside le plus gros problème de la relation de couple, le plus pathogène de tous : le devoir conjugal.

Cela dit, et puisque rien n'est simple, une femme s'inquiète très rapidement quand son homme n'a plus de désir à son égard car elle se sent alors en grand danger, cela pouvant signifier qu'il est sur le point de reprendre sa liberté.

Vous en savez maintenant un peu plus sur les enjeux *biologiques* de la procréation, de la sexualité et du couple et j'espère que vous comprenez mieux pourquoi tout cela est si difficile à gérer au quotidien. Bien sûr, il vous faudra ajuster cette compréhension en fonction de votre histoire personnelle. En tout cas et en dehors de cas extrêmes, il n'y a dans cette histoire ni victime ni bourreau, ni gentil ni méchant, mais seulement les lois de la nature et des enjeux archaïques.

la Relation Mère-Enfant

C'est une relation pour le moins complexe, mais la raison de cette complexité est finalement fort simple à comprendre. Certes, l'enfant passe d'abord quelques mois dans le ventre de la mère, c'est elle qui le met au monde et le pouponne pendant des années : alors, forcément, ça crée des liens très particuliers...

Mais ce qui rend cette relation aussi forte (*et donc si complexe*), c'est surtout que la survie de l'enfant mammifère dépend EXCLUSIVEMENT de sa mère de l'instant de la naissance jusqu'au sevrage, et parfois autant les années suivantes : nous dépendons de son lait, de son attention et de sa protection. De plus chez l'humain, l'enfant vient au monde particulièrement immature (*et donc très dépendant*), et il lui faut longtemps pour devenir pleinement autonome. De ce fait, la pire des choses pouvant arriver à un enfant dans la nature est d'être séparé de sa mère, quelle qu'en soit la cause ; sa disparition, son décès ou son rejet de l'enfant. En effet, l'enfant n'a pas la moindre chance de survivre plus de quelques heures s'il n'a pas le libre accès à la mamelle de sa mère et s'il n'est pas sous sa protection.

Cela explique un certain nombre de choses, par exemple la raison profonde pour laquelle les tout-petits paniquent immédiatement dès qu'ils n'ont plus leur mère dans leur champ de vision ou quand ils sont séparés d'elle. Archaïquement, l'enfant est en sécurité seulement quand il est près de sa mère et il se sent en danger dès qu'il est séparé d'elle, même si cette séparation est temporaire, même si elle est justifiée et même si l'adulte (*la nourrice par exemple*) qui prend l'enfant en charge est plein de bonnes intentions.

Aujourd'hui, la situation la plus caractéristique dans cette tonalité est ce qui arrive à tellement d'enfants qui, un beau matin, se retrouvent dans les bras d'une nourrice, à la crèche ou à l'école maternelle. Si cela ne pose pas trop de problèmes pour beaucoup d'enfants heureux de découvrir de nouveaux horizons, cela peut être dramatique pour d'autres. Dès cet instant et jusqu'à ce que leur mère revienne les chercher, ils peuvent se sentir viscéralement en danger de mort.

Ce *"conflit de rupture de contact"* est le conflit intrinsèque de l'enfant, qu'il soit anticipatoire parce que l'enfant a peur que sa mère disparaisse ou l'abandonne, ou qu'il soit effectif. Sans entrer dans les détails, il faut savoir que cette problématique est à l'origine de la plupart des maladies infantiles, et plus particulièrement celles impliquant l'épiderme, comme l'eczéma par exemple. Bien sûr, cela ne veut pas dire pour autant que toutes les maladies infantiles ou tous les eczémas ont cette origine.

La relation entre ce *"conflit de séparation"* et l'épiderme est finalement simple à comprendre : l'épiderme est une sorte de capteur qui informe le cerveau de l'enfant et celui de la mère sur le niveau de sécurité. En effet dans la nature, l'enfant est en sécurité seulement s'il est en contact direct avec sa mère, c'est-à-dire de peau à peau. Ainsi, dès que l'enfant s'éloigne de la mère ou la mère s'éloigne de l'enfant, leur cerveau est immédiatement averti qu'il y a grand danger.

Quant à comprendre la *bio-logique* du symptôme et pourquoi le cerveau de l'enfant met en œuvre un eczéma dans cette situation, ce n'est pas évident à expliquer puisqu'il y a plusieurs hypothèses. Le plus déroutant est que ce symptôme apparaît bien souvent à la résolution du conflit, c'est-à-dire à l'instant où l'enfant a renoué le contact. Je n'en dirai pas plus car cela nous emmènerait trop loin, y compris en terrain glissant, sujet à polémiques.

Prenons le cas d'un enfant placé pour la première fois à la crèche lorsque sa mère doit reprendre le travail après son congé de maternité. L'enfant est donc en phase de conflit actif de séparation du matin au soir, puis en phase de résolution de ce conflit du soir au matin puisqu'il est à nouveau en contact avec sa mère. C'est précisément pendant cette deuxième période qu'apparaissent les toutes premières rougeurs. Mais ce cycle se répétant du lundi au vendredi onze mois sur douze, l'eczéma n'a jamais le temps d'aller jusqu'au bout du processus de guérison. Nous appelons cela un *"conflit en balance"* et la médecine un eczéma chronique.

L'eczéma sera très actif pendant le week-end, du vendredi soir au lundi matin, puisque l'enfant est en contact permanent avec sa mère et donc en phase de résolution. Il en ira de même pendant la première partie des congés annuels de la mère, l'eczéma de l'enfant étant alors particulièrement actif. Puis, il s'estompera pendant la deuxième partie des vacances, l'eczéma pouvant même disparaître complètement puisque l'enfant pourra aller jusqu'au bout de sa guérison (*physique et psychique*). Mais tout recommencera à la rentrée lorsque l'enfant retournera à la crèche. D'ailleurs, à ce moment-là, la mère pourra penser qu'il y a décidément un problème d'hygiène dans cette crèche ou bien qu'on donne à l'enfant des aliments qui ne lui conviennent pas...

Évidemment, la séparation peut être réelle, symbolique, virtuelle ou imaginaire, et on peut de ce fait se sentir en rupture de contact de bien des façons différentes. Ce pourra être le cas d'une petite fille séparée de la nourrice qui s'est occupée d'elle pendant les premières années de sa vie ; d'un enfant séparé de son chien parce que ce dernier est mort ; d'un jeune garçon séparé de son grand copain suite à un déménagement, etc.

Ce conflit peut aussi concerner l'adulte, comme cet homme très "eczémateux" parce qu'en conflit de séparation permanent. Il est d'une part très attaché à sa famille et il travaille aussi pour une ONG qui l'envoie en mission aux quatre coins du monde où il rencontre des gens auxquels il s'attache beaucoup. Ainsi, il est en conflit de séparation dès qu'il quitte la France et aussi à chaque fois qu'il doit partir d'un pays à la fin d'une mission.

C'est aussi le cas d'une jeune mariée très handicapée par une vaginite qui s'exprime surtout le week-end. Pourquoi ? Parce que son mari travaille toute la semaine dans une autre ville et il est, de ce fait, absent du lundi matin au vendredi soir. Ainsi, cette femme est en conflit actif de séparation sexuelle toute la semaine et en phase de résolution le week-end. Le piège serait de croire que cette vaginite lui permet d'éviter la sexualité quand son mari est là : il n'en est rien, bien au contraire... Par contre, ce serait très clairement le cas si cette femme souffrait de vaginisme. À noter : toutes les vaginites n'ont pas nécessairement cette origine.

* * *

Par bonheur, Dame Nature a, une fois de plus, inventé un mécanisme absolument magnifique pour que les mères s'occupent bien de leurs petits : l'instinct maternel. Il garantit à l'enfant que sa mère s'investira de façon inconditionnelle aussi longtemps qu'il aura besoin d'elle. L'instinct maternel n'est évidemment pas une spécificité du genre humain, mais il est chez nous exacerbé et durable, proportionnellement à la fragilité du petit d'homme et à la lenteur de son évolution. Notez que l'amour maternel est une affaire hormonale : c'est l'ocytocine qui s'en occupe.

Malheureusement, l'instinct maternel n'est pas une science tout à fait exacte et il y a parfois des ratés, chez l'humain comme chez l'animal. Pour citer un seul chiffre nous concernant, sachez qu'il y a aujourd'hui en France, tous âges confondus, environ 400.000 personnes nées sous X - je dis bien quatre cent mille - sans compter les enfants confiés à la DDASS, au père, à une grand-mère, ou bien pire encore.

Si, dans la nature, la mère ne s'intéresse pas à son petit ou si elle le rejette, l'enfant est alors inévitablement condamné, le lait maternisé et les orphelinats étant des inventions très récentes. Quant à l'éventualité de l'adoption du petit abandonné ou orphelin par une autre mère qui voudrait bien le prendre en charge, il ne faut pas rêver : cela n'arrive pour ainsi dire jamais car une mère réserve toujours son lait et son énergie pour son petit et jamais pour celui d'une autre.

Il faut alors imaginer que l'avertissement suivant est inscrit dans le cerveau archaïque de tous petits enfants arrivant au monde : *"Fais gaffe petit ! L'instinct maternel n'est pas une science exacte et tu risques gros si ta mère n'est pas folle de toi !"*. Mais par bonheur, Dame Nature a, encore une fois, inventé une stratégie absolument géniale pour nous garantir l'amour maternel : la séduction.

Cette nécessité *bio-logique* et vitale consistant à séduire l'autre est une préoccupation majeure pour tous tellement c'est une affaire de vie ou de mort, que l'on soit bébé, enfant, adolescent, adulte ou vieillard. En effet, nous sommes des mammifères sociaux, ce qui sous-entend d'abord que notre survie dépend de notre libre accès aux seins de la mère lorsqu'on est petit, mais aussi de notre appartenance à un groupe tout au long de notre existence.

Car séduire va bien au-delà du simple fait de "draguer" l'autre pour avoir ses faveurs afin de pérenniser l'espèce en faisant valoir sa belle santé, ses magnifiques plumes bleues, ses gros muscles, sa ravissante toilette ou sa superbe voiture de sport rouge. En fait, cette nécessité de séduire s'impose dès l'instant où nous quittons le ventre de notre mère et nous nous y consacrons toute notre vie, mais plus particulièrement les premières années.

En fait, notre première mission en arrivant au monde consiste à "calculer" notre mère afin de savoir nous faire aimer d'elle, pour lui plaire et bien évidemment pour ne pas risquer de lui déplaire. Notre survie dépendant exclusivement d'elle, il y a plutôt intérêt à nous attirer ses bonnes grâces afin qu'elle ait toujours envie de s'occuper de nous. Cela permet de comprendre, au passage, le sens profond de cette extraordinaire capacité qu'ont les tout-petits à séduire les grands ; c'est le plus souvent d'une finesse et d'une intelligence incroyables.

Alors que l'on nous croit juste capable de manger et de dormir, nous nous consacrons en fait à très discrètement analyser comment notre mère fonctionne, ce qu'elle aime ou n'aime pas, sa conception de la vie, ses principes, ses peurs, etc. La plupart des informations dont nous devons tenir compte sont parfaitement énoncées par notre mère dans le cadre de l'éducation, mais bien d'autres sont beaucoup plus subtiles et ne sont jamais dites, tant et si bien que nous n'en avons pas la moindre conscience.

Quant au père, la nécessité de lui plaire pour s'attirer ses bonnes grâces et de ne pas lui déplaire pour ne pas être rejeté est tout aussi vitale puisqu'il est le grand protecteur et surtout le chasseur qui subvient aux besoins de la mère et des petits. De la même façon, l'enfant doit "calculer" son père pour comprendre comment il fonctionne afin de s'adapter à sa loi. Cela dit, ce n'est pas l'aspect le plus important de la relation père-enfant.

Car si l'enfant doit avoir très peur de ne pas être aimé par sa mère, il doit aussi avoir très peur de la violence du père car elle est potentiellement mortelle. Il est d'ailleurs inscrit dans le cerveau archaïque de tout petit enfant arrivant au monde : *"Fais bien gaffe petit ! On sait toujours quand la colère du grand mâle commence, mais on ne sait jamais jusqu'où peut aller sa violence !"*. Sauf dans des cas très spécifiques, la violence du grand mâle (du père) n'a pas pour finalité de tuer l'enfant, mais sa force physique peut être fatale au petit.

Bien évidemment, toutes ces lois de la mère et du père (*puis celles de la famille, de la société, de l'instit, de Dieu, etc.)* que nous devons prendre en compte pour plaire et ne pas déplaire ne manquent pas d'avoir une influence durable sur notre personnalité puisqu'elles sont intégrées alors que nous sommes en pleine structuration. Cela explique pourquoi nous pouvons rester bloqués, parfois toute notre vie, par des difficultés existentielles très handicapantes, tout simplement parce que notre cerveau archaïque estime qu'une loi apprise dans l'enfance est toujours en vigueur quand on est grand.

Ainsi, une femme a été très longtemps en difficulté par rapport à la sexualité parce que toute son enfance, elle a entendu sa mère exprimer son refus de la chose, sa conviction que la relation sexuelle est une abomination et sa certitude que les femmes qui couchent sont des putains. Avec beaucoup d'intelligence, la petite fille a alors considéré, sans vraiment en avoir conscience, que pour être bien vue de sa mère, mieux valait ne pas être trop sensuelle, ni trop coquette et encore moins fréquenter les garçons. Évidemment, jusqu'à ce qu'elle en prenne conscience, cette ex-petite fille a eu "quelques" difficultés pour vivre sa sexualité paisiblement. Son cerveau lui rappelait à chaque fois qu'elle était en faute par rapport à la loi de la mère et qu'elle risquait fort d'être sanctionnée d'une manière ou d'une autre.

Ainsi, un homme a été très longtemps en difficulté par rapport à l'argent parce que pendant toute son enfance, il a entendu son père communiste vilipender l'argent, le capital, le patronat, les riches, etc., et affirmer son intime conviction que seuls les pauvres prolétaires sont des gens honnêtes. Avec beaucoup d'intelligence, le petit garçon a alors considéré, sans vraiment en avoir conscience, que pour être bien vu de son père, mieux valait ne pas trop heurter ses croyances et encore moins avoir des goûts de luxe. Évidemment, jusqu'à ce qu'il en prenne conscience, cet ex-petit garçon a eu "quelques" difficultés dans sa relation à l'argent et n'a jamais pu accepter la moindre promotion, même si, par ailleurs, il est viscéralement anti-communiste.

C'est pourquoi nous pouvons être durablement handicapés, éventuellement toute notre vie, par ces structures adaptatives absolument parfaites que nous avons mises en œuvre dans notre petite enfance afin de plaire ou ne pas déplaire à ceux dont notre survie dépend, le tout sans la moindre conscience. La seule erreur que nous commettons un peu plus tard est d' "oublier" de débrancher ces merveilleux programmes d'adaptation et de survie lorsqu'ils n'ont plus d'utilité, soit au moment où nous quittons le nid familial, et donc au moment où notre survie ne dépend plus de nos parents.

J'appelle ce mécanisme *"la peur anticipatoire de la sanction en termes de rejet ou de violence"* et la Faculté de Psychologie le nomme *"sur-moi"*. La seule différence est qu'elle estime que c'est une affaire purement *psycho-logique* alors que je pense pour ma part que c'est une affaire strictement *bio-logique*.

En conclusion : la relation mère-enfant est fort complexe et il est parfois très difficile de couper le cordon ombilical, tout simplement parce que nous lui devons la vie, ce qui crée des liens indéfectibles. Mais cette relation est d'autant plus complexe que nous gardons toute notre vie, sans la moindre conscience, une peur profonde qu'elle nous rejette et que cela nous soit fatal. Cela explique pourquoi nous avons parfois "quelques" difficultés à nous libérer d'elle et/ou à prendre le risque de lui déplaire...

* * *

Quant à la mère, la relation qu'elle a avec son petit n'est pas moins complexe puisque la nature lui demande de s'investir inconditionnellement afin d'accomplir son œuvre maternelle. Tout ce qui concerne l'enfant, sa santé, son bien-être et son avenir sont autant de préoccupations majeures qui peuvent très profondément stresser une femme, jusqu'à l'en rendre malade, au sens figuré le plus souvent, mais aussi au sens propre dans de nombreux cas.

Ainsi, beaucoup de pathologies du sein (*et donc pas toutes*) ont cette problématique pour origine, ce que nous appelons le conflit de *"drame pour le petit"*. Cela se produit lorsque l'inquiétude d'une mère pour son enfant est tellement intense que le cerveau intervient en mettant en place une solution *biologique* au niveau de la glande mammaire pour tenter de résoudre le problème.

Comprenons d'abord que, pour le cerveau archaïque d'une femme, tout stress intense lié à une inquiétude pour l'enfant ne peut vouloir dire qu'une seule chose : le petit est malade. Qu'il soit effectivement malade, qu'il travaille mal à l'école, qu'il ait de mauvaises fréquentations, qu'il soit au chômage ou en prison pour fraude fiscale, tout cela sera pris en compte par le cerveau archaïque de la mère d'une seule et même manière : comme un problème lié à la santé de l'enfant.

Dans des cas extrêmes, le cerveau de la mère détecte cette tonalité conflictuelle, en déduit que son petit est malade et met en œuvre la meilleure solution possible, comme il le fait depuis la nuit des temps : la production de *"lait-dicament"*. En effet dans la nature, la mère soigne son petit de cette façon lorsqu'il est malade car le lait maternel contient toujours très exactement ce dont l'enfant à besoin. Il contient l'indispensable en termes d'éléments nutritifs, de vitamines, de sels minéraux, etc., mais aussi d'anticorps pour aider l'enfant à combattre la maladie.

Pour connaître les besoins de l'enfant, la mère dispose de capteurs spécialisés au niveau du mamelon qui, à chaque tétée, analysent la salive de l'enfant pour déterminer très précisément quels sont ses besoins afin que la composition du lait soit toujours idéale. Celle-ci peut même changer au cours d'une même tétée, en fonction des besoins de l'enfant : tout cela a été scientifiquement démontré.

Mais voilà : cette solution en principe parfaite, ne semble finalement pas l'être puisque jamais une pathologie de la glande mammaire n'a produit la moindre goutte de lait... Cet exemple particulier va nous permettre de mieux comprendre pourquoi et comment la mise en œuvre d'une solution *bio-logique* se voulant parfaite peut dégénérer en véritable catastrophe. En effet, une pathologie de la glande mammaire pour cause de "*drame pour le petit*" est due, une fois encore, à un profond malentendu entre la biologie archaïque et le psychisme humain.

Cela se produit lorsque l'enfant pour lequel la mère s'inquiète est sevré et que son cerveau l'ignore. Car, dans la nature, une mère stresse pour son petit seulement tant qu'elle le materne - c'est-à-dire tant qu'elle l'allaite - et elle s'en désintéresse complètement et même le chasse de sa vie dès l'instant du sevrage, lequel correspond en général à la conception du petit suivant. Cela explique au passage l'immense drame que vivent certains enfants au moment de l'arrivée du petit frère ou de la petite sœur : sans conscience, l'enfant peut craindre d'être rejeté par la mère à ce moment-là.

Là réside le quiproquo psycho-archaïque à l'origine de tellement de pathologies du sein : la plupart des mères humaines gardent toute leur vie un très profond attachement pour leur enfant. De ce fait, elles stressent énormément quand leur petit - quel que soit son âge - est malade ou en difficulté. Cela fait croire à la biologie de la mère qu'elle est encore en période de maternité et donc en période d'allaitement.

Si le stress de la mère est très intense, le cerveau en déduit que l'enfant est très malade et qu'il doit intervenir pour le sauver. En solution parfaite, il met alors en œuvre tous les mécanismes nécessaires au niveau de la glande mammaire pour produire les éléments guérisseurs d'un lait... qui ne peut justement pas être produit. La mère n'étant pas en période de maternité, son hypophyse ne produit donc pas de prolactine en quantité suffisante et les glandes galactogènes ne peuvent pas sécréter de lait.

Alors la situation dégénère parce que la biologie ne peut pas accomplir ce qui lui est demandé - produire du "*lait-dicament*" - puisque la mère n'allaite pas concrètement... et d'autant plus si l'enfant a quinze ans et qu'il est à l'hôpital suite à un accident de scooter ou s'il a quarante ans et qu'il est au chômage.

Le cerveau ne sachant pas faire la différence entre ce qui est réel, symbolique, virtuel ou imaginaire, l'éventail des situations pouvant stresser une femme (*et parfois même un homme*) dans cette tonalité de *"drame pour le petit"* est absolument infini. Par exemple, une mère peut avoir en permanence très peur qu'il arrive quelque chose à son petit. Dans ce cas, son cerveau archaïque pourra croire qu'un stress aussi intense sous-entend que le petit est effectivement malade.

Quant à l'enfant malade, il peut prendre bien des aspects, jusqu'aux plus surprenants. Ce peut être un enfant qui n'est pas le sien (*nièce, neveu, enfant d'amis intimes, etc.*), d'un parent (*père, mère, frère, sœur, etc.*), d'un proche (*époux, ami, etc.*), d'un animal domestique, des enfants du tiers-monde qui n'ont rien à manger, etc... Dans certains cas mêmes, l'enfant malade peut être une entreprise en difficulté ou une association comme je l'ai rencontré une fois.

*
* *

Une autre situation conflictuelle générant énormément de stress par rapport à l'enfant est ce que nous appelons le *"conflit dans le nid"*. Il correspond à la très profonde inquiétude vécue par une mère si elle est confrontée à une destructuration du nid (*ou un risque de*), en cas de rupture dans le couple (*un divorce par exemple*), de disparition de l'époux, ou plus largement d'un problème familial.

Dans la nature, une femme élevant des petits ne peut, seule, subvenir à ses propres besoins alimentaires ni à ceux de sa progéniture puisque son rôle de chaque instant est d'allaiter, pouponner, surveiller, protéger, etc. Elle ne peut donc pas se consacrer à autre chose ni courir les bois pour trouver sa pitance. Par contre, c'est bien le rôle du père de subvenir aux besoins de la famille et d'aller tous les matins à la chasse (ou au travail) afin de ramener tous les soirs de quoi nourrir sa femme et ses petits. Évidemment, la défaillance du père est une véritable catastrophe pour la mère dont le stress est alors surtout dirigé vers ses enfants qu'elle craint de ne plus pouvoir nourrir.

Quant à la défaillance du père, elle peut avoir diverses causes. Elle peut être due à sa disparition s'il s'est fait manger par un ours ou écraser par un autobus, à la maladie ou une blessure grave, une période de chômage, une rupture partielle ou définitive du couple, par exemple à cause de son intérêt soudain pour une autre femme.

Évidemment, l'humain étant socialement très organisé et dépendant du groupe dont il fait partie, toute destructuration de la famille (*ou du clan en général*) est aussi une véritable catastrophe qui fait beaucoup stresser les femmes. Elles se demandent si, dans de telles conditions, elles pourront subvenir aux besoins vitaux des petits. Cela explique au passage pourquoi les conflits familiaux induisent autant de stress.

Dans ces différentes situations, et en cas de pathologie au niveau de la glande mammaire, il faudra cette fois y voir la réaction de la biologie d'une femme qui craint de manquer de l'essentiel pour nourrir ses petits. La biologie réagit alors pour augmenter la production de lait si la personne est en période de lactation ou tente de la réactiver si elle n'y est plus.

Pour finir, souvenons-nous de l'histoire de Paula et de sa tumeur hypophysaire à prolactine élevée qui avait aussi pour objectif archaïque de produire du lait pour venir en aide au petit. Cela montre que la biologie dispose souvent de plusieurs solutions pour résoudre un même problème, le choix par le cerveau d'une solution plutôt qu'une autre étant, pour nous autres décodeurs, le plus souvent un véritable mystère. Et nous verrons bientôt qu'une pathologie du sein peut avoir une autre origine diamétralement opposée à celles-ci...

la Protection

Pour toutes les créatures vivantes, plus particulièrement chez les animaux, faire en sorte de rester vivant le plus longtemps possible est une préoccupation permanente tant la vie sauvage est particulièrement dangereuse. Cela demande d'être toujours extrêmement vigilant, d'avoir d'excellents réflexes et d'être physiquement très performant pour fuir le danger ou pour affronter l'adversaire.

Le sujet est à ce point sensible qu'il n'est pas confié à la seule compétence de l'individu et la biologie est très largement mise à contribution pour nous aider à réussir ce challenge qui consiste à rester en vie. Ainsi, la réactivité de l'individu pour éviter le danger ou lui faire face est prise en charge par notre système nerveux végétatif (*voir le chapitre sur le stress*).

Chaque espèce dispose de caractéristiques spécifiques lui donnant des avantages particuliers pour mieux se protéger ou se défendre en fonction de son environnement. Certaines sont avantagées par leur petite ou leur grande taille, d'autres vivent sous terre ou dans les airs, d'autres sont très rapides ou très agiles, d'autres ressemblent par leurs couleurs ou leurs formes à ce qui compose leur environnement, d'autres ont de grandes dents ou des piquants, d'autres sont venimeuses ou toxiques, etc.

Quant à l'homme, il a été très longtemps une proie facile particulièrement appréciée par tous les grands carnivores qu'il a côtoyés. Ce sont des chasseurs émérites, ils sont beaucoup plus rapides que nous et il convient, dans la nature, d'être toujours en alerte et prêt à réagir pour nous éviter de leur servir de casse-croûte. Nous avons survécu grâce à la taille de notre cerveau qui n'a cessé d'augmenter depuis la divergence de la lignée des grands singes. C'est en effet notre cerveau notre meilleure arme de défense, nos capacités intellectuelles nous permettant de surmonter notre faiblesse physique. L'autre grande force de l'homme est son organisation sociale qui lui permet d'être mieux organisé pour se protéger.

Bien que notre monde soit nettement moins dangereux et que nos prédateurs soient enfermés dans des zoos ou dans des réserves, notre cerveau archaïque n'en reste pas moins très vigilant et toujours prêt à nous faire réagir comme il se doit, quelle que soit la situation. Notre cerveau s'est structuré à une époque où à chaque instant pouvait surgir un danger mortel et sa façon de réagir ne peut pas changer aussi rapidement que l'a fait notre humanité en seulement quelques milliers d'années.

Ainsi, une porte qui claque derrière nous est interprétée par notre cerveau archaïque comme un danger mortel qui surgit et il nous fait réagir en conséquence avant même que nous ayons compris qu'il s'agit d'une porte et non pas d'un prédateur. Mais notre biologie est aussi capable de mettre en œuvre beaucoup d'autres solutions physiques et/ou comportementales pour nous protéger, certaines pouvant devenir mortelles pour cause de malentendu "psycho-archaïque" car la diversité de nos prédateurs est devenue presque infinie.

En plus de ce qui est aussi dangereux qu'à l'époque de nos origines, nous avons de plus en plus d'ennemis potentiels de nature de plus en plus subtile. Nous pouvons être agressés par la pollution, être attaqués par un virus informatique, devoir affronter la concurrence asiatique, être terrorisés par l'autorité d'un supérieur hiérarchique, devoir nous défendre contre une accusation, craindre la sanction de Dieu, etc.

Notre cher cerveau archaïque se basant seulement sur notre ressenti viscéral pour décrypter la tonalité conflictuelle de notre difficulté, il ne fera pas la différence entre une agression réelle, symbolique, virtuelle ou imaginaire, ni la différence entre une agression physique et une agression morale. Ainsi, la pollution, un virus informatique, la concurrence asiatique, un supérieur hiérarchique, une accusation et même le Bon Dieu peuvent devenir autant de dangereux prédateurs à la gueule pleine de dents. Il y a effectivement de quoi en sourire... Mais tout cela peut aussi très mal se terminer si l'on n'y prend pas garde car les solutions *bio-logiques* que le cerveau peut mettre en œuvre à cause d'un malentendu sont parfois radicales.

Ainsi, un homme doit gérer une grave maladie du derme localisée entre les deux omoplates quelques semaines après une rupture. Un beau matin, après quinze ans de vie commune et sans que rien n'ait pu le laisser présager, sa compagne l'informe qu'elle le quitte. Elle prend la valise qu'elle a préparée durant la nuit et s'en va. Au plus profond de lui, cet homme le vivra comme un coup de poignard dans le dos : c'est d'ailleurs ainsi qu'il l'énoncera. Il va vivre et revivre l'événement pendant des semaines dans cette tonalité spécifique, tant et si bien que son cerveau estimera nécessaire de protéger cette zone en augmentant l'épaisseur du derme, un peu comme s'il voulait y mettre une couche de cuir protectrice.

Ainsi, une femme prend trente kilos en un an après l'arrivée d'un nouveau chef de service tyrannique qui la prend en grippe dès le premier jour. Elle vit cette situation comme une agression permanente contre laquelle elle doit résister, tant et si bien que son cerveau met en œuvre une augmentation de sa glycémie pour l'aider à faire face à cette agression, comme pour la Demoiselle victime de harcèlement. Mais ce sucre n'étant pas utilisé puisque cette personne est assise à son bureau huit heures par jour et qu'elle n'affronte pas physiquement son chef de service, il va être transformé en graisse et être stocké.

Ainsi, un petit commerçant doit soudain gérer une hypertension artérielle quelques mois après l'installation d'une grande surface dans sa ville. Son chiffre d'affaires baisse très rapidement et il ne décolère pas que l'on ait pu s'installer dans SA ville, un peu comme si c'était sa place réservée. Son cerveau va donc considérer son stress comme un envahissement du territoire et tenter de l'aider en augmentant la fonction cardio-vasculaire pour qu'il soit physiquement plus fort pour défendre son territoire. Mais cela n'ayant aucun effet puisque le problème ne peut pas être résolu par la force, cet homme continuera à vivre son stress très intensément, son cerveau continuera à vouloir l'aider, etc.

Ainsi, une femme souffre soudain d'une hypothyroïdie trois mois après l'installation d'un nouveau locataire qui terrifie cette femme : il est immense, il respire la brutalité, il est agressif, et il a un énorme chien qui ressemble à son maître. Un soir où cette femme va se plaindre qu'il fait trop de bruit, il la menace avec un couteau et lui promet de lâcher son chien si elle recommence. L'utilité *bio-logique* de cette pathologie qui rend anergique correspond à un vieux réflexe archaïque permettant d'éviter l'affrontement en prouvant sa faiblesse : dans la nature, le fort ne perd jamais son temps à agresser le faible puisqu'il n'est pas un concurrent. Plus archaïquement encore, cette stratégie permet de simuler la mort, un prédateur ne s'acharnant jamais à tuer une proie qu'il pense être morte.

Ainsi, une femme fait une pathologie du système lymphatique suite à un banal événement de la vie conjugale. Elle est mariée depuis vingt ans à l'homme idéal : c'est un mari merveilleux, un amant délicat, un père émérite, etc. Il ne s'est jamais rien passé entre eux qui puisse poser le moindre problème à cette femme, jusqu'au jour où son mari fait une énorme colère suite à une décision qu'elle a prise. Dès cette seconde, sans la moindre conscience, cette femme s'est mise à avoir viscéralement peur de son mari, même si après cette colère, il s'est excusé sincèrement et redevenu l'homme idéal qu'il a toujours été. Mais son cerveau va considérer sa peur viscérale comme l'agression d'un agent pathogène et mettre son système immunitaire en sur-fonction pour éliminer le danger.

La diversité des dangers réels, symboliques, virtuels ou imaginaires, physiques ou moraux, auxquels nous pouvons être confrontés est absolument infinie et je pourrais vous raconter mille autres histoires pour le démontrer. Quant aux solutions *bio-logiques* mises en œuvre par notre cerveau pour tenter de nous aider en cas d'agression, elles peuvent s'exprimer au niveau cérébral, musculaire, neuromusculaire, osseux, cardiovasculaire, sanguin, lymphatique, immunitaire, hormonal, dermatologique, dentaire, etc.

Au niveau psychique ou comportemental, notre cerveau dispose aussi d'un grand éventail de solutions plus ou moins radicales. Ce peut être la paranoïa pour rendre l'individu encore plus vigilant, l'agressivité pour faire peur à l'autre, la timidité pour faire acte de soumission, la pratique d'un sport de combat pour apprendre à se défendre, l'installation d'une porte blindée et/ou d'une serrure "*cinq points*" pour se barricader chez soi, etc.

* * *

Pour vous montrer combien les stratégies de notre cerveau pour nous venir en aide peuvent être archaïques, voici en détail les tenants et les aboutissants d'une histoire d'agression qui vaudra à une femme une grave maladie du sein.

Rappelons d'abord que la glande mammaire est cette grande invention de la nature qui nous vaut d'être des mammifères depuis 210 millions d'années. Le lait qu'elle produit permet tout d'abord à la mère de nourrir l'enfant de la meilleure manière qui soit, mais il permet aussi de soigner le petit lorsqu'il est malade. Comme nous l'avons vu, beaucoup de pathologies de la glande mammaire ont, de ce fait, pour origine une situation conflictuelle liée à l'enfant, soit parce qu'il est en difficulté, soit parce qu'il est malade.

La nature étant merveilleusement ambivalente, nous allons voir maintenant que le sein peut aussi avoir une autre utilité beaucoup plus archaïque et diamétralement opposée à la précédente. Car si la fonction du sein est de sécréter du lait pour nourrir l'enfant, notre cerveau archaïque peut aussi, dans certaines circonstances, vouloir lui faire sécréter… une substance répulsive pour se débarrasser d'un agresseur.

Je me suis longtemps demandé pourquoi les relais cérébraux contrôlant les glandes mammaires sont localisés au niveau du cervelet, tout comme le derme, le péricarde, le péritoine, la plèvre et les méninges, soit autant de structures consacrées à la protection de l'intégrité. En d'autres termes, je me demandais pourquoi cette façon tellement moderne de nourrir les petits pouvait être sous le contrôle de notre deuxième cerveau, celui que j'appelle notre cerveau de méduse.

Enfin un jour, en regardant les images d'une scène de la vie aquatique d'un film documentaire sur les origines de la vie, j'ai enfin compris pourquoi. Une magnifique étoile de mer rouge et blanche s'approche très lentement d'une non moins magnifique limace de mer jaune et noire et s'installe sur son dos pour la manger. On pourrait croire la pauvre limace de mer en bien mauvaise posture, mais très rapidement, l'étoile de mer doit renoncer et fuir parce que la limace sécrète par la peau des substances fortement urticantes qui indisposent l'agresseur.

On pourrait situer cette scène au Cambrien, il y a 550 millions d'années, alors que la vie est exclusivement marine. Tous les animaux sont des invertébrés, ils sont pour la plupart très peu mobiles et ne disposent pas encore d'exosquelette, de carapace, de griffes ni de crocs pour se défendre. Ils ont peu de moyens de défense passive sinon d'être résistants à l'attaque d'une manière ou d'une autre, par exemple en étant immangeables. Ils n'ont pas beaucoup plus de moyens de défense active sinon la fuite ou précisément la sécrétion de substances urticantes ou toxiques pour "répulser" leurs prédateurs.

Dame Nature se servant toujours d'une structure existante pour en inventer une autre, j'ai l'intime conviction que la glande mammaire est une évolution, un recyclage de ces glandes qui permettaient jadis de fabriquer ces substances toxiques. D'ailleurs, les sécrétions répulsives des nombreux animaux ayant toujours ce mode de défense sont le plus souvent d'un blanc laiteux. Ainsi, dans certains cas (*et donc pas tous*), la pathologie de la glande mammaire d'une femme très moderne peut être l'expression d'un très archaïque conflit de *"je veux répulser mon prédateur"*.

Pour faire la découverte de cette tonalité conflictuelle, je vous invite à plonger dans l'océan. Faites-vous limace de mer et vivez l'agression d'une étoile de mer qui s'approche de vous plus vite que vous ne pouvez fuir, et qui, très progressivement, vous couvre de ses tentacules pour mieux vous dévorer. Imaginez : tout se fait très lentement, sans violence, ni la fuite ni le combat ne sont envisageables et l'issue est aussi prévisible qu'inéluctable ; désolé pour le cauchemar... Dans cette situation, votre unique chance de salut est que votre prédateur s'en aille de lui-même, qu'il renonce, qu'il change d'avis.

Je vous invite maintenant à vérifier dans votre histoire si vous n'avez pas déjà vécu quelque chose du même ordre, un moment de votre vie où vous étiez confronté à une personne ou à une situation à laquelle il vous semblait n'y avoir aucune chance d'échapper. C'est le cas de plusieurs femmes qui m'ont consulté pour cause de pathologie du sein, dont une plus particulièrement :

Elle est mariée depuis vingt ans à un homme ayant une excellente situation, elle a quatre enfants et elle est mère au foyer. Mais elle n'est pas heureuse car elle n'aime plus son mari dont, en plus, elle a viscéralement peur. Lorsqu'elle lui parle de sa volonté de mettre un terme à leur relation, la réponse de son mari est tout à la fois très posée et très claire. Il lui explique, très calmement, sans hausser le ton, qu'il ne peut pas s'y opposer, mais lui conseille néanmoins de renoncer à ce projet... puisqu'il s'engage à le lui faire payer très cher, si cher qu'elle ne s'en remettra jamais. Il lui promet de faire en sorte qu'elle perde la garde des enfants et qu'elle soit financièrement sans ressource.

Il faut savoir de cet homme qu'il est grand, imposant, granitique, imperturbable, sûr de lui, et surtout qu'il est un homme de loi fort compétent. Cette femme est d'ailleurs convaincue, à tort ou a raison, qu'il est parfaitement capable d'obtenir le divorce à son avantage exclusif. De plus, cet homme est absolument inattaquable : il est très bien élevé, il est un chef de famille irréprochable, un mari respectueux, etc. Tout au plus peut-on lui reprocher d'être un père absent pour raison professionnelle et d'être un homme très possessif qui n'envisage pas une seule seconde de perdre sa femme.

Vous comprendrez que cette femme ait pu prendre les menaces de son mari très au sérieux et se sentir aussi piégée que la limace de mer : elle est dans une situation qu'elle ne peut ni fuir ni combattre, sans possibilité d'échapper à son mari ni de l'affronter en justice. Considérant la tonalité spécifique et l'intensité de son stress, son cerveau a cru qu'elle avait une étoile de mer sur le dos. Pour l'aider, il a mis en œuvre ce très primitif programme de fabrication d'un agent toxique pour *"répul-*

ser" son agresseur et cet épouvantable malentendu entre cette femme et son cerveau archaïque a dégénéré jusqu'au cancer.

* * *

Bien sûr, le prédateur à "*répulser*" pourra être réel, symbolique, virtuel ou imaginaire et il pourra revêtir bien des déguisements. Ainsi, une femme américaine vivant en France déclenche une maladie du sein juste après les attentats du 11 septembre 2001 contre son pays car elle considère, au plus profond d'elle, que le terrorisme est un mal contre lequel on ne peut rien faire. Une autre déclenche une pathologie du sein car elle se sent complètement "bouffée" par une prestigieuse association dont on lui a fait l'honneur d'être Présidente. Mais cette association se révélera être en grande difficulté à cause d'une mésentente entre certains membres du bureau. Dans son cas, son cerveau a cru que cette association était une vilaine bête dont cette femme ne pouvait pas se débarrasser.

Pour illustrer ce *"conflit de répulsion"* autrement, voici une histoire dans le règne animal. Une chienne déclenche soudain une pathologie de la mamelle sans cause manifeste : d'aucune manière, ni réelle ni symbolique, elle n'a de petit à nourrir ou à soigner. Le seul événement survenu juste avant l'apparition de la maladie est l'adoption par la famille d'un cochon d'Inde, lequel capte soudain toute l'attention de la maisonnée. Dans ce cas, cette chienne n'ayant pas de solution pour se débarrasser de la bestiole (*on lui a bien sûr fait comprendre qu'elle est intouchable*), sa biologie a tenté de l'aider de cette manière très archaïque pour faire fuir le cochon d'Inde et ainsi retrouver sa place privilégiée au sein de la famille.

Parmi tous les prédateurs possibles et imaginables, il en est un très difficile à envisager : l'enfant. En effet pour certaines mères, c'est l'enfant le prédateur qu'il faut "*répulser*" car il est générateur de beaucoup trop de stress, parce que malade ou en difficulté d'une manière ou d'une autre (ex : un enfant délinquant).

La mère se fait tellement de souci pour l'enfant que la biologie estime nécessaire de s'en "débarrasser", le stress qu'il induit étant beaucoup trop intense. Ces femmes diront facilement : *"je me fais tellement de souci pour lui, ça me ronge", "je suis morte d'inquiétude", "il va me faire mourir de peur, de chagrin, de souci"*, etc. Dans d'autres cas, l'enfant peut être réellement dangereux pour la mère s'il est menaçant ou violent, s'il oblige sa mère à se mettre en danger (*par exemple financièrement*), etc.

L'enfant peut également être un obstacle pour l'avenir de la mère. En effet dans la nature, les femelles n'attendent pas très longtemps les petits trop faibles pour suivre le rythme du groupe, cela pouvant leur être fatal. Ainsi chez les gnous par exemple, la mère accorde une demi-heure au nouveau-né pour se mettre debout et suivre le rythme du troupeau, et il est impitoyablement abandonné sur place s'il n'en est pas capable.

Enfin, certaines femmes ne supportent pas d'être tétées ; elles le vivent comme une agression physique, un peu comme si le bébé voulait les manger. Dans ces cas-là, je ne voudrais pas être l'enfant, le lait de la mère ne devant pas être très sain sur quelques plans subtils. Le problème se posera également si une mère allaitante a un prédateur symbolique sur le dos.

À noter : certaines pathologies dermatologiques peuvent avoir pour origine cette même tonalité conflictuelle de répulsion du prédateur, les glandes sudoripares ayant la même origine que les glandes mammaires. D'ailleurs, la sueur humaine est un poison violent, quelques millilitres pouvant tuer une souris.

* * *

Maintenant que les fauves ne représentent plus un danger, notre principal adversaire est l'Homme lui-même, plus particulièrement l'homme masculin puisque le féminin est rarement agressif ou violent. Il en va de même pour pratiquement toutes les espèces où, après le prédateur, celui dont il faut le plus se méfier est le mâle puisqu'il est potentiellement très dangereux.

Pourquoi ? Tout simplement parce que Dame Nature a fait en sorte de le rendre fort, combatif et conquérant. Ainsi, l'individu a de meilleures chances de survie face à l'adversité, mais aussi face à la concurrence des autres mâles qui sont exactement dans la même dynamique. De plus, et comme il est absolument essentiel qu'il transmette ses gènes, Dame Nature a fait de lui un véritable obsédé pour l'aider à réussir cette œuvre.

En conséquence, le masculin tolère difficilement la concurrence puisque c'est une question de survie pour lui d'avoir la meilleure place et le meilleur morceau, ce qui le rend agressif pour conquérir ou défendre sa position. De plus, le masculin étant toujours prêt pour le sexe et le féminin ne pouvant pas lui donner satisfaction aussi souvent qu'il le voudrait, tout cela aboutit à l'une des pires calamités : LA FRUSTRATION.

La frustration est un poison absolument mortel à haute dose car elle induit une insidieuse et progressive élévation du niveau de stress. Bien sûr, Dame Nature n'a pas oublié d'inventer une sorte de soupape de sécurité automatique pour évacuer le trop plein de pression : LA COLÈRE. Mais le gros problème avec la colère est qu'elle se transforme facilement en violence si on perd le contrôle de soi.

Pour l'éviter, Dame Nature a mis au point une autre stratégie parfaitement adaptée afin que la cohabitation avec les frustrés ne soit pas trop infernale : LA DÉPRESSION. En effet, certaines dépressions (*et donc pas toutes*) ont pour utilité *bio-logique* de faire baisser le "feu du désir" et par conséquent la frustration : en toute logique, on n'est jamais en souffrance quand on n'a pas envie de quelque chose et qu'on ne l'a pas. D'ailleurs, un des signes cliniques de la dépression est précisément l'absence de libido ou d'autres désirs.

Cela dit, Dame Nature s'est une fois de plus très subtilement arrangée pour calmer les esprits afin que les communautés puissent vivre en paix et prospérer grâce à un mécanisme d'inhibition hormonale qui évite aux mâles d'être ni trop agressifs ni trop dépressifs. Ce mécanisme - nous l'appelons *"pat hormonal"* -, consiste en une diminution de l'expression de la testostérone pour empêcher les mâles de prendre leurs désirs pour des réalités et les obliger à respecter l'ordre établi.

En effet dans toute société organisée, humaine ou animale, la survie du groupe dépend du respect par chacun d'un certain nombre de règles qu'une autorité fait respecter sous peine de sanction. Ainsi chez de très nombreuses espèces tel que le loup, seul le mâle dominant peut être dans la pleine expression de ses hormones et a le droit de faire des petits avec la femelle dominante. Cela sous-entend que les autres mâles du groupe n'y ont pas droit et qu'ils doivent se soumettre à cette loi.

Mais pour que cette règle soit respectée, la pression hormonale ne doit pas trop forte sans quoi les autres "petits" mâles ne pourraient pas la respecter : cela ne manquerait pas de générer d'incessants conflits et une surpopulation pouvant être fatals au groupe. Il en va de même dans la société humaine où les "petits mâles" doivent impérativement être en *"pat hormonal"* afin de respecter la loi et ne pas prendre leurs désirs pour des réalités, sans quoi l'humanité serait un véritable enfer où chacun agirait à sa guise.

Mais ce merveilleux mécanisme n'est pas infaillible et il y a malheureusement, dans toutes les sociétés humaines, des individus violents, violeurs ou voleurs dont il faut se méfier ou contre lesquels on peut devoir se défendre. Il suffit d'étudier l'Histoire ou de lire le journal pour se rendre compte que certains sont sans foi ni loi. De plus, même chez les individus les plus paisibles, il peut toujours se produire un dérapage inattendu qui peut, en quelques secondes, transformer un homme tranquille en une bête féroce.

Il est d'ailleurs inscrit au plus profond de chacun qu'il faut beaucoup se méfier de l'autre lorsqu'il est masculin car tout peut arriver à n'importe quel moment. Et cet avertissement vaut encore plus pour la femme et l'enfant qui doivent être encore plus vigilants puisqu'ils ne font pas le poids physiquement. Un homme dans une dynamique de violence n'a plus le contrôle de sa force et il peut tuer d'un simple coup de poing.

Malheureusement, l'homme violent et dangereux dont il faut avoir peur est bien souvent le mari et le père, celui en qui femmes et enfants devraient avoir confiance. La violence conjugale et domestique est un véritable fléau à toutes les époques et dans toutes les sociétés et elle laisse des traces indélébiles. Le plus désolant est que l'humanité masculine est pour l'essentiel constituée de gentlemen et de bons pères n'ayant jamais exprimé la moindre violence, mais dont femmes et enfants doivent quand même se méfier puisqu'ils peuvent un jour déraper.

Pour ne rien arranger, je crois que la femme a aussi une peur viscérale (*et donc inconsciente*) que l'homme puisse volontairement tuer l'enfant comme cela se produit très fréquemment chez beaucoup d'espèces. En effet, un mâle peut tuer les petits qu'une femelle a eus d'un autre mâle afin qu'elle soit à nouveau en œstrus et qu'il puisse transmettre ses gènes. C'est pour cela que les femmes sont toujours très vigilantes quand un homme s'approche de leurs enfants, même s'il est le père.

À noter : ce mécanisme du *"pat hormonal"* n'est pas une exclusivité masculine puisque le féminin est aussi concerné. Il consiste alors en une inhibition de la féminité (*et donc une augmentation de la combativité*) qui permet au sexe dit faible de faire face à l'adversité et/ou de s'opposer vigoureusement à l'insistance masculine lorsqu'elle n'est pas souhaitée. Ainsi, l'utilité *bio-logique* du *"pat hormonal"* est finalement de rendre les hommes un peu plus féminins et les femmes un peu plus masculines...

le Territoire

D'une certaine manière, le *"conflit de territoire"* est presque le plus vieux de tous. Dès qu'un être vivant a la capacité d'organiser son existence, depuis la fourmi jusqu'à l'Homme, la notion de territoire est absolument fondamentale. Car après l'obligation de respirer, boire, manger, dormir, etc., celle de conquérir, posséder et protéger son territoire est une priorité vitale pour la survie de l'individu et du groupe auquel il appartient.

D'ailleurs, la possession du territoire est la seule chose qui puisse générer des affrontements parfois mortels entre individus de la même espèce, en sachant que les conflits entre mâles pour la possession des femelles est également une affaire de territoire. Quant à l'humain, il est sans aucun doute le pire des territoriaux ; pour s'en convaincre, il suffit d'étudier son histoire et de calculer combien les guerres de conquête et de défense du territoire ont fait de morts.

Dans l'ensemble du règne animal, pour les mâles comme pour les femelles, la conquête et la défense du territoire sont une préoccupation permanente. C'est une priorité fondamentale pour la survie de tous puisque la possession du territoire est la garantie d'une sécurité accrue et surtout d'une suffisance alimentaire. De plus, le territoire a pour la femelle une grande importance en termes d'espace de survie et de sécurité pour elle-même et ses petits et, pour le mâle, une importance particulière en termes d'espace vital pour sa reproduction.

Et il en va de même pour le territoire de l'autre. Comme nous l'avons vu, l'individu qui empiète sur le territoire de l'autre est immédiatement en situation de faiblesse et en très grand danger puisqu'il peut être blessé ou même tué. Aussi, dès qu'un individu quitte son propre territoire, il prend le risque qu'un autre profite de son absence pour occuper son espace vital. C'est d'ailleurs pour cela que l'humanité a inventé le "titre de propriété" et des institutions pour le faire respecter.

Chez l'humain, la notion de territoire qu'il faut conquérir ou défendre s'est beaucoup élargie puisqu'il peut être réel, symbolique, virtuel ou imaginaire. Ce peut être un lieu géographique tels qu'une branche d'arbre, une caverne, un territoire de chasse, ou encore une terre agricole, une maison, une place de parking, les bras de Maman, etc. Ce peut être une possession matérielle tels qu'une pierre taillée, une proie, un cheval, une voiture ou un ours en peluche.

Aussi, le territoire peut être immatériel, par exemple une position sociale ou hiérarchique, un emploi, une propriété intellectuelle, etc. Mais cette notion de possession territoriale ne concerne pas que cela car nous considérons très fréquemment l'autre comme étant notre propriété, qu'il soit femelle, mâle, progéniture, allié(e), membre du groupe ou, de façon plus moderne, épouse, mari, enfant, ami(e), électeurs, etc. Ce dernier point sera précisé un peu plus loin.

Dans notre humanité comme dans la nature, nous sommes presque en permanence confrontés à des problèmes de territoire, des plus anodins au plus sérieux, à la maison, au sein de la famille, au travail, dans la rue, sur la plage, dans le métro, sur la route, au supermarché, etc. Nous sommes en fait (*presque*) tous extrêmement territoriaux et il suffit d'être attentif à nos paroles ou à nos comportements pour s'en convaincre.

Ainsi, dès que nous utilisons dans une phrase un possessif tel que mon-ma-mes (*éventuellement nos-notre*), nous nous exprimons comme des territoriaux, et d'autant plus si nous l'exprimons en lettres capitales. Un homme disant *"je vous présente MA femme"*, une femme qui dit *"c'est MON fils"* ou un enfant s'exclamant *"y a Zoé qui fait qu'd'me prendre MON nounours !"*, tout cela exprime un positionnement territorial.

L'éventail de nos comportements territoriaux est presque infini, le plus caractéristique étant certainement la jalousie. Elle s'exprime bien sûr lorsque notre partenaire est infidèle ou nous quitte pour une autre relation, mais aussi lorsque l'autre possède un bien que nous n'avons pas. Quant à la violence physique ou verbale, elle est le plus souvent la conséquence d'une problématique de territoire.

Il est un autre domaine où cette dynamique territoriale s'exprime très clairement chez les animaux sociaux et plus particulièrement chez l'Homme, c'est-à-dire la politique et la lutte pour le pouvoir. Car s'il n'est plus aujourd'hui possible de conquérir de nouveaux territoires puisqu'ils appartiennent déjà tous à quelqu'un, il est toujours possible de gagner du terrain en termes de position hiérarchique, de pouvoir politique ou de parts de marché.

*
* *

Il y a plusieurs façons de vivre un conflit de territoire et par conséquent plusieurs sphères d'expression du conflit au niveau du corps. En effet, un territoire doit être conquis, il doit être défendu, il peut être perdu, il peut devoir être marqué et il faut parfois se disputer pour faire valoir ses droits. Selon le cas, notre biologie archaïque mettra en œuvre des stratégies différentes pour nous aider à surmonter la difficulté lorsque nous n'y parvenons pas.

• **le Conflit de Territoire** : ce conflit se conjugue de plusieurs façons, en termes de conquête, de défense, de perte et de reconquête, la perte du territoire étant celle qui génère le plus de stress et qui donc a le plus d'impact. Car, tant chez l'homme que chez l'animal, perdre son territoire est parfois un tel choc que le seuil de stress maximum peut être dépassé et provoquer un accident cardiaque par exemple.

La situation la plus caractéristique est celle du grand cerf qui a été le maître de son territoire et de ses biches pendant des années et qui, un jour, est battu par un jeune mâle. Huit fois sur dix, le vieux cerf battu meurt d'un infarctus du myocarde dans les jours qui suivent tellement le fait d'avoir perdu son royaume et son harem le met en sur-stress. Cela dit, il n'y a pas qu'aux cervidés que cela arrive puisque beaucoup d'hommes (*principalement*) et de femmes (*parfois*) font un accident cardiaque suite à une infidélité du conjoint ou à l'annonce d'une séparation.

Il n'est pas rare non plus qu'un père fasse un accident cardiaque le jour du mariage de sa fille ou dans les jours qui suivent. Pourquoi ? Tout simplement parce qu'au plus profond de lui, un père peut considérer que sa fille lui appartient, un peu comme si elle était sa "petite femelle". Le fait qu'elle puisse dorénavant "appartenir" à un autre peut lui être insupportable au point de provoquer un dépassement du seuil de stress maximum.

Le territoire perdu peut revêtir bien d'autres aspects. Ce peut être les bras de Maman à l'arrivée de la petite sœur ou du petit frère ; une propriété familiale qu'on doit vendre ; un héritage dont on a été spolié ; une entreprise perdue pour cause de faillite ; une invention volée ; une position hiérarchique ; un emploi ; un siège de Député ; etc.

Quant à conquérir, défendre et éventuellement reconquérir son territoire, cela demande que l'on y consacre toute son énergie pour y parvenir. Cela peut induire un tel stress que le cerveau de la personne doit intervenir pour l'aider à réussir. Pour la conquête ou la reconquête du territoire, le cerveau intervient le plus souvent au niveau de la sphère cardiovasculaire, l'objectif *bio-logique* étant d'aider l'individu à être, physiquement, le plus fort possible en optimisant la circulation sanguine.

Pour la défense du territoire, le cerveau peut, par exemple, choisir de mettre en œuvre une augmentation de la glycémie afin que la personne ait toujours un potentiel de force disponible optimal pour défendre son territoire, comme dans le cas de la Demoiselle victime de harcèlement. Dans d'autres cas, le cerveau peut choisir de mettre en œuvre une prise de poids, un peu comme s'il voulait aider la personne à "faire le poids", cela ne voulant pas dire que tous les kilos superflus ont cette problématique pour origine.

À noter : la conquête, la perte et la reconquête du territoire sont plutôt des problématiques masculines et la défense du territoire est plutôt une problématique féminine, en sachant qu'on peut être un homme féminin ou une femme masculine : nous verrons cela en détail d'ici peu.

• **le Conflit de Marquage du Territoire** : ce conflit peut facilement faire sourire si on pense au chien qui lève la patte pour marquer les réverbères du quartier. Cela dit, il peut aussi avoir des conséquences beaucoup moins risibles puisque, nous autres *homo sapiens* modernes, nous pouvons être confrontés à une situation conflictuelle dans cette tonalité au point d'en être malades.

Disposer d'un territoire étant une question de survie, l'individu doit, chez beaucoup d'espèces, humains y compris, faire savoir à l'autre (*ou au groupe d'à côté*) que l'endroit est déjà occupé et qu'il n'est pas question de le partager. Mais pour que l'autre puisse respecter notre intégrité territoriale, encore faut-il qu'il sache que le lieu est déjà annexé, d'où la nécessité de marquer son territoire.

Les marqueurs organiques qu'utilisent les animaux pour faire valoir leurs propriétés sont divers et variés, mais il s'agit le plus souvent de l'urine et des fèces. Cela explique pourquoi, chez l'humain, cette tonalité conflictuelle s'exprime le plus souvent au niveau de l'arbre urinaire et de la zone anale, en sachant qu'un symptôme à ces niveaux n'est pas nécessairement l'expression d'un conflit de marquage de territoire.

Quant à l'Homme moderne, son marqueur territorial par excellence est le titre de propriété par lequel l'individu est reconnu par tous comme étant le propriétaire d'un lieu géographique ou d'un bien matériel. Le marqueur peut aussi être la clôture qui entoure sa propriété ; la frontière qui délimite son pays ; la pancarte *"Propriété Privée"* plantée sur son terrain ; un autocollant *"Défense d'Entrer - C'est MA chambre"* collé sur une porte ; un brevet qui protège une invention, etc.

La situation conflictuelle la plus fréquente pouvant obliger notre cerveau archaïque à intervenir est le non respect par l'autre des limites de notre territoire, ce qui correspond à une invasion du territoire. Dans ce cas, les conséquences physiques peuvent être presque anodines ou beaucoup plus sérieuses en fonction de la gravité de la situation. L'objectif *bio-logique* du symptôme est une sorte de tentative pour rendre le marquage du territoire plus efficace.

Ce peut être le cas d'une jeune fille qui fait une très grosse infection urinaire très peu de temps après la naissance de son petit frère qu'elle vit, au plus profond d'elle, comme un envahisseur qui lui prend sa place. Ce peut aussi être le cas d'une femme qui fait une infection urinaire par an au moment où sa belle-mère vient traditionnellement passer quinze jours chez elle. Croyant bien faire pour soulager sa belle-fille, cette femme annexe la cuisine pendant tout son séjour, interdisant même à la maîtresse de maison d'y entrer.

Ce peut être le cas d'une femme souffrant d'une cystite *quasi* permanente parce qu'elle vit très mal "l'invasion" de son conjoint sur son territoire réservé, c'est-à-dire au niveau de la gestion du foyer. Le fait est que son mari, un brave homme par ailleurs, se mêle de tout à la maison, y compris du menu des repas, de la liste des courses, de la couleur des rideaux du salon, de la marque de lessive qu'il faut acheter, etc.

Cela concerne aussi beaucoup de femmes qui n'ont pas le sentiment d'être respectées dans leur intimité sexuelle parce qu'elles se sentent obligées d'accueillir leur partenaire même quand elles n'en ont pas envie. Dans ce cas, elles le vivent viscéralement comme une invasion de leur territoire intime, même si elles y ont consenti sans contrainte. Cette problématique est à l'origine de beaucoup de cystites par exemple.

Parfois, le problème peut être de l'ordre de la non-reconnaissance par l'autre de notre territoire, ce qui correspond à une sorte d'interdiction de posséder son territoire. Ce peut être le cas d'un homme qui souffre soudain d'une pathologie de la vessie très peu de temps après que sa thèse de doctorat a été rejetée par ses pairs. Cet homme vivra leur décision comme une interdiction de marquer son territoire intellectuel.

Ce peut être le cas d'un adolescent qui finit par faire une grave maladie de la vessie parce que, pendant toute son enfance, son père l'a empêché de disposer librement de son territoire : il lui était interdit de fermer la porte de sa chambre ; il devait ranger ses affaires en fonction des instructions très strictes de son père ; il avait seulement le droit d'afficher aux murs les posters que son père choisissait pour lui, etc. Dans son cas également, le problème est de l'ordre de l'interdiction de posséder son territoire.

À noter : cette tonalité conflictuelle liée à l'invasion du territoire est une problématique plutôt féminine, ce qui ne veut pas pour autant dire qu'elle ne puisse pas concerner un homme.

• **le Conflit de Dispute pour le Territoire** : le fait est que, dans la nature, on ne se dispute jamais pour autre chose qu'une affaire de territoire, qu'il soit question d'un lieu ou d'un bien. De plus, comme il est toujours préférable d'éviter l'affrontement physique puisqu'il est potentiellement dangereux, les conflits d'intérêt territoriaux se règlent, le plus souvent, par un affrontement sonore (*ou verbal chez l'Homme*). Ainsi, on peut faire valoir ses droits et/ou sa volonté conquérante sans en venir aux mains.

Pour ce faire, il faut donc avoir de la voix, ou plus exactement du coffre, c'est-à-dire une bonne capacité thoracique pour crier plus fort que l'autre afin qu'il nous croie plus puissant que lui. En effet pour crier, il faut certes avoir des cordes vocales pour générer une fréquence sonore, il faut une langue pour la moduler *(chez l'Homme en tout cas),* mais il faut surtout disposer d'une bonne réserve d'air dans l'arbre bronchique pour émettre un son puissant et durable. De plus, l'arbre bronchique joue le rôle de caisse de résonance.

La caricature de ce *"conflit de dispute pour le territoire"* est la façon qu'a le gorille dominant de se taper sur la poitrine pour s'en servir comme d'un tambour. Par ce geste et le son qu'il génère, le gorille fait savoir aux autres qu'il est grand et fort et qu'il vaut mieux ne pas le défier. Dans notre humanité, ce sont les jeunes enfants qui s'expriment le plus librement (*et le plus bruyamment*) dans cette tonalité, parce qu'on a pris leur jouet ou leur place, quand l'autre en a plus qu'eux, si on les prive d'une possession, etc.

En situation conflictuelle de dispute, le cerveau peut être amené à intervenir au niveau de l'arbre bronchique pour tenter d'aider l'individu à gagner en puissance sonore et/ou verbale. Le manifesté le plus fréquent est la bronchite. Cela dit, un symptôme au niveau bronchique n'est pas nécessairement l'expression de ce conflit de dispute ; il peut s'agir d'autre chose.

Le plus souvent, l'origine du problème dans cette tonalité est une inadéquation genre *"je veux me disputer mais je ne peux pas ou je ne dois pas"*. Cela équivaut à une situation où l'on voudrait pousser une bonne "gueulante" contre l'autre sans pouvoir le faire, en général parce qu'on a peur des représailles, le tout sans vraiment en avoir conscience. Dans ce genre de situation, il faudra d'une part découvrir après qui l'on a envie de crier, et surtout comprendre pourquoi on s'interdit de le faire.

C'est le cas d'un homme d'une extrême gentillesse qui, toute sa vie, a fait bronchites sur bronchites parce qu'il est incapable de s'opposer verbalement, même dans des situations très sérieuses. Ainsi, l'origine de sa dernière bronchite est un conflit non exprimé vis-à-vis d'une personne en difficulté qu'il a très généreusement recueillie chez lui l'année précédente et qui refuse de s'en aller. La raison profonde qui empêche cet homme de s'exprimer remonte à son enfance : il a été confronté à un père très autoritaire qui ne supportait pas la contradiction, cela pouvant même le rendre violent.

À noter : dans certains cas, le symptôme (*par exemple une bonne bronchite*) peut apparaître après qu'on a enfin pu se disputer et exprimer ce qu'on avait à dire. Ceci est valable pour ce conflit de dispute mais aussi pour d'autres situations conflictuelles où le symptôme (*infectieux ou inflammatoire)* apparaît à la résolution du conflit.

* * *

Il est grand temps que nous abordions une des grandes évidences de la biologie, à savoir que les filles et les garçons ne fonctionnent pas tout à fait de la même façon. C'est une évidence sur le plan anatomique et physiologique, mais ça l'est encore plus en ce qui concerne les enjeux archaïques des unes et des autres, et donc leurs modes de fonctionnement.

Je ne sais pas si les femmes viennent de Vénus et les hommes de Mars ou *vice-versa*, mais il est évident que nous n'avons pas tout à fait les mêmes priorités. En effet, depuis la nuit des temps, et en plus de cette nécessité de faire des bébés pour se pérenniser, la priorité pour le féminin est d'élever sa progéniture jusqu'au rang d'adulte, et la priorité pour le masculin est d'assister les mères dans l'accomplissement de cette œuvre essentielle.

Archaïquement, au plus profond de nous, et même encore aujourd'hui, le féminin est structuré pour pouponner et le masculin est structuré pour protéger les siens et subvenir à leurs besoins. Cela nécessite que nous ayons des compétences très complémentaires, d'où l'obligation *bio-logique* que nous fonctionnions très différemment. Cela dit, ces différences structurelles ne manquent pas de poser "quelques" problèmes relationnels et plus encore dans notre monde moderne.

Par exemple, beaucoup de femmes reprochent à leur mari de ne pas assez communiquer. Je vous propose de comprendre, Mesdames, que c'est parfaitement normal puisque le masculin est structuré pour l'action et la matière. Dans l'autre sens, beaucoup d'hommes reprochent à leur femme de ne pas savoir changer une ampoule et d'oublier de vérifier l'huile du moteur. Je vous propose de comprendre, Messieurs, que c'est parfaitement normal puisque le féminin est structuré pour l'affect et la communication.

Par exemple, beaucoup de femmes reprochent à leur mari (*ou à l'homme en général*) d'être décidément un peu trop porté sur la chose sexuelle. C'est pourtant parfaitement normal puisque la biologie masculine est organisée pour qu'il soit toujours prêt. Dans l'autre sens, beaucoup d'hommes reprochent à leur femme (*ou à la femme en général*) de ne pas être assez portée sur cette même chose sexuelle. C'est pourtant parfaitement normal puisque la biologie féminine est organisée pour faire un bébé tous les trois ans environ, et aussi pour leur rappeler qu'une grossesse est une affaire très sérieuse.

Par exemple, beaucoup d'hommes se moquent des femmes parce qu'elles n'ont pas le sens de l'orientation. Il est temps de réaliser que c'est parfaitement normal puisque dans la nature, c'est le grand mâle qui définit la direction qu'il convient de suivre. Je pourrais continuer longtemps à énoncer d'autres évidences, mais on verrait, à chaque fois, que l'on reproche toujours à l'autre sexe d'être ce qu'il doit être.

Au-delà de ces quelques exemples, il faut comprendre que notre façon de réagir face à l'adversité est nécessairement très différente. Ainsi, en cas d'agression, le féminin doit plutôt choisir la fuite pour se protéger et protéger ses petits, alors que le masculin doit plutôt choisir l'affrontement pour protéger ses acquis. Il est donc préférable que les unes soient légères comme des gazelles et les autres costauds comme des gorilles.

Mais une question se pose : pourquoi beaucoup de femmes sont-elles plutôt dans une dynamique d'affrontement et/ou bâties comme des gorilles, et beaucoup d'hommes plutôt dans une dynamique de fuite et/ou menus comme des gazelles ? Tout simplement parce que ce n'est pas une question de sexe mais une affaire de polarité cérébrale et hormonale.

En effet, on peut être un homme - *sans le moindre doute sur le plan anatomique* -, et fonctionner dans une polarité féminine, et l'on peut être une femme - *sans le moindre doute* -, et fonctionner dans une polarité masculine. Cela dit, une même personne peut fonctionner dans sa polarité féminine pour gérer une situation et dans sa polarité masculine pour en gérer une autre, le tout dans le même quart d'heure éventuellement.

Si j'ai choisi d'aborder ce sujet en même temps que les conflits liés au territoire, c'est tout simplement parce que cette problématique illustre parfaitement comment le féminin et le masculin n'ont pas la même façon de gérer un même problème. Pourquoi ? Tout simplement parce que dans la nature, nous n'avons donc pas les mêmes priorités ni les mêmes obligations.

Ainsi, le masculin est plutôt concerné par la conquête du territoire et le féminin plutôt concerné par la sécurité dans le territoire. Pourquoi ? Parce que c'est le rôle archaïque du masculin de subvenir aux besoins essentiels de son groupe (*de sa famille*) et celui du féminin de protéger le nid. En situation conflictuelle, par exemple une invasion du territoire, le masculin va plutôt vivre une peur pour le territoire et réagir en fonction et le féminin va plutôt vivre une peur pour le nid et réagir en fonction.

Cela explique pourquoi les problèmes de conquête et de perte du territoire concernent plutôt le masculin ainsi que les pathologies cardiovasculaires qui peuvent s'en suivre. Car en situation conflictuelle liée au territoire, la biologie masculine peut être amenée à mettre en œuvre une augmentation des fonctions cardiaques et artérielles pour augmenter les performances physiques de l'individu grâce à une optimisation de la circulation sanguine. Une chose est certaine : les cardiologues reçoivent beaucoup plus d'hommes que de femmes.

Cela explique pourquoi les problèmes d'insécurité dans le territoire et de marquage de territoire concernent plutôt le féminin ainsi que les pathologies veineuses et urinaires qui peuvent s'en suivre. Car en situation conflictuelle liée au territoire, la biologie féminine peut être amenée à intervenir au niveau de la fonction urinaire pour que l'individu soit plus performant pour marquer son territoire. Quant à la sphère veineuse, l'explication est beaucoup moins évidente. Mais une chose est certaine : les phlébologues et les urologues reçoivent beaucoup plus de femmes que d'hommes.

La notion de territoire est donc très vaste puisqu'il peut être réel, symbolique, virtuel ou imaginaire et qu'il peut concerner un lieu, un bien ou un individu. Mais parmi tous, l'un des plus subtils et sensibles reste le territoire sexuel. En effet, le mâle (*l'homme*) considère que la femelle (*sa femme*) lui appartient et la femelle (*la femme*) considère que le mâle (*son mari*) lui appartient. Néanmoins, les enjeux pour le masculin et pour le féminin ne sont pas tout à fait les mêmes.

Le masculin est plutôt obsédé par la possession sexuelle, non pas en termes de bagatelle (*en tout cas, pas dans la nature*), mais bien plus au niveau de la procréation et de la transmission de ses gènes. Ainsi, il a plutôt tendance, sans la moindre conscience le plus souvent, à considérer sa partenaire comme une génitrice et il proclame haut et fort que son utérus lui appartient.

Le féminin, quant à lui, est plutôt préoccupé par sa sécurité et celle de ses petits en termes de protection et de suffisance alimentaire. Avec plus ou moins de conscience, le féminin a tendance à considérer son partenaire comme un protecteur et un pourvoyeur de nourriture et proclame haut et fort que ses gros bras musclés lui appartiennent.

Tout cela n'est certes pas très poétique, j'en conviens, mais c'est quand même le postulat de base du contrat de mariage archaïque : utérus contre protection, ou du moins, exclusivité de l'utérus contre exclusivité des bras. Au passage, cela permet de comprendre que la jalousie au masculin et la jalousie au féminin ne fonctionnent pas dans la même tonalité. Pour caricaturer, le masculin souffre qu'un autre puisse "profiter" du ventre de celle qu'il considère lui appartenir et le féminin souffre qu'une autre puisse "profiter" des bras de celui qu'il considère lui appartenir.

De ce fait, le conflit intrinsèque du masculin est la frustration liée au territoire et le conflit intrinsèque du féminin est l'insécurité. Bien sûr, on peut être un homme féminin et donc plutôt concerné par l'insécurité et on peut être une femme masculine et donc plutôt concernée par la frustration.

le Clan

Si respirer, boire, manger, dormir, se protéger et posséder un territoire sont des nécessités vitales pour l'individu, appartenir à un groupe organisé l'est tout autant quand on est un animal social. En effet, dans la nature, un individu d'une espèce sociale séparé ou exclu de son groupe n'a strictement aucune chance de survivre plus de quelques heures ou au mieux quelques jours. Ceci est valable pour toutes ces espèces et plus particulièrement pour l'espèce humaine.

Dans la nature, l'individu dépend de son groupe pour de multiples raisons : pour organiser la garde et dormir à tour de rôle, veiller sur les petits, coordonner la chasse, profiter des compétences de chacun, être soutenu en cas de faiblesse, etc. Si, pour une raison ou pour une autre, un individu est isolé de son groupe, alors tout cela est impossible. Il ne peut pas correctement se nourrir, il est toujours en alerte (*en sur-stress*), il ne peut plus vraiment se reposer et il s'épuise rapidement, tant physiquement que psychiquement, jusqu'à ce qu'il soit "prédaté".

Mais le groupe dépend lui aussi de chaque individu pour ces mêmes raisons puisqu'il a besoin de la présence, de la force, de la compétence et de la solidarité de tous pour survivre. Si, pour une raison ou pour une autre, trop d'individus disparaissent ou s'ils ne sont plus solidaires, le groupe disparaît rapidement. Ainsi, l'individu et le groupe sont profondément interdépendants puisque chacun dépend de l'autre.

Bien sûr, la bonne santé du groupe dépend du respect par chacun des règles communautaires (*ce que nous appelons la loi*) et des bonnes relations entre ses membres. En effet, dès qu'un individu ne respecte pas la loi et/ou s'il est en conflit avec les autres, le groupe tout entier est alors en grand danger de déstructuration. C'est pour cela qu'il y a toujours une autorité au sein des groupes organisés afin que ces règles soient respectées et que les individus hors la loi, turbulents ou belliqueux soient "recadrés", voire éliminés.

Dans la nature, la notion de groupe est très basique et ne concerne que les individus avec lesquels on cohabite, les autres groupes de la même espèce étant considérés comme des concurrents. Cela dit chez beaucoup d'espèces sociales telles que l'humain, le groupe est lui-même constitué d'un ensemble de clans au sein desquels des individus issus d'une même lignée entretiennent des relations privilégiées.

Chez l'Homme moderne, la notion de groupe est beaucoup plus diversifiée puisqu'elle va de l'humanité dans son ensemble jusqu'à la petite bande de copains du quartier. Ainsi, nous pouvons nous sentir dépendants et/ou solidaires des autres membres de notre race, de notre pays, de notre région, de notre village, de notre église, de notre régiment, de notre école, de notre équipe de football, de notre entreprise, etc.

Mais le groupe humain primordial est LA FAMILLE, cette petite communauté sans laquelle l'individu ne peut pas exister, au niveau tant physique que matériel ou psychique. Dans la nature, la survie de l'individu dépend totalement des relations privilégiées qu'il entretient avec les membres de son clan, avec sa mère et son père, sa fratrie, ses grands-parents, ses oncles et tantes ou ses cousins. Quel que soit son âge, c'est auprès d'eux que l'individu trouve l'indispensable en termes de suffisance alimentaire, de sécurité, de solidarité, d'affect, de contact, d'alliance, de chaleur et de complicité.

Nous pouvons également considérer comme faisant partie de notre famille d'autres personnes étrangères à notre lignée. Ce peut être un(e) ami(e) d'enfance, un collègue avec lequel on chasse ou on travaille chaque jour depuis quinze ans, une voisine en qui on a tellement confiance qu'elle garde même un double de nos clés, un animal domestique, etc. Pour notre cerveau archaïque, toute personne vis-à-vis de laquelle on a un ressenti très positif est intégrée comme étant un allié et donc comme un membre de notre clan familial.

En fait, la famille est presque une espèce à part entière qui fonctionne dans un "écosystème" très spécifique et selon une organisation unique. À l'époque de nos origines, lorsqu'il y avait très peu d'humains sur terre, nous vivions en tout petits groupes familiaux très isolés, voire isolationnistes car la rencontre avec un autre groupe était synonyme de danger, de concurrence, de conflits de territoire et éventuellement d'affrontements. Également, du fait de cet isolement, chaque groupe humain avait un langage très spécifique que seuls les membres du clan pouvaient connaître.

Nous sommes certes devenus ce que nous sommes grâce à la taille conséquente de notre cerveau, mais aussi grâce à notre organisation sociale très solidaire qui a permis à notre espèce de perdurer malgré sa petite taille et ses faibles performances physiques. De ce fait, un individu séparé ou chassé de son clan a bien peu de chances de survivre, d'autant moins qu'il lui est presque impossible d'intégrer un nouveau groupe familial.

Évidemment, cette nécessité vitale d'appartenir à un groupe organisé et à un clan familial est toujours inscrite au plus profond de nous. Même si aujourd'hui, dans notre monde occidental, nous pouvons parfaitement survivre sans appartenir à un groupe ou à une famille, notre cerveau archaïque n'en reste pas moins très sensible sur ce point puisque c'est à l'origine une affaire de vie ou de mort. Cela explique pourquoi les situations conflictuelles liées à la famille sont tellement réactives et pourquoi elles peuvent prendre autant d'importance.

Deux problématiques peuvent se poser dans cette tonalité, les deux étant de pures catastrophes sur le plan archaïque. La pire des deux est d'être rejeté par sa famille ou par un membre de sa famille, une situation que notre cerveau archaïque va considérer comme étant gravissime et d'autant plus si on est rejeté par sa mère et/ou son père. Cela ne manquera pas de générer beaucoup de stress. Bien sûr, le problème sera le même si on se sent rejeté par sa famille (*même si ce n'est pas justifié*) ou si on vit une peur anticipatoire d'être rejeté.

Ce dernier point correspond à ce que j'ai déjà expliqué dans la partie de ce chapitre consacré à l'enfant : que l'on soit enfant ou adulte, être rejeté est une situation absolument critique qu'il convient d'éviter à tout prix. Pour cela, il faut savoir se faire apprécier des membres de notre communauté afin d'être bien accueilli et il faut surtout ne pas commettre de fautes qui pourraient nous valoir d'être bannis.

Ce *"conflit de peur anticipatoire de la sanction"* (en termes de rejet ou de violence) est un mécanisme très archaïque et parfaitement *bio-logique* qui, depuis la nuit des temps, aide les individus des espèces sociales à bien se tenir et à ne pas faire d'erreur pour ne pas risquer d'être rejeté ni subir des violences. D'expérience, je peux vous assurer que cette problématique est à l'origine des trois quarts de nos difficultés existentielles, de nos blocages ou de nos maladies, des plus légères aux plus graves. Ce sujet est tellement important et si vaste qu'il sera le thème d'un prochain livre.

Pour ne vous raconter qu'une histoire parmi des centaines, voici celle d'une femme qui m'a consulté pour un problème de surpoids très conséquent puisqu'elle a grossi de cinquante kilos en moins de dix ans. Cette prise de poids a commencé très clairement l'année de son mariage avec un homme qui se révélera être violent et avoir des fantasmes sexuels sadiques qu'il impose à sa femme.

La *bio-logique* de ces kilos est la même que pour la femme agressée par son chef de service. Son cerveau a d'abord mis en œuvre une augmentation de sa glycémie afin qu'elle puisse se défendre physiquement et moralement contre cet homme. Mais ce sucre disponible n'étant pas concrètement "brûlé" au quotidien, toute cette énergie a été stockée sous forme de kilos.

Le plus important, dans cette histoire, est la raison pour laquelle cette femme reste avec cet homme jusqu'à mettre sa santé physique et psychique en péril. Lorsque je lui ai demandé si elle envisageait de se séparer de son mari, sa réponse a fusé d'un seul coup, comme une évidence : *"Oh non ! C'est inconcevable ! Ma mère ne me le pardonnerait jamais. Vous savez, dans ma famille, le divorce est un tabou !"*. Ainsi cette femme supporte-t-elle l'insupportable (*et cinquante kilos de trop*) uniquement à cause de sa peur de déplaire à sa mère et d'être rejetée si elle divorce.

* * *

Bien évidemment, Dame Nature n'a pas oublié de mettre au point quelques mécanismes tout à fait géniaux pour nous éviter de commettre des fautes et donc d'être sanctionnables, à savoir principalement la culpabilité et la dévalorisation. Ces deux avatars existentiels qu'on pourrait croire être des exclusivités de la psychologie humaine (*c'est-à-dire le "sur-moi")* sont en fait des mécanismes parfaitement *bio-logiques* qui concernent tous les animaux sociaux. Pour ma part, j'ai baptisé ces deux ressentis archaïques "la Gendarmerie Intérieure".

Pour ce qui est de la culpabilité, il faut d'abord distinguer la peur anticipatoire de la culpabilité (*la plus fréquente*) et la culpabilité effective. La première sous-entend que l'on n'a pas encore commis la faute et la deuxième qu'on l'a déjà commise, ce qui n'est pas tout à fait la même chose. Néanmoins, une peur anticipatoire de la culpabilité très intense peut faire croire au cerveau archaïque que la faute a déjà été commise.

Le rôle de la peur anticipatoire de la culpabilité est de nous inciter à toujours vérifier au préalable si ce que l'on a l'intention d'être ou de ne pas être, de faire ou de ne pas faire, de dire ou de ne pas dire, et même de penser ou de ne pas penser est compatible avec le règlement. En fait, nous consacrons l'essentiel de notre existence, le plus souvent sans en avoir conscience, à faire très attention de bien respecter la loi car, dans la nature, il n'y a pas de circonstances atténuantes ni de remise de peine.

Quant aux législateurs de notre vie, ils sont très nombreux. Le plus autoritaire et le plus insoupçonné de tous est bien sûr Dame Nature à laquelle nous obéissons instinctivement. Plus concrètement, les législateurs sont surtout les adultes qui nous ont élevés et éduqués dans notre petite enfance et dont nous avons dû apprendre toutes les règles afin de ne pas risquer de leur déplaire puisque notre survie dépend d'eux. Ce sont en principe la mère et le père, mais ce peut être un grand-parent, une tante, un frère aîné, une nourrice, etc.

Puis viennent d'autres législateurs communautaires rencontrés à l'extérieur du cercle familial, tels qu'un instituteur, un curé, un éducateur, un chef de bande, un adjudant-chef, un supérieur hiérarchique, etc. Enfin, il y a le législateur qui définit les lois régissant notre pays et que nous devons respecter à la lettre sous peine d'amende ou d'emprisonnement. Mais le plus grand législateur pour certains est bien sûr le Bon Dieu, lequel a, en plus, la particularité d'être omniscient et omnipotent. Pour d'autres encore, le législateur peut être Karl Marx ou Mao.

Si la plupart des lois que nous avons apprises sont justes et justifiées, d'autres auxquelles nous nous évertuons d'obéir parfois toute notre vie peuvent être inutilement handicapantes, voire même parfaitement iniques dans certains cas. Je me souviens d'une femme confrontée à une grave maladie gynécologique due à sa très profonde souffrance de ne pas avoir eu d'enfant du fait qu'elle a "évité" l'homme toute sa vie. Pourquoi ? Parce que sa mère, ayant été abandonnée par son amant pendant la grossesse, a rabâché à sa fille toute son enfance que les hommes sont tous des salauds.

Dans certains cas, le législateur et/ou l'article de loi concerné n'est pas si facile à découvrir. Ainsi, un jeune homme est très handicapé dans son évolution professionnelle car manquant totalement de confiance en lui. L'origine du problème était bien cachée dans un problème relationnel entre son père et son oncle, le père reprochant surtout à l'oncle d'être trop sûr de lui.

Ainsi, dès sa petite enfance, ce jeune homme a enregistré qu'il était tout à fait déconseillé d'avoir confiance en soi puisque son père n'aimait pas ça.

Quant à la culpabilité effective, elle est un véritable poison pouvant rendre très malade au niveau physique ou psychique, car se sentir coupable met notre cerveau archaïque en situation de panique puisqu'il considère que la sanction est imminente. Ainsi, au plus profond, une personne qui se sent coupable est comme en sursis, en attente du coup de grâce, parfois même toute sa vie. À noter : l'utilité *bio-logique* du sentiment de culpabilité est très proche de celle de l'allergie ou de l'angoisse dont je vous ai déjà parlé : de cette manière, le cerveau cherche à avertir l'individu de l'imminence du danger.

Bien évidemment, la nature et la force de nos culpabilités dépendent de nos lois intérieures et de nos croyances. Ainsi, je me souviens d'une adorable vieille dame de soixante-seize ans très croyante et surtout très handicapée physiquement et moralement depuis soixante ans. Pourquoi ? Parce qu'elle se sentait profondément coupable d'avoir fait beaucoup de folies avec son corps toute sa vie, plus particulièrement fin août 1944, dans l'euphorie de la Libération de Paris, lorsqu'elle avait été, avec bonheur et délectation, initiée à la sexualité par un oncle. Dans son cas, le législateur et le censeur étaient le Bon Dieu.

Pour ce qui est de la dévalorisation, ce deuxième gendarme intérieur, il faut la comprendre dans ce cas comme un sentiment d'infériorité face à l'autorité qui permet à l'individu de se soumettre à la loi en vigueur. Car, pour obéir à la loi, il faut d'abord la connaître, mais il faut surtout avoir très peur de l'autorité qui nous sanctionnera si on ne la respecte pas. Dans le cas contraire, s'il n'a pas peur de l'autorité, l'individu n'a aucune obligation de respecter la loi, même s'il la connaît.

* * *

La deuxième cause de stress lié à la famille survient lorsque le groupe ou le clan familial est en danger, car si le groupe est en danger, alors chaque individu l'est aussi. Dans la nature, la menace peut, certes, venir d'un autre groupe qui cherche à conquérir le territoire du clan. Mais, le plus souvent, le danger est interne au groupe, à cause d'un conflit permanent entre deux clans familiaux, à cause d'une lutte de pouvoir entre deux mâles dominants, etc.

Chez l'Homme moderne, une menace sur la cohésion familiale peut avoir de très nombreuses causes, des plus sérieuses aux plus imbéciles. Il peut s'agir de la disparition d'un membre de la famille ; de la rupture entre deux individus au moment d'un divorce ; d'une menace sur le patrimoine familial ; d'une mise en cause de l'honneur de la famille ; d'une discorde familiale pour d'une histoire d'héritage ; d'un conflit entre deux membres de la famille pour un vieux ressentiment ; d'un désaccord général pour cause d'opinions politiques divergentes, etc...

Quelle qu'en soit la cause, le stress généré par une menace sur la famille peut être très intense puisque, archaïquement, cette situation est synonyme de danger pour tous. Si certaines personnes ne sont pas particulièrement "famille" et ne stressent pas outre mesure en cas de problèmes familiaux, d'autres y sont extrêmement sensibles jusqu'à s'en rendre malades, au plan psychique ou physique.

Une chose est certaine : les histoires de famille valent à certain(e)s quelques bonnes "prises de tête", au sens figuré mais aussi au sens propre... puisque les conflits familiaux sont très fréquemment à l'origine d'un symptôme qui fait souffrir pas mal de gens : LA MIGRAINE. Bien sûr, toutes les migraines n'ont pas cette origine et elles peuvent avoir bien d'autres causes, y compris une vertèbre cervicale en souffrance ou une choucroute garnie qui passe mal.

Dans ce cas, la migraine correspond à ce que nous appelons le conflit de : *"je dois trouver une solution intellectuelle pour venir en aide à ma famille ou à un des membres de ma famille"*. Elle est la conséquence d'une intense cogitation dans laquelle la personne tourne en boucle perpétuellement sans pouvoir trouver de solution. Quant à la *bio-logique* du symptôme, elle est tout à la fois la conséquence physiologique de cette hyperactivité cérébrale et aussi une tentative du cerveau pour obliger la personne à arrêter sa rumination.

Le rapport entre conflits familiaux et migraine est finalement simple à comprendre : dans la nature et lorsque l'on est un animal social, on ne se prend jamais la tête pour autre chose que des problèmes de relations au sein du groupe auquel on appartient. En effet, un animal ne réfléchit jamais très longtemps à ce qu'il doit faire pour survivre : il agit, tout simplement, sans se poser davantage de questions existentielles.

Par contre, les relations entre individus sont toujours très complexes et demandent beaucoup de réflexion pour ne pas risquer de générer un conflit ou pour avoir le bon comportement afin d'apaiser les tensions. D'ailleurs, en observant vivre les animaux sociaux, on s'aperçoit combien la gestion des relations interpersonnelles est une préoccupation quasi permanente.

La paix sociale est à ce point essentielle pour la survie que notre cerveau intervient systématiquement dès qu'il y a un problème relationnel au sein du clan : d'une part, pour nous mettre en alerte maximum pour cause de catastrophe imminente et, d'autre part, pour nous inciter à trouver des solutions intellectuelles dans les plus brefs délais afin d'apaiser les tensions.

Le problème chez l'Homme moderne, c'est que nous cherchons (*presque*) toujours à résoudre le problème "chez" l'autre, soit pour lui trouver une solution afin qu'il résolve son problème, soit pour faire en sorte qu'il change d'attitude à notre égard ou vis-à-vis de la communauté. Mais c'est, à l'évidence, parfaitement impossible puisque, par définition, on ne peut pas résoudre le problème de l'autre ni le faire changer car lui seul peut y parvenir.

Ainsi les personnes "famille" tournent en boucle des heures et des jours dans une intense réflexion pour tenter de résoudre un problème insoluble : c'est l'origine de beaucoup de migraines, à savoir cette tentative pour trouver une solution à un problème qui n'a pas de solution. Dans cette situation, le cerveau finit par intervenir pour obliger l'individu à cesser sa cogitation afin de le protéger contre le surmenage intellectuel, et même contre la folie, tant il est vrai que chercher une solution à un problème insoluble peut rendre fou.

Question : pourquoi les femmes sont-elles davantage concernées par la migraine ? Parce qu'elles sont les premières concernées par les conséquences des conflits relationnels dans le clan ou dans la famille. En effet, pour élever des petits, il est indispensable que règne la paix au sein du groupe. Ce n'est donc pas étonnant que les femmes fassent beaucoup de migraines à force de se "prendre la tête" pour essayer de résoudre les problèmes relationnels dans le groupe. En définitif, on peut même dire qu'une des grandes missions du féminin est d'assurer la paix sociale.

Cela dit, la cogitation intellectuelle à l'origine d'une migraine n'est pas nécessairement liée à un problème familial. Ainsi, les migraines d'une jeune femme ont commencé au moment où elle a choisi son projet professionnel vers l'âge de dix ans et cessé complètement au moment où sa thèse de doctorat a été reçue. Dans ce cas, les migraines étaient provoquées par ses efforts intellectuels pour réussir.

C'est aussi le cas d'une femme qui était archi-migraineuse à cause d'une tentative désespérée et permanente pour atteindre la perfection intellectuelle. L'origine de son conflit remontait à son enfance : jusqu'à l'absurde, elle fut poussée par sa mère au niveau scolaire. Dans sa folie, sa mère la traitait d'imbécile si elle n'avait "que" 19/20, et de paresseuse si elle avait 20/20, la mère estimant qu'elle aurait pu avoir 21/20 si elle s'en était donnée la peine. En conséquence, toute sa vie (du moins jusqu'à notre rencontre), cette femme s'est donc évertuée à trouver des solutions intellectuelles pour être plus que parfaite, sans jamais y parvenir évidement, et surtout sans en avoir conscience.

*
*   *

Une autre situation liée à la famille pouvant être génératrice de grands stress est une synthèse des deux problématiques précédentes, soit une peur anticipatoire d'une sanction sur toute la famille. Cela se produit lorsqu'une faute a été commise par l'un des membres de la famille et que l'on a peur que toute la famille soit sanctionnée. C'est une très vieille peur archaïque car un clan familial sanctionné de bannissement par son groupe est en grand danger pour les mêmes raisons que pour l'individu.

L'Homme, au niveau collectif ou individuel, de façon légale ou criminelle, au passé ou au présent, a usé et abusé de cette menace pour faire régner l'ordre, imposer sa loi ou se venger des coupables. Les livres d'Histoire et les journaux sont pleins d'histoires de ce genre, aussi abominables les unes que les autres. Parfois même, ce sont des populations entières qui ont été massacrées suite à la faute d'un seul.

Sans aller jusque-là, sachez par exemple qu'au XVIIIe en France, des familles entières ont été déportées aux colonies sur décision de justice suite à une faute commise par le chef de famille. Il faut dire qu'à l'époque, on avait besoin de toutes les bonnes volontés pour peupler ces contrées lointaines...

Aujourd'hui encore, dans de nombreuses sociétés, il arrive que la faute d'un membre de la famille doive être "payée" par un autre. Cela peut se traduire par l'assassinat d'un fils pour venger la mort intentionnelle ou accidentelle d'un autre fils ou se traduire par le viol collectif d'une jeune femme qui est donnée en pâture aux hommes de la famille offensée parce que son frère a séduit une de leurs filles...

Quant à imaginer que cela ne se produit plus dans notre beau pays en dehors des affaires mafieuses, c'est malheureusement une utopie. Ainsi, en 2005, une brave mère de famille, honnête commerçante dans un village du centre de la France, a dû fermer boutique en moins de trois mois suite à une grosse bêtise (*un vol de voiture*) commise par son fils de dix-sept ans. Du jour au lendemain, elle a perdu toute sa clientèle et elle a fait faillite.

Ainsi, lorsque dans notre famille un individu a commis une faute dont on peut avoir honte (*et si on y est sensible bien évidemment*), notre cerveau archaïque est alors en alerte maximum puisqu'il nous considère en grand danger. C'est le cas d'un adolescent très handicapé dans son évolution parce qu'il a terriblement honte de son père alcoolique : de ce fait, sans conscience, il craint la sanction de la communauté.

Dans d'autres cas, l'origine du problème peut être antérieure à la naissance de la personne, la faute ayant été commise bien avant. Ce peut être le cas d'une femme qui "traîne" la culpabilité de sa grand-mère d'avoir été fille-mère en 1931 et la honte de sa mère d'être une enfant du péché. Ce peut aussi être le cas d'une famille où l'on essaye désespérément d'être moralement parfait suite à une faute commise en 1920 par deux ascendants... qui sont tombés très amoureux l'un de l'autre alors qu'ils étaient déjà mariés. En ce qui me concerne, je leur adresse ma très profonde gratitude puisque je suis leur descendant.

la Parole

Même si communiquer n'est pour l'individu ni une nécessité vitale ni une obligation, il n'en demeure pas moins que cela offre bien des avantages. Dans le monde animal, cela permet par exemple d'avertir du danger, de faire valoir sa force sans devoir l'utiliser, de signaler sa présence, d'attirer le/la partenaire, etc. De plus, chez les animaux sociaux, la communication facilite grandement les relations entre individus car elle permet d'indiquer à l'autre dans quel état d'esprit on est vis-à-vis de lui.

Quant à l'*Homo sapiens*, il doit finalement d'être ce qu'il est devenu à son incroyable capacité à communiquer. En effet, sa plus grande force ne réside pas seulement dans la taille de son cerveau et son incroyable connaissance, mais plutôt dans ce qui permet de la transmettre et de l'acquérir : la parole. Il semble que l'émergence de l'Homme moderne, il y a 200.000 ans, soit principalement due au déplacement vers le bas de l'organe de la phonation - à savoir le larynx -, ce qui nous permet d'avoir un registre d'expressions sonores beaucoup plus élaboré que nos prédécesseurs. Cette légère évolution nous vaut d'avoir cette capacité de communiquer unique dans le règne animal et d'être devenus aussi savants.

Mais l'avantage de disposer de la parole ne réside pas précisément dans le fait qu'elle permet la transmission de la connaissance puisque beaucoup d'animaux sont parfaitement capables d'apprendre en prenant modèle sur l'autre ou d'enseigner en montrant l'exemple. Le grand avantage de la parole est surtout qu'elle permet de parler de quelque chose qu'on ne voit pas au moment où l'on en parle et aussi de parler du passé et du futur : seul, l'homme est capable de le faire.

Grâce à la parole, on peut témoigner de son expérience individuelle et partager avec les autres membres du groupe des informations capitales pour la survie de tous : on peut indiquer l'emplacement d'un point d'eau, la présence du gibier ou d'un danger à un endroit précis ; on peut raconter sa dernière chasse et expliquer comment on a réussi ou pourquoi on a échoué ; etc. De plus, la parole permet de planifier l'avenir, d'organiser la prochaine chasse, de prévoir le rôle de chacun, etc. Enfin, la parole permet d'échanger des informations théoriques ou conceptuelles.

Un autre avantage du langage est d'être grandement utile, voire indispensable, pour assurer la paix sociale. Elle facilite la relation et permet d'apaiser les tensions, de gérer les conflits, d'arrondir les angles, de se réconcilier, etc. D'ailleurs, les spécialistes pensent que l'évolution du langage est passée par les femelles, celles-ci devant être très solidaires entre elles pour gérer le mâle dominant, lequel ne manque pas d'être caractériel et difficile à vivre. Cela rejoint ce que j'ai dit précédemment, à savoir que la gestion de la relation sociale et/ou familiale est affaire de femme.

Mais le plus extraordinaire est que la parole permet surtout de faire de la politique... En effet, une étude universitaire très sérieuse a montré que nous consacrons les deux tiers de notre temps de parole à commérer sur les autres et à faire notre promotion personnelle. Dans quel but ? Principalement pour en savoir plus sur les autres membres de notre communauté, pour nous présenter sous notre meilleur aspect afin de séduire de nouveaux amis, etc., le tout pour accéder à la meilleure position sociale possible.

Grâce au langage, nous pouvons plus facilement constituer de nouvelles alliances, glaner quelques potins pour affiner nos stratégies politiques, nous informer de ce qui s'est passé dans la communauté en notre absence, nous renseigner sur l'état d'esprit des uns et des autres, obtenir des faveurs, etc. Bien sûr, tout cela n'est qu'une question de survie, puisque dans la nature, mieux vaut être en haut de l'échelle sociale pour espérer manger à sa faim.

En effet, chez tous les animaux sociaux, humains y compris, la hiérarchie n'est pas une mince affaire et il arrive même, en période de disette, qu'un individu de rang inférieur ne survive pas parce qu'il ne peut pas obtenir une ration suffisante. Aussi, seuls les individus en haut de la hiérarchie ont, en principe, le droit de se reproduire et transmettre leurs gènes, ce qui est le sens même de la vie.

La parole est donc notre plus grande force puisqu'elle a fait de nous des créatures tellement savantes et tellement sociales, mais elle est surtout notre principal outil de séduction, de promotion individuelle. Pour le plaisir, je vous invite à évaluer - très honnêtement bien sûr - combien de temps de parole vous consacrez par jour à transmettre la connaissance et combien de temps vous consacrez à "bavasser" sur l'autre et à faire votre promotion : vous allez voir, c'est parfaitement édifiant. *Nota bene* : parler de nos institutions et de leurs dirigeants revient à parler de l'autre.

*
* *

Dans la nature comme dans notre monde moderne, les difficultés existentielles liées à la communication verbale sont extrêmement nombreuses, cela ne manquant pas d'induire beaucoup de symptômes physiques et/ou psychiques. Par exemple, nous avons déjà vu qu'une pathologie bronchique peut avoir pour origine une souffrance liée à une impossibilité et/ou une interdiction de se défendre verbalement.

Mais beaucoup de laryngites, de pharyngites, d'angines, ou de maux de gorge en général, ont cette même origine, les enfants étant tout particulièrement concernés par l'impossibilité d'exposer verbalement leur point de vue ou leurs revendications. Ainsi vaudrait-il mieux leur permettre d'exprimer tout cela sans les interrompre, ce qui ne veut pas pour autant dire qu'il faille y souscrire : cela pourrait éviter beaucoup d'amygdalectomies.

En effet, que nous soyons enfant ou adulte, nous ne demandons pas nécessairement à l'autre qu'il souscrive à nos points de vue ou accède à nos revendications : nous lui demandons juste de les entendre et de les respecter. Ainsi, il n'y aura aucune élévation de notre niveau de frustration (*et donc de notre niveau de stress*) pour cause d'impossibilité ou d'interdiction de s'exprimer, et notre biologie ne s'en mêlera donc pas.

Les manifestés psychiques ou comportementaux liés à la communication verbale sont fort nombreux. Ainsi, un homme de quarante-cinq ans bégaye systématiquement sur le son "A". Pourquoi ? Tout simplement parce qu'il se prénomme Alexandre et qu'il est le fils d'un homme très sévère et violent. Toute son enfance, dès qu'il entendait son père crier "*Alexandre !*" en insistant sur la première voyelle, cela signifiait à chaque fois qu'il allait encore passer un mauvais moment. De ce fait, prononcer le son "A" lui est très difficile puisque cela le remet systématiquement en sur-stress.

Ainsi, une jeune femme parle tellement vite qu'elle en est difficile à comprendre. Pourquoi ? Tout simplement parce qu'elle est la fille d'une mère toujours débordée qui n'a jamais eu le temps d'écouter sa petite. Très jeune, cette femme a donc pris l'habitude de parler très vite afin d'avoir le temps de tout dire à sa mère avant d'être interrompue.

Ainsi, un homme a longtemps été en difficulté pour prendre la parole en public à cause d'une double problématique. Dans son enfance, sa mère lui a enseigné, parfois très vivement, que les enfants doivent se taire en présence de personnes étrangères à la famille. Quant à son père, ses colères et sa violence étaient le plus souvent provoquées par les paroles ou les opinions de l'enfant. Jusqu'à ce qu'il comprenne le pourquoi et le comment de son blocage, cet homme était systématiquement en sur-stress s'il devrait s'exprimer en public, son gentil cerveau voulant l'avertir qu'il prenait le risque d'être sanctionné.

Ainsi, une adolescente est pratiquement mutique car terriblement angoissée dès qu'elle doit s'exprimer, plus particulièrement dans le cadre familial. Pourquoi ? Parce que la dernière fois où elle s'est exprimée librement, vers l'âge de sept ans, ce qu'elle a dit a provoqué le divorce de ses parents, une parole anodine de l'enfant ayant permis au père de comprendre que sa femme avait un amant.

Quant à la mythomanie, elle est encore une solution parfaite ayant pour utilité de paraître ce que l'on n'est pas afin d'être plus séduisant au regard des autres. C'est le cas d'un très jeune homme qui, toute son enfance, n'est pas vraiment parvenu à capter l'attention de ses parents et de sa communauté. Devenu adulte, il a trouvé ce moyen pour attirer l'attention des autres en s'inventant une vie professionnelle très valorisante.

* * *

Dans certains cas, le manifesté peut être beaucoup plus grave. Ainsi, une femme de cinquante ans se retrouve à gérer un cancer de la langue parce que la souffrance de toute sa vie est que sa parole n'est jamais prise en compte. Durant l'enfance, sa mère lui ordonnait de se taire dès qu'elle ouvrait la bouche et son père ne l'écoutait jamais. Quant à son mari, durant une trentaine d'années, il s'est systématiquement opposé à chacun de ses points de vue. C'est une situation professionnelle qui déclenchera la maladie : un rapport qu'elle avait mis plus d'un an à préparer a été directement archivé sans même être lu par sa hiérarchie.

Mais attention, cela ne veut pas dire que toutes les pathologies de la langue ont pour origine cette problématique liée à la communication verbale. En effet, la première fonction de la langue est de permettre la déglutition du morceau : c'est elle qui pousse l'aliment vers le fond de la gorge pour qu'il puisse être avalé. Ainsi, un manifesté au niveau de la langue pourra avoir pour origine une problématique quelconque liée à la déglutition du morceau réel ou symbolique, tout comme pour l'œsophage.

La langue est également l'organe du goût, un sens premier indispensable pour tester la qualité de ce que nous mangeons afin d'éviter toute nourriture pouvant être néfaste pour notre santé. Bien que je n'aie pas d'exemple concret à vous raconter, je suis certain qu'une pathologie de la langue peut avoir pour origine une problématique réelle ou symbolique liée à cette fonction gustative.

Enfin, la langue sert à l'entretien de l'hygiène corporelle et surtout à nettoyer une blessure afin de prévenir ou guérir d'une infection, la salive étant un puissant antiseptique. C'est pour cela que les animaux lèchent leur pelage ou leurs blessures avec beaucoup de soin. Chez l'Homme, il faut envisager qu'une pathologie de la langue ou des glandes salivaires puisse être liée à cette fonction hygiénique ou antiseptique.

Mais pourquoi vous ai-je raconté tout ça ? Seulement pour vous rappeler, une fois de plus, qu'un organe peut avoir plusieurs fonctions et qu'il peut donc y avoir plusieurs tonalités conflictuelles possibles pour un même organe.

la Performance

Comme nous l'avons vu, la vie sauvage est loin d'être une sinécure. Tout y est terriblement dangereux : on est toujours le casse-croûte préféré d'un prédateur ; se nourrir ou se désaltérer n'est pas une mince affaire ; il faut parcourir des kilomètres chaque jour pour y parvenir ; la concurrence avec les autres membres du groupe est rude, etc... De plus, dans ce contexte, toute défaillance se paye "cash" : un individu faible ou blessé est un individu mort, soit parce qu'il ne peut plus correctement s'alimenter, soit parce qu'il est très rapidement attrapé et mangé.

Dans un tel contexte, chacun doit être le plus performant possible, dans tous les domaines et plus particulièrement au niveau de ce qui permet à l'individu de se déplacer, courir, grimper, chasser, affronter, fuir, agir, fabriquer, construire, conquérir, etc. Cela sous-entend qu'il faut avoir un appareil ostéo-articulaire en parfait état de fonctionnement et des muscles efficaces sous peine de ne pas pouvoir agir et réagir comme il se doit.

Ce problème de performance se pose à bien d'autres niveaux. Il peut concerner les sens, tant il est vrai qu'il vaut mieux avoir une très bonne vue, l'ouïe fine et beaucoup de flair. Il peut concerner la capacité intellectuelle puisqu'il y a plutôt intérêt à être très malin pour augmenter ses chances de survie. Il peut concerner la procréation, transmettre ses gènes n'étant pas une mince affaire, etc.

Plus subtilement, il peut concerner tout ce qui est en relation avec le statut de l'individu au sein de son groupe où la concurrence est impitoyable. Les meilleures chances de survie sont réservées aux individus en haut de l'échelle hiérarchique puisque ce sont eux qui ont accès aux meilleures places et aux meilleurs morceaux. Ainsi, mieux vaut être très performant à tous niveaux pour atteindre le haut de l'échelle sociale le plus vite possible.

Mais l'individu doit aussi être performant à bien d'autres échelons sur lesquels il n'a strictement aucun pouvoir puisque concernant ses fonctions organiques. Il doit être performant pour digérer le morceau et le métaboliser, il doit avoir un bon système cardio-vasculaire, d'excellents émonctoires, une formule sanguine idéale, une parfaite immunité et une cervelle bien faite.

Quant à notre humanité - *et alors même que tout est devenu tellement simple et qu'il n'est plus nécessaire de se battre pour survivre* -, le nombre de nos problèmes existentiels liées à la performance y a augmenté de manière exponentielle. C'est devenu pure folie et il ne faut pas chercher plus loin l'explication du déficit de la Sécurité Sociale ou pourquoi nous nous ruinons en thérapies diverses. Mais pourquoi cela ? Tout simplement, une fois de plus, parce que notre cerveau ne fait pas la différence entre ce qui est réel, symbolique, virtuel ou imaginaire, physique ou moral.

Il est des situations conflictuelles que l'on pourra qualifier de sérieuses et pouvant justifier l'intervention du cerveau pour mettre en œuvre une augmentation de la performance. Ainsi dans le cas de la Demoiselle victime de harcèlement, on peut estimer qu'elle est réellement en danger et qu'elle doit être plus forte pour se défendre de son chef de service. Dans le cas de Paula, on peut estimer qu'il est fondamental de produire du lait afin de nourrir et soigner le petit malade.

Mais nous sommes aussi capables de nous faire un "caca nerveux", et même une maladie, parce qu'on court le 110 mètres-haies quelques centièmes de seconde moins vite que l'autre, parce qu'on n'a pas eu la promotion méritée, parce que notre voisin a une voiture plus grosse que la nôtre, ou encore parce que l'on n'a pas la taille mannequin. On pourrait presque en rire si toutes ces histoires de dévalorisation n'engendraient pas autant de souffrances et tellement de pathologies diverses.

Le problème, encore une fois, est que notre cerveau archaïque tient seulement compte de notre ressenti viscéral et qu'il prend tout au sérieux, ce qui provoque beaucoup de dramatiques malentendus entre la pensée humaine et les impératifs archaïques pour la survie. Pour le démontrer, prenons le cas d'une athlète qui a raté la finale du 110 mètres-haies d'une grande compétition internationale : elle est arrivée seulement quatrième, juste deux centièmes de seconde derrière la troisième.

C'est pour elle un drame, une catastrophe, d'autant plus qu'elle s'est entraînée sans compter pendant des années pour monter sur le podium de cette course prestigieuse. Pendant les jours et les semaines qui suivent, elle ressasse son échec, se repasse en boucle le film de sa course et analyse ses erreurs. Elle arrive toujours à la conclusion : elle a raté le podium dès l'instant du départ, au coup de starter, parce qu'elle a manqué d'impulsion au niveau de son pied d'appui.

Peu de temps après, elle souffre d'une inflammation du tendon d'Achille, comme par hasard au niveau de son pied d'appui, soit très précisément l'endroit de son corps à l'origine de son malheur. On pourrait croire qu'il n'y a aucun rapport, que son tendon d'Achille a été trop sollicité pendant des années, qu'il est usé, etc. Mais on peut aussi avoir un tout autre point de vue, c'est-à-dire celui de son cerveau archaïque.

Le problème réside dans la façon dont le cerveau de cette femme a analysé la situation dès l'instant où sa souffrance morale a commencé juste après la course. On peut la résumer ainsi : son cerveau archaïque a considéré sa souffrance morale comme il l'aurait fait pour la souffrance viscérale d'une gazelle blessée et donc en grand danger de mort. Et quand il a cherché à savoir quelle était exactement la nature du problème, il en a déduit qu'il s'agissait d'une défaillance du tendon d'Achille puisque cette femme a focalisé toute son attention sur cette partie de son corps.

En conséquence, le cerveau a mis en œuvre tous les mécanismes naturels nécessaires pour réparer les fibres d'un tendon... qui n'avaient pas besoin de l'être. Car, dès qu'un tissu, quel qu'il soit, est abîmé ou considéré comme tel, la biologie s'organise pour renouveler les cellules défaillantes afin que la fonction concernée soit à nouveau opérationnelle dans les meilleurs délais puisque c'est une question de vie ou de mort pour l'individu.

Ainsi dans ce cas, alors même que le tendon d'Achille était en parfait état au lendemain de la course, l'intensité du stress de cette femme est telle que son cerveau a cru nécessaire de mettre en œuvre les processus de réparation indispensables pour la sauver. Mais sa souffrance étant seulement morale, elle est restée au même niveau d'intensité, cela faisant croire à son cerveau que le problème physique était vraiment très grave. Il a donc augmenté la force du processus de réparation, etc.

Le tendon s'est alors enflammé, le processus réparatoire étant disproportionné à la situation. Évidemment, le niveau de stress de cette femme a fait un bond supplémentaire dès l'apparition des premières douleurs, son cerveau a considéré la situation comme vraiment très grave, et il a donc accéléré le processus réparatoire. Voilà pourquoi deux mois après la course, cette magnifique gazelle ne peut plus courir ni se passer d'anti-inflammatoire.

Quant aux raisons profondes de cette folie, il faudra aller les chercher dans l'histoire et/ou la "*préhistoire*" de cette femme pour comprendre pourquoi il est à ce point important pour elle de monter sur le podium et à ce point dramatique de ne pas y être parvenu. Par contre, je suis certain que rien de tout cela ne serait arrivé si cette femme avait simplement pu être fière d'être une des meilleures au monde et se réjouir d'avoir été sélectionnée pour participer à cette grande fête sportive.

* * *

Dans la nature comme dans notre monde moderne, on est le plus souvent en difficulté à cause d'un problème de déficit de performance, mais on peut parfois être en difficulté à cause d'un problème d'excès de performance. Bien que ces situations conflictuelles liées à un excès de performance soient plutôt rares dans la nature, il est néanmoins des situations particulières où il est impératif de faire baisser le niveau de performance de l'individu.

Ainsi, il est parfois nécessaire de ne pas grandir, comme dans le cas du poisson d'Amazonie ou celui du petit garçon. De la même manière, il est parfois nécessaire de ne pas être fertile lorsque la situation l'exige, comme dans le cas de cette femme qui ne peut pas avoir d'enfant à cause de la sécheresse de 1976.

Il est également impératif dans toutes sociétés que les "petits" mâles ne prennent pas leurs désirs pour des réalités sous peine d'être très durement sanctionnés (*ou même tués*) par le grand mâle ou par l'autorité. Comme je l'ai expliqué, Dame Nature fait en sorte que les "petits" mâles ne soient pas dans la pleine expression de leur tonalité hormonale afin qu'ils ne passent pas leur temps à importuner les filles ou à s'accaparer le bien de l'autre.

Mais nous pouvons aussi être en grande souffrance morale à cause des conséquences plus ou moins graves d'un excès de performance physique. C'est le cas d'un homme droitier qui souffre soudain d'une pathologie très handicapante au niveau de l'épaule droite très peu de temps après un conflit familial. Un jour où son fils de dix-sept ans, en pleine crise d'adolescence, dépasse les bornes une fois de trop, son père lui donne une gifle retentissante avec son bras droit.

Au petit matin, le jeune homme quitte le domicile parental et personne n'aura de ses nouvelles pendant plusieurs mois. La mère de l'enfant le vit très mal et fait une forte dépression, ce dont le père ne manque pas de se sentir responsable. Il ressasse l'événement qui a conduit au drame à longueur de journée et en arrive toujours à la même conclusion : il n'aurait jamais dû avoir ce geste malheureux.

Considérant le niveau de stress de cet homme, son cerveau finit par s'en mêler. À l'analyse, il considère très logiquement que le problème est dû à un excès de performance du geste au niveau du bras droit et met tout en œuvre pour que cela ne risque pas de se reproduire. Comment ? Tout simplement en organisant une diminution de la performance de l'ensemble des tissus de l'articulation de l'épaule droite.

C'est aussi le cas d'un homme qui doit gérer une forte hypothyroïdie très peu de temps après un drame. Parce qu'il roule un peu trop vite en traversant un village, il ne peut pas éviter un enfant qui traverse brusquement la chaussée. Le choc est violent et l'enfant est tué sur le coup. Bien évidemment, il se sent terriblement coupable d'avoir roulé trop vite, tant et si bien que son cerveau finit par s'en mêler.

À l'analyse, son cerveau comprend le stress de cet homme comme la conséquence d'un excès de performance en termes de vitesse et il met tout en œuvre pour que cela ne risque pas de se reproduire. Comment ? En faisant en sorte que les glandes thyroïdes sécrètent moins de thyroxine, laquelle est précisément une hormone "speedante".

À noter : si la culpabilité de cet homme avait été centrée sur son manque de réflexe au moment de l'accident (*soit un déficit de performance en termes de réflexe*) et non pas sur sa vitesse excessive, sa biologie aurait plutôt fait en sorte d'augmenter la sécrétion de thyroxine puisque cette hormone est aussi celle du réflexe.

* * *

Une autre situation particulière nécessitant une diminution de la performance est ce que nous appelons dans notre jargon le *"conflit du mouton"*, soit une stratégie parfaitement *bio-logique* ayant pour objectif de nous venir en aide... mais qui peut aussi avoir de graves conséquences. Elle est une réminiscence d'une très vieille loi de la nature stipulant : quand on est seul, perdu et isolé de son groupe, la meilleure chose à faire est d'attendre sans bouger qu'il revienne nous chercher. Je rappelle qu'un individu d'une espèce sociale isolé (*ou rejeté*) de son groupe a très peu de chances de survivre.

Chez le mouton, par exemple, sa meilleure chance de survie est de se noyer dans cette masse compacte qu'est le troupeau parce qu'elle peut faire croire aux prédateurs qu'elle est une grosse bête blanche qu'il vaut mieux éviter. De plus, en cas d'attaque sur le troupeau, chaque individu a beaucoup plus de chance de s'en sortir que s'il est seul à être pourchassé. Bien évidemment, un individu se retrouvant seul, perdu et isolé de son groupe veut le réintégrer dans les meilleurs délais, et c'est précisément à ce moment-là qu'il est le plus en danger. Car dans une telle situation, l'individu risque de paniquer, de se faire repérer par le prédateur et surtout de faire le mauvais choix dans sa tentative de retrouver les siens.

En effet, l'horizon faisant 360°, l'individu a donc 359 chances sur 360 de faire le mauvais choix s'il tente de retrouver son groupe, cela pouvant lui être fatal : dans la nature, se tromper de direction peut avoir de graves conséquences. Pour l'éviter, Dame Nature a encore trouvé une solution : elle immobilise l'individu quand il commence à paniquer. Comment ? En bloquant les corticosurrénales afin qu'elles ne sécrètent pas (*ou beaucoup moins*) certaines hormones qui, habituellement en cas de stress (*et donc de danger*), servent à mettre toutes les fonctions organiques en alerte maximum et/ou en fonctionnement optimal.

Ainsi, l'individu n'a plus la moindre énergie et il reste figé sur place en attendant que son groupe revienne le chercher. Si, par chance, son troupeau repasse par là, l'individu retrouve immédiatement son énergie : n'étant plus seul, perdu et isolé, son stress cesse et son cerveau débloque les surrénales. Ne trouvez-vous pas que la Nature est géniale ? Cela dit, il faut quand même préciser qu'un blocage surrénalien est une affaire très sérieuse puisqu'il peut être mortel s'il dure trop longtemps. À noter : beaucoup de fatigues dites "chroniques" (*et donc pas toutes*) ont ce conflit pour origine.

On pourrait aussi nommer cette problématique le *"conflit de l'enfant perdu"* puisque la plupart des petits animaux savent d'instinct s'immobiliser là où leur mère les a laissés pour vaquer à ses occupations. Ainsi, elle peut facilement retrouver sa progéniture et les petits risquent moins d'attirer l'attention du prédateur. C'est d'ailleurs pour cela que beaucoup de mères humaines recommandent à leurs petits enfants, par exemple au supermarché, de rester à la même place en cas de séparation en attendant d'être retrouvés. Si l'enfant part dans tous les sens pour retrouver sa mère, la plaisanterie risque de durer un long moment.

Dans notre humanité, on peut être confronté à ce problème (*et donc avoir les surrénales plus ou moins à plat*) pour de multiples raisons : parce qu'on est effectivement perdu dans le désert ou dans une grande ville inconnue ; parce qu'on se sent très seul ; parce qu'on n'a plus de famille ; parce qu'on est un enfant de la DDASS ; parce qu'on habite loin des siens ; parce qu'on est rejeté par son groupe, etc... De plus, le cerveau ne faisant pas la différence entre ce qui est réel, symbolique, virtuel ou imaginaire, on peut se retrouver dans cette situation tout simplement parce qu'on ne sait pas quelle direction prendre dans la vie.

Mais le plus souvent, nous sommes englués dans ce conflit (*et ses conséquences*) à cause de nos indécisions, des plus sérieuses aux plus anodines. Ce peut être une hésitation sur la couleur de notre prochaine voiture, la marque de lessive qu'il convient d'acheter, la destination de nos prochaines vacances, etc. ou, plus sérieusement, une hésitation pour l'achat d'une maison, l'engagement dans une relation amoureuse ou la mise en route du quatrième enfant. Le problème est que toute élévation du niveau de stress dans cette tonalité d'indécision est considérée par notre cerveau archaïque comme un problème de choix de direction vitale. Ce n'est donc pas étonnant qu'on soit complètement "raplapla" quand on ne parvient pas à prendre une décision et tout à fait normal de retrouver toute son énergie dès l'instant où on l'a enfin prise.

Cela dit, le plus important à comprendre est que toutes nos indécisions, quelles qu'elles soient, sont toujours dues à notre peur archaïque de nous tromper de direction et que cela nous soit fatal. En effet, le véritable problème n'est pas de savoir quel choix il faut faire - *et donc quelle direction il faut prendre* - mais au contraire quels choix il ne faut surtout pas faire - *et donc quelles directions il ne faut surtout pas prendre.* C'est en fait cela qui nous empêche de prendre une décision : la peur de nous tromper.

Et si vous vous sentez plus ou moins concerné(e)s par ce problème d'indécision, alors je peux vous proposer une clé thérapeutique dont je garantis l'efficacité. Je l'ai mise au point devant le linéaire de lessive de mon supermarché habituel, un jour où je n'y trouvais pas ma lessive préférée. Je suis resté planté là pendant de longues minutes à essayer de choisir une autre lessive parmi une douzaine de marques différentes et autant de conditionnement, à essayer de comparer les prix au kilo, etc. Naturellement, j'étais de plus en plus confus et de moins en moins tonique, soit les signes cliniques habituels de ce *"conflit du mouton"*.

En effet, mon gentil cerveau a interprété mon indécision comme une problématique de choix de direction et il en a déduit que j'étais seul, perdu, isolé de mon groupe et donc en grand danger. Comme il le fait depuis la nuit des temps, il a immédiatement fait en sorte que je reste sur place sans paniquer en attendant qu'on vienne me chercher. Voilà comment, dans un supermarché très moderne, on peut se faire un conflit très archaïque.

Mais j'ai soudain eu une idée lumineuse : puisque je ne parvenais pas à décider quelle lessive je devais prendre, j'ai pris l'excellente décision... de ne rien décider, c'est-à-dire de ne pas choisir et d'attendre une autre occasion pour acheter ma lessive préférée. Cette prise de décision a été radicale : en quelques secondes, mon tonus est revenu, tout simplement parce que mon bon cerveau protecteur a considéré... que j'avais enfin trouvé la bonne direction pour rejoindre mon troupeau. Ainsi dans certains cas, il est très thérapeutique de prendre en toute conscience la décision de ne rien décider et d'attendre que la solution s'impose d'elle-même.

*
* *

J'ai choisi de terminer ce chapitre avec ce *"conflit de performance"* parce qu'il est finalement le point commun de toutes nos difficultés existentielles : tous les cas concrets exposés jusqu'à présent et tous ceux que je pourrais encore vous raconter sont systématiquement des histoires de performance. En effet, toutes les difficultés existentielles auxquelles on peut être confronté dans la vie sauvage ou dans notre monde moderne, qu'elles soient de l'ordre de l'essentiel et du vital ou de l'ordre du superflu, toutes ont pour point commun d'être des problématiques de performance induites soit par un déficit de performance, soit par un excès de performance. J'ai essayé de trouver des exceptions à cette règle sans en trouver une seule.

Toutes nos difficultés physiques ou psychiques - *et donc les symptômes ou les blocages qu'elles peuvent induire* - sont toujours la conséquence d'une inadéquation entre notre niveau de performance effectif et celui que nous devons ou voulons avoir. Que notre difficulté soit consciente ou inconsciente ; qu'elle concerne l'être, l'action ou la pensée ; qu'elle soit réelle, symbolique, virtuelle ou imaginaire ; qu'elle soit physique, morale, intellectuelle, esthétique, sexuelle, affective, matérielle ou sociale ; qu'elle soit anodine ou vitale : tout cela est une question de déficit ou d'excès de performance et d'inadéquation entre "pouvoir", "vouloir" et "devoir". Évidemment, les carences alimentaires graves, les intoxications, les irradiations, les accidents et le vieillissement sont des cas particuliers et font exceptions à cette règle.

Lorsque notre cerveau archaïque décide d'intervenir parce que notre niveau de stress est trop élevé, il doit toujours définir trois choses avant d'agir : il doit d'abord définir la nature exacte du problème, si c'est une affaire de force, de vitesse, de gestion du morceau, de protection, de conquête, etc. ; il doit ensuite définir si c'est un problème de déficit de performance ou au contraire d'excès de performance et il doit aussi définir une troisième chose, c'est-à-dire la dynamique profonde dans laquelle la personne gère le problème.

Ce dernier point va définir la stratégie *bio-logique* que le cerveau archaïque va choisir de mettre en œuvre au niveau physique, psychique ou comportemental pour tenter de nous aider à résoudre notre problème de performance. Le fait est qu'il y a trois façons possibles de gérer un problème de déficit de performance et deux façons de gérer un problème d'excès de performance. Deux de ces cinq dynamiques de gestion interne du conflit sont très simples à comprendre, mais les trois autres sont beaucoup plus subtiles.

• **Revalorisation de la Performance** : cela correspond à ce que vit une personne souffrant d'être, d'avoir été ou craignant d'être confrontée à un déficit de performance quelconque et qui, au plus profond d'elle, a la volonté de s'en sortir. Cette dynamique combative correspond typiquement au cas de cette athlète qui souffre d'avoir échoué en final mais qui, au fond d'elle, a une très forte volonté de réussir. Cela correspond aussi à l'histoire de la Demoiselle victime de harcèlement qui ne se sent pas assez forte pour se défendre contre son chef de service mais qui voudrait l'être.

Dans ce cas de figure, le cerveau met tout en œuvre pour augmenter le niveau de performance concerné. Il va, par exemple, faire en sorte d'augmenter la puissance du tendon de l'athlète ou d'augmenter la glycémie de la Demoiselle. De façon générale, cette dynamique induira soit le renforcement d'une structure tissulaire (*et donc une prolifération cellulaire plus ou moins exacerbée*), soit l'augmentation d'une fonction organique (*et donc un hyperfonctionnement et/ou une hypersécrétion plus ou moins importants*).

Cette dynamique de gestion interne du conflit est la plus fréquente, dans la nature comme dans notre monde moderne. Je suis d'ailleurs convaincu qu'elle est sous-jacente à presque toutes les pathologies tumorales, qu'elles soient bénignes ou malignes.

• **Diminution de la Performance** : cela correspond à ce que vit une personne souffrant d'être, d'avoir été ou craignant d'être confrontée à un excès de performance quelconque et qui doit faire baisser cette performance. Cela correspond typiquement au cas de cet homme qui a giflé son fils et se reproche d'avoir provoqué sa fugue, ou à celui de cet homme qui se sent coupable d'avoir accidentellement tué un enfant parce qu'il roulait trop vite.

Dans ce cas, le cerveau met tout en œuvre pour diminuer le niveau de performance concerné. Il va par exemple faire en sorte de diminuer la performance de l'articulation de l'épaule du père ou le taux de thyroxine du conducteur. De façon générale, cette dynamique induira soit la dégénérescence d'une structure tissulaire (*et donc une lyse cellulaire plus ou moins exacerbée*), soit la diminution d'une fonction organique (*et donc un hypofonctionnement et/ou une hyposécrétion plus ou moins importants*).

• **Impuissance - Abdication** : cette façon d'appréhender l'adversité correspond à ce que vit une personne confrontée à un déficit de performance quelconque et qui, au plus profond d'elle, se sent impuissante et/ou/puis démissionnaire face à sa difficulté. Bien souvent, la personne s'est d'abord longuement battue pour faire face à l'adversité, jusqu'à l'épuisement physique et/ou psychique. Puis, petit à petit, s'installe un sentiment d'impuissance de plus en plus fort, la personne finissant par renoncer et abandonner la lutte. Au maximum de cette dynamique, la personne se dit : *"C'est foutu, je n'y arriverai jamais, j'arrête de me battre"*. Cela correspond finalement à ce que vit un individu qui attend la mort, tel un animal blessé attendant sans bouger qu'un charognard vienne l'achever.

Cette dynamique n'est pas idéale pour la santé car elle peut induire un processus dégénératif lent et diffus par non-renouvellement cellulaire de la structure ou de l'organe concerné par la tonalité conflictuelle. Pourquoi ? Tout simplement parce que Dame Nature ne perd jamais son temps ni ne gaspille d'énergie à entretenir un système ou une structure cellulaire (*ni même un individu*) qui ne sert à rien et/ou lorsqu'il n'y a plus aucune motivation pour le faire.

En effet, quand un individu est démissionnaire et n'a plus la volonté de s'en sortir, sa biologie peut alors considérer qu'il est inutile de l'aider. En conséquence, le cerveau n'essaye même plus de renforcer le niveau de performance ni d'entretenir les structures concernées par le conflit d'origine. Cela induit un processus dégénératif qui, petit à petit, fait "disparaître" la matière. Bien sûr, ce processus sera proportionnel à l'intensité et à la durée du conflit, ainsi qu'à la profondeur de la dynamique d'impuissance et/ou d'abdication.

La cause de ce processus dégénératif est fort simple à comprendre : les cellules constituant l'organisme sont en perpétuel renouvellement. Au niveau osseux par exemple, des cellules spécialisées (*les ostéoclastes*) éliminent les vieilles cellules qui ont fait leur temps et d'autres (*les ostéoblastes*) s'occupent d'installer de nouvelles cellules à la place. Ce mécanisme est le même pour presque toutes les cellules de l'organisme.

Dans le cas où l'individu est dans cette dynamique d'impuissance-abdication, le cerveau ne se mobilise plus pour permettre ce renouvellement cellulaire puisqu'il n'y a plus de raison de le faire. Les vieilles cellules sont éliminées comme il se doit, mais elles ne sont plus remplacées par de nouvelles cellules, ce qui entraîne cette dégénérescence plus ou moins lente et diffuse. Au niveau de l'os, cela peut induire une simple décalcification (*telle que l'ostéoporose*) ou encore une véritable lyse osseuse.

Le cas de figure le plus fréquent et le plus caractéristique est l'ostéoporose qui concerne tellement de femmes après la ménopause. À partir de cet instant, sans en avoir conscience, et alors même qu'elles peuvent se dire soulagées d'être "enfin" débarrassées des inconvénients de la fertilité, beaucoup de femmes se sentent soudain, au plus profond d'elles, complètement inutiles et sans aucun intérêt puisque ne pouvant plus enfanter.

En effet dans la nature sauvage (*et cruelle*), la raison d'être d'une femelle est de faire des petits et sa place dans le groupe dépend de sa fertilité. Ainsi, dès qu'elle ne peut plus enfanter, elle n'est plus aussi bien considérée ni respectée (*surtout des mâles*) et elle perd de son l'influence. De plus, dans ce contexte, la période du 3e âge ne dure jamais très longtemps, l'arrêt de la fertilité étant, finalement, l'antichambre de la mort.

Dans notre monde moderne, cette période de la vie d'une femme correspond justement à celle où apparaissent "quelques" signes de vieillissement lui faisant craindre de ne plus être désirée, même si, au niveau conscient, elle ne souhaite plus être sollicitée sexuellement. C'est aussi le temps de l'envol du petit dernier qui doit quitter le nid pour construire sa vie, ce qui ôte tout sens à la vie de ces femmes qui se sont consacrées pendant trente ans à élever leurs enfants.

Un autre cas de figure très fréquent concerne des personnes déjà confrontées à une première maladie très grave (*un cancer par exemple*) à laquelle elles pensent, au plus profond, n'avoir aucune chance de survivre. Dans ce cas, la personne se dit qu'elle est foutue et qu'elle ne s'en sortira pas. Le plus souvent, ce conflit secondaire s'exprime au niveau du squelette et induit un processus de lyse osseuse parfois très rapide. Dans cette situation, le meilleur des traitements est de la *"Confiance en l'Avenir "* à très haute dose.

• **Abdication - Revalorisation** : cette double dynamique contradictoire correspond à ce que vit une personne confrontée à un déficit de performance vécu dans une dynamique d'impuissance et/ou d'abdication sur un plan que sa biologie archaïque essaye de contrecarrer en augmentant sa performance sur un autre plan. Dans ce cas, la personne est dans une dualité inconsciente genre : *"C'est foutu, je n'y arriverai jamais, mais il faut quand même que j'y arrive"*. Très caricaturalement, ce pourrait être la problématique d'une personne qui, se sentant faible au niveau physique, essaye de surmonter cette faiblesse en augmentant sa performance au niveau intellectuel.

Cette double problématique induit d'abord un processus de dégénérescence plus ou moins lent et diffus au niveau d'un tissu (*de l''os par exemple*) en fonction du conflit vécu dans cette dynamique d'impuissance et/ou d'abdication. Cela induit un handicap plus ou moins important (*par exemple des douleurs articulaires*) qui met la personne une deuxième fois en conflit de déficit de performance. Mais la personne gérant cette deuxième problématique dans une dynamique combative de revalorisation, sa biologie met tout en œuvre pour l'aider à renforcer sa performance au niveau d'autres structures tissulaires adjacentes (*par exemple au niveau des cartilages, des tendons et des ligaments*).

Bien évidemment, tout cela finit par s'enflammer, par être de plus en plus douloureux et de plus en plus handicapant, ce qui amène le cerveau à intervenir davantage pour surmonter ce handicap, etc... En fait, cette double dynamique est à l'origine de beaucoup de pathologies articulaires genre rhumatisme, arthrite, arthrose, etc., aux conséquences parfois terribles.

C'est précisément le cas d'un homme de quarante ans très handicapé par de l'arthrite au niveau de ses deux mains. Au début de l'histoire, trois ans plus tôt, il est bien installé dans la vie et tout va pour le mieux. Il est prothésiste dentaire, il adore son métier, il est très habile de ses mains, il fait de l'excellent travail, il a une bonne clientèle et il gagne donc très bien sa vie. Un week-end, à l'occasion d'une promenade à vélo en famille, il tombe lourdement et se fracture le poignet droit.

Malheureusement, cette fracture ne guérit pas correctement et il doit même subir plusieurs interventions chirurgicales qui n'amènent aucune amélioration. Un an après l'accident, il est clair que son poignet droit ne retrouvera plus jamais sa souplesse. Ne pouvant plus travailler avec ses mains, il doit se résoudre à abandonner définitivement son métier qui était toute sa vie et à vendre sa petite entreprise qui était toute sa fierté.

C'est à ce moment-là qu'il vit au plus profond de lui un énorme *"conflit de dévalorisation"* tant moral que physique. Quant à son cerveau archaïque, il va considérer la souffrance de cet homme comme un déficit de performance manuelle vécu dans cette tonalité d'impuissance et d'abdication tellement l'élan de vie de cet homme est brisé. Cela va induire dans son cas un processus de décalcification lent et diffus au niveau de l'os des doigts de ses deux mains (*surtout la droite*), cela ne manquant pas de le faire souffrir et de le confronter un peu plus à ce conflit de déficit de performance manuelle.

Mais cet homme a seulement quarante ans et il a encore trois enfants à finir d'élever : il doit donc tout recommencer à zéro et reconstruire sa vie autrement, cela lui demandant d'être combatif et d'être dans une dynamique de revalorisation de sa performance manuelle. Car cet homme est structurellement un manuel : au plus profond de lui, il est comme inscrit qu'il y a seulement avec les mains qu'on peut construire sa vie. Ainsi, même si la réorientation professionnelle choisie par cet homme n'est évidemment pas manuelle (*il s'est recyclé dans la gestion*), son cerveau va, lui, considérer que cela reste une affaire manuelle. Il va donc l'aider à surmonter cette épreuve en renforçant la performance de ses doigts, mais cette fois au niveau des structures articulaires adjacentes, soit au niveau des cartilages, des tendons et des ligaments.

Cet homme est donc, d'une part, confronté à une décalcification au niveau des mains puisqu'il vit cette abdication au niveau du travail manuel et, d'autre part, à une dystrophie de croissance au niveau des autres tissus puisqu'il doit réussir à reconstruire sa vie. Bien évidemment, tout cela finit par s'enflammer et par le faire beaucoup souffrir, ce qui ne manque pas d'aggraver sa souffrance morale, etc…

Cette dynamique d'abdication-revalorisation concerne beaucoup de personnes qui avancent en âge et qui, naturellement, n'ont plus les performances de leurs vingt ans. Malheureusement, beaucoup le vivent très mal et se retrouvent "engluées" dans cette double problématique et ses conséquences très douloureuses.

• **Négation de Soi** : cette dynamique de gestion interne typiquement humaine est sans aucun doute la plus dangereuse et la plus inutile de toutes. Elle correspond à une très profonde problématique de non-reconnaissance ou de refus de soi (*partiel ou global*) genre *"je dois combattre, éliminer cette partie ou cette dimension de moi que je n'aime pas, que je ne reconnais pas, que je refuse"*. Cette dynamique est le plus souvent induite par des culpabilités ou le refus d'une dimension de soi (*réelle ou symbolique*) que l'on ne supporte pas et que l'on rejette.

Cela peut, au mieux, induire un processus dégénératif lent et diffus par non-renouvellement cellulaire ou, au pire, un processus d'auto-immunité et donc d'autodestruction. Dans ces cas-là, il y a un énorme malentendu entre la personne et son cerveau archaïque, celui-ci considérant qu'une partie ou une dimension de soi est mauvaise ou dangereuse et qu'il faut donc la combattre et l'éliminer.

Or, c'est justement la fonction du système immunitaire de combattre le "non-soi", qu'il s'agisse d'un agent pathogène, d'une particule indésirable, mais aussi d'une dimension morale de soi que l'on refuse. Comme dans le cas de la dynamique d'abdication, le cerveau peut agir pour que la partie du corps correspondant à cette dimension ne soit pas renouvelée et ne pose plus de problèmes. Mais si le conflit est très fort, le cerveau peut opter pour une réaction plus radicale et mettre en place un processus d'auto-immunité pour se débarrasser de cette dimension de soi dans les meilleurs délais...

On trouve bien souvent à l'origine des maladies auto-immunes des conflits intra-personnels liés à des fautes commises considérées comme majeures ou des transgressions morales et/ou religieuses. Dans ce cas, la personne est, avec elle-même, encore plus sévère et sans pitié que la Sainte Inquisition de Thomas de Torquemada ou le Comité de Salut Public de Maximilien Robespierre.

C'est précisément le cas d'un jeune homme de trente ans confronté à une grave maladie neurologique. Bien que l'histoire soit beaucoup plus complexe car pleine de conflits programmants et d'événements aggravants, la situation conflictuelle ayant déclenché la maladie est un énorme sentiment de culpabilité qu'il cultive depuis des années parce qu'il a un jour détourné la somme de... quinze euros.

Conclusion : il est préférable d'être indulgent et magnanime à notre égard (*ce qui ne veut pas dire laxiste*) et de nous pardonner au plus vite nos erreurs passées. Plus généralement, il est recommandé de beaucoup s'aimer et de bien se reconnaître, y compris au niveau de ce que nous aimons le moins de nous, afin que nos systèmes de défense ne nous combattent pas.

• **Arrêt des Hostilités** : ce n'est pas tout à fait une dynamique de gestion interne du conflit de performance comme les précédentes. Dans ce cas, c'est le cerveau autonome qui décide de faire cesser le combat avant que la personne meure d'épuisement et/ou de sur-stress. Ce cas de figure est aussi appelé "syndrome d'épuisement" ou encore "yuppie's syndrom". Cette dernière appellation fait référence aux "golden boys" de la Bourse qui travaillent comme des fous pendant des années et qui, un jour, s'écroulent d'un coup (*nerveusement et/ou physiquement*) parce que leur cerveau les met d'office en vacances.

C'est le cas pour une jeune femme de vingt-cinq ans que j'ai reçue en consultation. Vers l'âge de dix ans, elle décide un jour qu'elle fera des études de droit et qu'elle sera juge. Cette décision est évidemment "conflictuelle" ; elle est en relation avec la grande injustice de sa grand-mère paternelle qui rend la vie impossible à toute la famille et plus particulièrement à son Papa qu'elle adore. Depuis cet instant et pendant les douze années suivantes, elle travaille comme une folle pour y parvenir, jusqu'à l'absurde, genre 365 jours par an 16 heures par jour, tant et si bien qu'elle est sur le point de devenir l'une des plus jeunes juges de son pays.

Mais à l'occasion d'un ultime examen en juin, elle rate juste une épreuve. Elle est donc obligée de "potasser" deux mois de plus afin d'être prête pour la cession de rattrapage de septembre... ce à quoi son cerveau s'opposera formellement. Le lendemain de ce jour de juillet où elle apprend qu'elle a raté cette épreuve, elle est au lit (*avec une méga varicelle !*) et elle n'en bougera pas pendant trois mois. Elle ne peut donc pas passer cette dernière épreuve en septembre, ni avoir son diplôme.

La raison qui la fait me consulter un an plus tard n'est pas cette varicelle (*elle est alors une histoire ancienne*) mais un autre "symptôme" bien plus handicapant : depuis ce jour de juillet, cette femme ne peut absolument plus se concentrer sur quoi que se soit et elle est même en confusion mentale dès qu'elle ouvre un livre. Mon analyse est que son cerveau s'opposait strictement à toute activité cérébrale ressemblant de près ou de loin à ce qui a failli la tuer pour cause de surmenage intellectuel.

Les conséquences de ce syndrome d'épuisement peuvent donc être "relativement" légères et n'être "que" de l'ordre de la fatigue chronique ou de cette interdiction à la matière intellectuelle. Mais, dans d'autres cas, la "sanction" peut être franchement plus lourde. Conclusion : attention au surmenage aussi bien physique qu'intellectuel.

Et cætera

Car je pourrais continuer très longtemps à vous expliquer les tenants et aboutissants d'autres conflits archaïques et d'autres manifestés *bio-logiques*, à vous préciser moult détails, et à décortiquer d'autres cas concrets. En fait, ce chapitre ne peut pas avoir de fin, d'autant qu'il y a encore tellement de choses à comprendre et à découvrir. Néanmoins, je crois vous avoir dit l'essentiel sur l'essentiel.

CHAPITRE IX

le Vécu et le Ressenti

En confidence, ce chapitre a été le plus difficile à écrire car définir ce qu'est le ressenti n'est pas une mince affaire, pour ne pas dire une gageure, alors qu'il est le plus souvent à l'origine de ce qui nous complique la vie ou même nous rend malades. Pour ma part, je définis le ressenti comme étant le *"langage des tripes"*, c'est-à-dire ce que l'on vit au plus profond de soi, viscéralement, très exactement comme pourrait le vivre un animal.

Le problème avec l'*Homo Sapiens* est qu'il essaye toujours de comprendre ses difficultés et ses souffrances avec sa tête, dans sa pensée, *psycho-logiquement*, raisonnablement, alors qu'il faut plutôt les comprendre avec ses tripes, viscéralement, *bio-logiquement*. Pourquoi ? Parce que notre humanisation nous a coupés de notre animalité - *ce que certains qualifient d'ailleurs de "bestialité" ou encore de "cave"* - alors que c'est justement à ce niveau où tout se joue à chaque instant de notre vie. Je crois vraiment dommage de ne pas s'en rendre compte, d'autant plus que cela peut, pour le moins, nous jouer de très vilains tours.

C'est tout à fait flagrant en consultation quand, après l'exposé des faits et des circonstances d'une situation conflictuelle (*c'est-à-dire du vécu*), on demande à une personne quel est son ressenti par rapport à l'événement ou ce qu'elle a ressenti à ce moment-là. Le plus souvent, la réponse débute par : *"je pense que...", "j'ai pensé que..."* : la personne commence par se justifier ou justifier l'attitude de l'autre, ce qui est très clairement une analyse intellectuelle.

Si on insiste un peu plus, la personne donne son sentiment sur l'affaire, sur ce qu'elle en pense vraiment, soit à nouveau une analyse intellectuelle. Puis, la personne parle de son émotion (*en termes de tristesse, de honte, de peur, etc.*) et donc pas de son ressenti. Et si on insiste encore pour qu'elle parle enfin de son ressenti, il y a alors un grand silence car on lui demande de parler de ce qu'elle ignore.

C'est bien cela le problème : nous sommes, le plus souvent, incapables d'accéder à notre ressenti profond, archaïque, viscéral, tout simplement parce que nous ignorons même en avoir un. De ce fait, nous cherchons l'origine de notre difficulté au mauvais endroit : nous le cherchons à un niveau très évolué et très moderne alors qu'il faut le chercher à un niveau très primitif.

Parfois, pour plaisanter, je me définis comme une sorte de "psy" pour animal humain puisque je m'intéresse seulement aux difficultés existentielles du primate ignoré qui vit au plus profond de nous. En fait, ce n'est pas notre humanité psychologique qu'il faut allonger sur le divan, mais plutôt notre "babouinité" archaïque, soit le niveau où se situe l'origine de nos souffrances.

Ainsi, en cas de manifesté physique ou psychique, il faut d'abord déterminer quel événement a nécessité l'intervention de notre cerveau archaïque. Mais il faut surtout comprendre la *bio-logique* de sa stratégie et, pour cela, comprendre ce que nous avons vécu au plus profond de notre animalité entre l'instant du vécu et l'apparition du manifesté, le tout en dehors de notre pensée humaine.

Je me permets de l'affirmer : le symptôme ne peut pas être psychologique ni psychosomatique puisque la dimension "psycho" n'intervient JAMAIS dans cette affaire. Je sais qu'il est très provocateur de le prétendre et que j'exaspère de nombreuses personnes en l'affirmant, mais c'est pour moi un fait indéniable : je le vérifie presque chaque jour. Ainsi, pas plus tard qu'aujourd'hui, et alors que je travaille sur ce chapitre, se présente un cas parfaitement représentatif pour le démontrer :

l'Histoire (*très archaïque*) d'une femme (*très moderne*) qui marie sa fille

Caroline, une amie de longue date, me téléphone pour me demander mon avis : depuis trois mois, son cycle menstruel s'est accéléré au point qu'elle a ses règles tous les quinze jours. Sur le coup, cela m'a fait très respectueusement sourire puisque je sais qu'elle a marié une de ses filles il y a justement... trois mois. En fait, le jour de la cérémonie, Caroline a déclenché une menstruation très abondante et parfaitement imprévisible puisqu'elle avait eu ses règles quelques jours plus tôt.

Si on cherche l'origine du symptôme au niveau de la pensée consciente de cette femme et de ses sentiments, c'est à n'y rien comprendre, Caroline ayant une pensé très positive sur cette union : elle est très heureuse que sa fille se soit mariée, elle sent que sa petite baigne dans le bonheur, elle pense sincèrement que son gendre est un très brave garçon et le couple songe même à lui faire la joie d'être bientôt grand-mère. Que demander de mieux ?!

Si on cherche l'origine du symptôme au niveau psychologique inconscient, on pourrait, par exemple, imaginer qu'elle est due à l'émotion de cette femme : soit une émotion positive parce qu'elle est bouleversée de savoir sa fille est enfin "casée" ; soit une émotion négative parce qu'elle a très peur pour sa fille, Caroline ayant eu une vie de femme mariée très douloureuse.

Si on cherche l'origine du symptôme au niveau purement médical, on peut envisager l'hypothèse suivante : cette femme ayant quarante-neuf ans, elle peut, à cet instant précis, commencer le processus de ménopause (*ceci expliquant ce dérèglement hormonal*), soit parce que c'est son heure biologique, soit parce que son émotion a déclenché le processus.

Mais si on cherche l'origine de son symptôme au niveau *biologique*, on aura alors un tout autre point de vue qui, dans ce cas, pourra même nous faire sourire puisque le manifesté est sans gravité. En effet, la raison profonde de la mise en œuvre de ce manifesté par la biologie de Caroline est merveilleusement archaïque :

La première question à se poser est la suivante : en quoi une accélération du cycle menstruel peut-elle être une solution parfaite ? Je ne vois qu'une hypothèse : augmenter les chances de grossesse, la menstruation ayant pour utilité le renouvellement de l'endomètre utérin si l'ovule libéré au 14e jour du cycle n'a pas été fécondé. Cela permet de "préparer le nid" en vue d'une possible (et *bio-logiquement* attendue) fécondation au cycle suivant.

Ainsi, au niveau strictement *bio-logique*, il est évident (*en tout cas pour moi*) que cette femme très moderne se retrouve soudain confrontée à une exacerbation de son très archaïque instinct de procréation. Par contre, au niveau conscient, Caroline n'a évidemment pas la moindre intention de faire un enfant à quarante-neuf ans et elle fait même très attention que cela ne se produise pas.

Au passage, cela démontre, une fois de plus, qu'en situation conflictuelle, le point de vue de la biologie est toujours (*ou presque*) l'exact opposé du point de vue psychique et conscient. Dans le cas présent, la biologie de cette femme exprime par ce symptôme toute sa volonté de faire un enfant, alors qu'au niveau conscient, cette même femme exprime son opposition formelle à ce projet.

La deuxième question à se poser est la suivante : quel rapport y a-t-il entre ce mariage et cette soudaine exacerbation de l'instinct de procréation de Caroline ? Autrement dit, que s'est-il vraiment passé au plus profond d'elle, dans son ressenti viscéral, à l'instant où elle marie sa fille et/ou qu'est ce que cela signifie pour elle. Seulement cela peut expliquer pourquoi son cerveau archaïque a mis en œuvre cette solution *bio-logique*.

Tout s'est joué à la Mairie, pendant la cérémonie. Au plus profond d'elle, viscéralement, Caroline a eu l'impression de perdre sa fille : c'est cela l'origine de son symptôme, ce que nous appelons un *"conflit de perte"*. À cet instant précis, sans s'en rendre compte, cette femme a vécu un stress intense dans cette tonalité spécifique. En fait, il y a deux façons d'expliquer la réaction de sa biologie, mais elles mènent toutes les deux à la même stratégie *bio-logique* consistant à mettre en œuvre les mécanismes nécessaires pour faire un bébé :

• la première (*la plus probable*) : son cerveau archaïque a considéré le mariage de sa fille comme l'instant du sevrage de l'enfant... et qu'il était donc temps de faire l'enfant suivant. En effet dans la nature, c'est au moment du sevrage de l'enfant précédent que la biologie d'une femelle s'organise pour faire le suivant aussi longtemps qu'elle est fertile.

• la deuxième (*la moins gaie*) : son cerveau archaïque a considéré le ressenti viscéral de cette femme comme celui d'une femelle ayant perdu son petit et qu'il fallait donc tout mettre en œuvre pour en faire un autre. Comme je l'ai déjà dit, la biologie d'une femelle dont l'enfant est mort s'organise très rapidement pour en faire un autre.

Quelle que soit l'hypothèse, il y a eu, dès l'instant de la cérémonie, un profond malentendu en quatre temps entre Caroline et son cerveau archaïque :

1) Caroline a vécu, sans s'en rendre compte, ce très profond ressenti de perte symbolique de l'enfant parce que sa fille se mariait.

2) Considérant l'intensité de son stress viscéral, son cerveau a cru que sa petite était sevrée (*ou morte*) et a immédiatement réagi pour l'aider à faire un autre bébé en déclenchant un nouveau cycle.

3) Caroline n'a pas été fécondée à l'ovulation suivante, d'abord parce qu'elle n'a pas l'intention de faire d'autres bébés, et aussi, "accessoirement", parce qu'elle est célibataire.

4) Considérant cela, son cerveau a mis en œuvre cette accélération du cycle pour que Caroline soit toujours prête (*du moins le plus souvent possible*) à faire l'enfant au cas où un beau gars se présenterait...

Conclusion : cette histoire montre bien qu'il n'y a pas rapport entre la psychologie (*c'est-à-dire la pensée humaine consciente ou inconsciente*) et le manifesté physique ou psychique. C'est flagrant dans ce cas : le ressenti archaïque de perte de l'enfant vécu par Caroline au moment de la cérémonie est la résurgence d'un très vieux réflexe venu du fond des âges, bien plus vieux que le cortex lui-même.

* * *

Voilà pourquoi j'ose affirmer que le symptôme n'est pas psychologique ni psychosomatique puisque la dimension "psy" n'est pas à l'origine du manifesté. Quant à définir en une seule expression quelle est l'origine du symptôme, je m'y essaye depuis des années sans y parvenir. L'expression la plus précise serait de dire que le symptôme est "ressentito-archéo-cérébrosomatique"... mais je trouve aussi qu'elle sonne mal à l'oreille.

Cela dit, la dimension "psy" est indéniablement celle où nous stockons souvenirs et croyances avec ou sans conscience, lesquels ne manquent pas d'être générateurs de stress. Ainsi, dans le cas de Caroline, imaginons que le mariage de sa fille puisse ramener cette femme à sa propre expérience très douloureuse du mariage. Dans ce cas, elle pourrait avoir très peur que sa fille puisse vivre la même chose si sa croyance est que les hommes sont tous des salauds et/ou que le mariage est synonyme de souffrance.

Mais dans ce cas également, la façon qu'aura son cerveau archaïque d'interpréter son stress (*et éventuellement de réagir*) dépendra de son ressenti viscéral et en aucun cas de ses croyances. Parmi tellement d'autres possibilités, Caroline pourrait le vivre dans une tonalité de *"drame pour le petit"* si elle se fait beaucoup de souci pour sa fille... et son cerveau d'en déduire que la petite est malade. En conséquence, il pourrait réactiver les glandes mammaires pour produire du "lait-dicament" et soigner la petite... qui par ailleurs est majeure, en parfaite santé et très heureuse d'être mariée.

Bien sûr, toutes les femmes qui marient leur enfant ne sont pas confrontées à un tel ressenti, mais beaucoup ont un "pincement aux tripes" à ce moment-là de leur vie. Ce qui est variable, c'est l'intensité du stress et donc l'intensité du manifesté lorsque la biologie s'en mêle. Dans certains cas, le stress est tellement intense que le cerveau met malheureusement en œuvre des solutions *bio-logiques* beaucoup trop radicales, au niveau ovarien par exemple.

Dans la même situation, les hommes peuvent, eux aussi, vivre ce conflit de *"perte de l'enfant"* et éventuellement l'exprimer au niveau testiculaire. Également, comme je l'ai déjà dit, il n'est pas rare qu'un père fasse un malaise cardiaque (*parfois même un infarctus du myocarde*) à ce moment-là, plus particulièrement s'il marie une fille. Dans ce cas, la tonalité conflictuelle est de l'ordre de la *"perte de territoire"*, la personne considérant très archaïquement qu'on la dépossède d'un bien essentiel.

Ces dernières précisions démontrent un point essentiel : quel que soit le vécu, il y a toujours plusieurs façons différentes de le vivre au plus profond de soi ou, autrement dit, il y a toujours plusieurs ressentis possibles pour un même vécu. Mais plutôt que de vous faire un long discours théorique à ce sujet, je vous propose de le démontrer en prenant pour exemple une histoire de flagrant délit d'adultère.

J'aurais pu choisir l'histoire d'une personne qui marie sa fille, une histoire de licenciement et de chômage, une histoire de spoliation d'héritage ou de harcèlement sexuel, etc. Mais c'est l'exemple du flagrant délit d'adultère que nous utilisons le plus souvent car il démontre parfaitement combien, en fonction de chacun, il y a de ressentis possibles pour un même vécu.

le Flagrant Délit d'Adultère

Imaginons la classique (*et douloureuse*) histoire suivante : une personne - ce pourra être une femme ou un homme -, rentre de voyage plus tôt que prévu sans prévenir son conjoint. Mais en arrivant à son domicile, elle surprend son mari ou sa femme en flagrant délit d'adultère... qui plus est dans le lit conjugal.

Imaginons : cette personne est complètement prise au dépourvu, d'autant plus si elle croyait la relation solide et sans nuage. Au niveau psychologique et émotionnel, elle est sous le choc, elle vit l'horreur, elle est affreusement blessée au plus profond et son univers s'écroule à cette seconde. Bien évidemment, son niveau de stress fait un bond au moment du choc, et reste très élevé les jours et les semaines suivants pour cause de ressassement.

Bien sûr, nous serions (*presque*) tous aussi stressés dans une telle situation et nous aurions (*presque*) tous la même analyse et les mêmes émotions ! Mais notre ressenti viscéral serait très différent en fonction de chacun. Ainsi, dans le cas de cette personne, elle pourra vivre son infortune de diverses manières :

• en termes de **Perte de Territoire** si elle a l'impression qu'on lui vole un bien essentiel, comme si elle était chassée de son territoire. Elle considère l'autre comme sa propriété : c'est SA femme, SON mari. Cette façon de réagir correspondra plutôt à un homme ou à une femme masculine. Cela dit, la personne pourra soit réagir de façon très combative et/ou violente pour tenter de faire valoir ses droits et reconquérir l'autre, soit à l'inverse abdiquer complètement face à cette situation et sombrer dans la dépression.

• en termes d'**Insécurité** si la personne pense que la relation est définitivement rompue et qu'elle a perdu la protection de l'autre, exactement comme une femme primitive qui a perdu son mâle et craint de ne pas pouvoir, seule, faire face aux dangers. Cette façon de réagir correspondra plutôt à une femme ou à un homme féminin. Dans ce cas également, la personne pourra réagir de façon combative ou abdiquer face à cette situation.

• en termes de **Marquage de Territoire** si l'amant (ou la maîtresse) est considéré comme un envahisseur ayant franchi les limites du territoire. Dans ce cas, la personne peut être plus particulièrement choquée que cela puisse se passer chez elle, dans le lit conjugal. Cette façon de réagir correspondra plutôt à une femme ou à un homme féminin. Si c'est un homme, il peut, par exemple, centrer son conflit sur le fait que l'amant a envahi le sexe de sa femme.

• en termes de **Dévalorisation Globale** si la personne oriente le conflit sur elle-même : puisque l'autre éprouve le besoin d'avoir une relation tierce, cela signifie qu'elle n'est pas à la hauteur, qu'elle est sans intérêt, qu'elle ne vaut vraiment rien. Le choc pourra être encore bien plus intense et la dévalorisation encore plus forte si cette personne trouve son mari avec un autre homme ou sa femme avec une autre femme. Dans ce cas, elle pourra se sentir dévalorisée jusqu'au plus profond de ce qu'elle est, dans sa masculinité ou sa féminité.

• en termes de **Dévalorisation Esthétique** si la personne oriente son stress sur sa valeur esthétique : elle considère, à tort ou à raison, la beauté plastique de l'amant ou de la maîtresse comme supérieure à la sienne. Alors elle imagine que son conjoint est infidèle parce qu'elle n'est pas à la hauteur esthétiquement.

• en termes de **Dévalorisation Sexuelle** si la personne oriente son stress sur sa valeur sexuelle. Dans ce cas, elle considère ne pas avoir été à la hauteur à ce niveau puisque son conjoint doit se satisfaire avec une tierce personne. Le stress pourra être encore plus intense si elle estime la beauté plastique de l'amant ou de la maîtresse inférieure à la sienne : elle peut alors imaginer que c'est un(e) Dieu/Déesse au lit et qu'elle ne fait pas le poids.

• en termes de **Dévalorisation Intellectuelle** si la personne oriente son stress sur son niveau intellectuel qu'elle pense être à l'origine du drame. Elle peut, par exemple, se reprocher d'avoir manqué d'intelligence dans la gestion de la relation.

• en termes de **Dévalorisation Sociale** si le véritable stress de la personne n'est pas dû à l'infidélité du conjoint mais plutôt à la réputation et au "qu'en dira-t-on". Dans ce cas, elle aura surtout peur que cela se sache et elle pourra même raccompagner très civilement l'amant ou la maîtresse jusqu'à la porte sans faire de scandale afin que le voisinage ne sache rien de sa mauvaise fortune.

• en termes de **Culpabilité** si la personne pense que tout est de sa seule et unique faute, parce qu'elle n'a pas su rendre son conjoint heureux, qu'elle n'a pas su comprendre à temps qu'il y avait un problème, etc.

• en termes de **Rejet** si la personne se sent complètement rejetée, abandonnée, ce qui dans la nature correspond donc à une condamnation à mort puisque, archaïquement, on ne peut pas survivre si on est exclu de son groupe.

• en termes de **Résistance** si la personne s'installe dans une gestion stoïque de la situation : acceptant l'inacceptable, elle se tait, tient le coup. Par exemple, elle peut considérer qu'on ne divorce pas quand on a trois enfants à élever ou que le divorce est incompatible avec sa conscience religieuse.

• en termes d'**Anéantissement** si la personne a l'impression que son monde s'écroule, qu'elle a tout perdu et qu'elle ne s'en remettra jamais. La personne pourra même s'effondrer sur place, en complète sidération. C'est un ressenti très intense, l'un des plus archaïques que l'on puisse vivre.

• en termes de **Lutte pour l'Existence** si la personne estime qu'elle a tout perdu dans cette catastrophe : à partir de cet instant, elle doit lutter pour survivre et pour se reconstruire. Cette tonalité conflictuelle est la suite logique de la précédente.

• en termes d'**Arrachement** si la personne estime qu'on lui arrache sa femme ou son mari, comme si on lui arrachait la moitié d'elle-même. Ce ressenti très archaïque correspond à une proie prise par son prédateur qui est en train d'être déchiquetée vivante.

• en termes de **Perte de l'Intégrité Physique** si la personne vit la situation comme une agression physique, comme une sorte de passage à tabac. La personne étant prise à contre-pied par l'infidélité du conjoint, elle peut, par exemple, la vivre comme un coup de poignard dans le dos.

• en termes de **Perte de l'Intégrité Morale** si la personne se sent atteinte au plus profond de sa conscience morale, humiliée, traitée plus bas que terre. Son cerveau archaïque considérera cette perte de l'intégrité morale comme une perte de l'intégrité physique puisque le ressenti viscéral est identique dans ces deux cas.

• en termes de **Souillure** si la personne pense que cette infidélité n'est pas la première. Elle a donc eu de nombreux rapports sexuels avec son conjoint alors qu'il/elle était déjà infidèle et que son sexe était impur.

• en termes d'**Agression** si la personne centre tout son stress sur l'agresseur, à savoir sur l'amant ou la maîtresse. Évidemment, son cerveau archaïque pourra même considérer cette tierce personne comme un prédateur terriblement dangereux.

• en termes de **Perte** si la personne pense avoir perdu son conjoint, comme s'il était mort. Un tel ressenti peut donc faire croire au cerveau archaïque de la personne qu'un enfant est mort et qu'il faut donc en faire un autre.

• en termes **Digestif** si la personne vit cet événement comme profondément injuste et/ou injustifié. Son ressentiment pourra être dirigé vers son conjoint, mais il pourra aussi l'être vers l'amant ou la maîtresse, surtout si c'est une personne connue (*par exemple un familier du couple ou un membre de la famille*). Ce ressentiment digestif pourra être vécu dans plusieurs sous-tonalités différentes, en termes d'indigestion, de rancœur, de répugnance, d'intolérance, etc.

• en termes de **Danger pour le Clan** si la personne oriente son stress sur la cohésion familiale au sens large. Dans ce cas, elle pensera que l'ensemble du clan familial est en danger de déstructuration et/ou qu'il risque d'être mis à l'index par la communauté à cause de l'inconduite d'un de ses membres.

• en termes de **Danger pour le Nid** dans une tonalité plutôt féminine si la personne oriente son stress sur son couple et son foyer qu'elle voit déjà définitivement brisés. Cela dit, un homme très féminin pourra parfaitement le vivre dans cette tonalité.

• en termes de **Drame pour l'Enfant** dans une tonalité plutôt féminine si la personne oriente son stress sur ses enfants qu'elle voit déjà en grande difficulté car n'ayant plus de père pour subvenir à leurs besoins essentiels. Cela dit, un homme très féminin pourra le vivre ainsi.

• en termes de **Peur de la Mort** si la personne centre son stress sur une peur intense que son conjoint ait pu lui transmettre une maladie sexuellement transmissible, par exemple le SIDA, suite à de précédentes infidélités.

• en termes de **Choix de Direction** si la vie de la personne n'a soudain plus de sens et qu'elle se sent comme perdue et isolée au milieu de nulle part, sans aucun but dans la vie. Elle ne sait plus où aller et reste figée sur place.

• en termes de **Déplacement** si la personne estime que l'unique cause du drame est son départ en voyage, ce qu'elle n'aurait jamais dû faire. Dans ce cas, le déplacement sera la source principale de son malheur.

• en termes de **Vision d'Horreur** si le stress est visuel parce que la personne reste bloquée sur la vision qu'elle a eu en ouvrant la porte de la chambre, d'autant plus si cette vision est particulièrement choquante pour elle.

• en termes de **Bruit Insoutenable** si le stress est auditif parce que la personne reste bloquée sur ce qu'elle a pu entendre, par exemple en termes de mots d'amour entre les deux amants, de cris de plaisir ou de propos très crus.

• ***Et cætera...*** puisqu'on pourra vivre cette situation de bien d'autres façons correspondant à d'autres ressentis archaïques très précis.

*
* *

Il faut toujours garder à l'esprit que notre cerveau ne sait pas interpréter les faits réels (*le vécu*) ni évaluer leur degré effectif de gravité ; il en est parfaitement incapable. Ainsi notre cerveau ignore complètement ce qu'est un flagrant délit d'adultère selon nos critères humains : il ne l'a jamais su et il ne le saura jamais ni aujourd'hui, ni dans dix millions d'années. La biologie aurait même plutôt tendance à nous encourager à être le plus infidèle possible puisqu'elle favorise la diversification génétique.

Dans une telle situation, le cerveau archaïque de la personne interviendra seulement si elle génère une élévation du niveau de stress, c'est-à-dire si elle est vécue négativement. Car si on peut vivre l'infidélité du conjoint de façon très douloureuse, on peut aussi la vivre de façon positive, voire très positive. Cela peut sembler impossible de se réjouir d'avoir des cornes (*et d'autant plus si on a déjà eu à en souffrir*), mais le fait est :

Ainsi, un homme a vécu un grand soulagement en découvrant l'infidélité de sa femme parce qu'il s'est senti beaucoup moins coupable d'avoir une maîtresse depuis plusieurs années. Ainsi, une femme a vécu l'infidélité de son mari comme une excellente nouvelle car elle a enfin pu s'abstenir de faire son devoir conjugal, ce qu'elle vivait comme un calvaire depuis toujours. Ainsi, une autre femme l'a vécue comme une immense libération parce qu'elle avait enfin une raison valable de rompre une relation qui ne lui convenait plus depuis longtemps.

Également, certaines personnes (*des hommes et des femmes*) apprécient de voir leur conjoint avoir des relations sexuelles avec d'autres partenaires. D'autres encore font l'expérience du ménage à trois avec beaucoup de bonheur. J'ai même reçu le témoignage d'une personne qui, ayant appris que son conjoint entretenait une relation tierce, a demandé aux deux amants de bien vouloir l'inviter à partager leurs ébats.

Ce n'est donc pas le vécu qui compte mais la façon dont on le vit au plus profond de soi, le même événement pouvant être un drame pour une personne et un bonheur pour une autre. Il faut le comprendre : notre cerveau archaïque s'occupe de nos affaires seulement s'il détecte une élévation intense et/ou durable de notre niveau de stress. S'il n'y a pas de stress, il nous laisse vaquer à nos occupations sans se mêler de rien.

Dès que notre cerveau détecte une élévation brutale, intense et/ou durable de notre niveau de stress - *ce qui pour lui signifie danger* - c'est notre ressenti viscéral qu'il prend en compte pour se renseigner sur la nature de ce danger. Notre cerveau ne s'intéresse donc jamais à ce que l'on vit puisqu'il ne s'intéresse qu'à notre façon de le vivre, c'est-à-dire à notre ressenti. Quant à la gravité du danger et l'urgence de la situation, c'est l'intensité de notre stress qui lui permet de l'évaluer.

Dans le cas où notre cerveau estime la situation suffisamment grave et nécessitant son intervention (*au niveau physique ou comportemental*), la solution *bio-logique* qu'il mettra en œuvre dépend donc de la spécificité du ressenti archaïque de la personne et de l'urgence de la situation. Ainsi, dans le cas de ce flagrant délit d'adultère :

• si le cerveau considère que le ressenti viscéral de la personne est manifestement digestif parce qu'elle se répète en boucle que l'attitude de son conjoint est absolument inqualifiable et qu'elle ne le digère pas, le cerveau pourra choisir de mettre en œuvre un programme de sur-digestion pour l'aider à digérer l'indigérable.

• s'il considère que le ressenti de la personne est manifestement de l'ordre de la résistance dans le cas où elle s'oblige à tenir le coup envers et contre tout, le cerveau pourra choisir de mettre en œuvre un programme d'hyperglycémie pour l'aider à être physiquement plus forte pour résister.

• s'il considère que le ressenti de la personne (*une femme dans ce cas*) est manifestement dans une tonalité de danger pour le nid et pour l'enfant si elle pense qu'il va manquer de l'essentiel à cause de son couple brisé, le cerveau pourra choisir de mettre en œuvre un programme de réactivation de la production de lait pour l'aider à nourrir ses enfants.

• s'il considère que le ressenti de la personne est manifestement dans une tonalité de déplacement parce qu'elle se dit sans cesse que tout cela est arrivé à cause de ce voyage, le cerveau pourra choisir de mettre en œuvre un programme d'immobilisation des membres inférieurs pour l'aider à ne plus partir.

• s'il considère que le ressenti de la personne est manifestement visuel dans le cas où elle est profondément choquée par ce qu'elle a vu en ouvrant la porte de la chambre et ne peut pas se débarrasser de cette vision épouvantable, le cerveau pourra choisir de mettre en œuvre une altération de la vision pour l'aider à ne plus voir de telles horreurs.

• s'il considère que le ressenti de la personne est manifestement auditif dans le cas où elle reste bloquée sur ce qu'elle a entendu des ébats des deux amants, le cerveau pourra choisir de mettre en œuvre une altération de l'audition pour l'aider à ne plus entendre des sons insoutenables.

Ainsi, chaque fois, en fonction de la tonalité conflictuelle spécifique, le cerveau met en œuvre une solution *bio-logique* différente qu'il considère comme étant la mieux appropriée pour aider la personne à résoudre sa difficulté. C'est cela qui nous fait dire, à nous autres décodeurs, que le manifesté est une solution parfaite, même s'il peut provoquer la maladie quand il perdure, voire la mort si le processus s'emballe.

* * *

Évidemment, on peut cumuler plusieurs ressentis différents dans une même situation, et donc exprimer plusieurs manifestés. C'est le cas d'une femme très féminine qui me consulte dernièrement pour comprendre le sens d'un ensemble de symptômes physiques et psychiques qu'elle doit gérer depuis quelques mois, soit une profonde angoisse, une forte dépression, des troubles digestifs et une dermatose au niveau génital.

Tout a commencé l'année précédente lorsque son mari a soudain consacré de plus en plus de temps et d'énergie à soutenir moralement et matériellement un jeune collègue de travail en grande difficulté. Très rapidement, cette femme s'est imaginée que son mari pouvait entretenir une relation homosexuelle avec ce jeune homme, puis en a eu la conviction six mois plus tard à la suite d'un petit détail de la vie courante.

Dès lors : elle s'est sentie très profondément en insécurité à l'idée que son mari puisse la quitter (*d'où ses angoisses*) ; elle s'est sentie complètement dévalorisée au plus profond de sa féminité puisque son mari lui préférait un homme (*d'où la dépression*) ; elle s'est sentie souillée sexuellement d'avoir eu des rapports avec son mari puisqu'elle est certaine qu'il a une relation homosexuelle dans le même temps (*d'où la dermatose génitale*) ; et elle s'est installée dans un immense ressentiment vis-à-vis de son mari auquel elle reproche vivement de lui faire vivre de telles souffrances (*d'où les symptômes digestifs*).

Le plus remarquable de l'histoire est que la relation des deux hommes n'est absolument pas homosexuelle. En fait, cet homme a simplement pris sous son aile protectrice son jeune collègue en difficulté comme pourrait le faire un père pour son fils, fils que cet homme n'a d'ailleurs pas puisqu'il n'a que des filles. Cela démontre que :

la Vérité n'a aucune valeur

Pour notre cerveau archaïque, la vérité n'a strictement aucune valeur puisqu'il tient seulement compte de notre ressenti viscéral, et en aucun cas de la réalité des faits. C'est un des grands principes qu'il faut comprendre : notre cerveau ne prend JAMAIS en considération les faits puisqu'il est absolument incapable de les analyser. Quelle que soit la situation, notre cerveau tient seulement compte de notre niveau de stress et de notre ressenti viscéral.

J'ai déjà précisé plusieurs fois que notre cerveau archaïque ne fait pas la différence entre le réel, le symbolique, le virtuel ou l'imaginaire : il traite tout cela comme une réalité. Cela s'applique parfaitement dans le cas de cette femme puisqu'elle a imaginé que son mari était devenu homosexuel. Considérant cette intime conviction, son cerveau a donc pris cela comme une réalité... bien qu'à sa façon, nous verrons cela d'ici peu.

Mais il faut aussi comprendre que notre cerveau archaïque ne fait pas la différence entre le passé, le présent ou le futur. Ainsi, une peur rétrospective ou une peur anticipatoire sont prises en compte comme des peurs immédiates. Cela s'applique parfaitement dans le cas de cette femme : elle a vécu une grande peur anticipatoire que son mari puisse la quitter. Considérant l'intensité de sa peur, son cerveau n'a pu croire qu'une seule chose : son mari l'a déjà quittée.

Heureusement, elle a fini par comprendre que son mari n'avait pas "viré de bord" après une longue explication. De ce fait, la dépression s'est beaucoup atténuée et la dermatose a complètement disparu. Pourquoi ? Parce que cette femme ne croyant plus que son mari a des relations homosexuelles, ses ressentis de souillure sexuelle et de dévalorisation de sa féminité se sont estompés.

Par contre, ses angoisses et ses problèmes digestifs étaient encore très présents quand elle est venue me voir, cela signifiant que les conflits sous-jacents étaient encore très actifs. En fait, cette femme était toujours en grande difficulté parce que son mari passait plus de temps avec son jeune collègue qu'avec elle (*d'où ses angoisses*) et elle lui en voulait toujours beaucoup de lui faire vivre toute cette souffrance (*d'où ses problèmes digestifs*).

Je ne préciserai pas les tenants et les aboutissants de son problème digestif : vous l'avez déjà compris. Le ressentiment de cette femme vis-à-vis de son mari est comme un "morceau" symbolique impossible à digérer, cela obligeant sa biologie à s'en mêler. Par contre, ce qui lui vaut ses angoisses est un parfait exemple de malentendu psycho-archaïque et de quiproquo temporel entre cette femme et son cerveau archaïque.

Elles sont dues à l'indisponibilité de son mari : elle se sent profondément délaissée, plus particulièrement quand elle le croit entretenir une relation charnelle avec ce jeune homme. Quant à l'analyse de son cerveau archaïque dans cette situation spécifique, elle est fort simple à comprendre. Question : archaïquement, dans quelle circonstance une femme peut-elle vivre un tel stress dans cette tonalité très spécifique ? Uniquement lorsque son partenaire s'intéresse à une autre femme et/ou s'il a disparu.

Considérant l'intensité du stress de cette femme, son cerveau archaïque n'a pu croire qu'une seule chose : son mari a déjà rompu la relation. Au plus profond d'elle et sans la moindre conscience, cette femme très féminine s'est donc sentie comme abandonnée par son mari, et donc en très grand danger (*d'où les angoisses*). En effet, dans la nature, une femme qui perd son homme n'a plus ni protecteur ni chasseur pour la protéger et la nourrir, elle et ses petits.

On peut résumer tout cela sous la forme d'une seule équation : COMME SI = C'EST, cela revenant à dire que pour notre cerveau, toute supposition est une vérité. Il y a grand intérêt à le savoir pour s'éviter des souffrances inutiles, comme dans le cas de cette femme qui a vécu la pire année de sa vie à cause de malentendus et de quiproquos relationnels et *bio-logiques*.

la Prédisposition Conflictuelle

La question suivante est de savoir pourquoi nous vivons les choses comme nous les vivons. Plus précisément, on peut d'abord se demander pourquoi on peut vivre un même événement d'une certaine façon et une autre personne d'une manière très différente. Mais on peut surtout se demander pourquoi nous avons tendance à vivre les événements de notre vie toujours dans la même tonalité. La réponse est très simple : cela dépend de notre prédisposition, de notre structure conflictuelle.

Notons toutefois qu'il est des cas particulièrement extrêmes où, confronté à la même situation, tout le monde vivra la même chose, par exemple dans le cas où l'on est pris dans la gueule du prédateur ; où l'on doit être fusillé à l'aube ; où l'on est perdu dans le désert sans réserve d'eau ; où l'on est naufragé au milieu de l'océan sans rien à manger ; où l'on est en train de mourir asphyxié dans un espace confiné, etc. Dans ces cas-là, il n'y aura pas trente-six façons de vivre cette situation.

Mais en dehors d'une situation aussi extrême, il y a deux cas de figure possibles : soit le vécu auquel nous sommes soudain confrontés nous ramène à un ressenti viscéral préexistant car déjà rencontré dans le passé, c'est-à-dire à notre structure conflictuelle ; soit ce vécu nous fait vivre un nouveau ressenti jamais rencontré, lequel peut devenir par la suite notre structure conflictuelle.

Cette prédisposition a pour origine un événement dramatique ou un contexte particulier de notre enfance (*le plus souvent*) ou de notre vie en général, événement que nous avons vécu dans une tonalité spécifique en fonction de la situation : nous appelons cela le ***"conflit programmant"***. Cela dit, cette programmation peut aussi être antérieure à notre naissance...

Par la suite, ce conflit programmant devient une sorte de référence conflictuelle et il est réactivé (*plus ou moins fortement et plus ou moins systématiquement*) dès que, d'une manière ou d'une autre, nous sommes confrontés à une difficulté existentielle dans cette tonalité particulière. Nous appelons cela le ***"conflit déclenchant"***.

Il est des cas où la réactivation du conflit de référence est *quasi* permanente et quotidienne, d'autres cas où elle survient des dizaines d'années plus tard, et d'autres encore où l'événement déclenchant est tellement intense qu'il est en même temps programmant. Pour illustrer tout cela, mieux vaut quelques exemples.

• **Premier cas de figure** : un jeune enfant de six mois doit être opéré. Il est donc confié pour huit jours aux bons soins d'une équipe soignante bienveillante. Mais l'enfant voit sa mère s'en aller et ne pas revenir, ce qui lui fait vivre le pire des stress pour un enfant, à savoir d'être abandonné, rejeté par sa mère. Son cerveau archaïque considère alors la situation comme désespérée car dans la nature, un bébé séparé de sa mère est clairement condamné à mort puisqu'il n'y a qu'elle qui peut le nourrir.

Par la suite, éventuellement toute sa vie, cette personne vivra terriblement mal la moindre situation ressemblant de près ou de loin à un abandon ou à un rejet. Toute son enfance, elle sera très angoissée dès qu'elle sera séparée de sa mère (*ou de sa famille en général*), cela la ramenant systématiquement à cette épouvantable expérience. Aussi, elle aura toujours très peur de déplaire à sa mère (*ou aux autres en général*) puisque déplaire à l'autre peut provoquer son non-amour et donc son rejet.

Durant l'adolescence, elle sera très mal à l'aise en société car elle craindra toujours d'être mal perçue et donc d'être rejetée. Elle sera timide, rougira facilement et elle évitera même la relation pour ne pas risquer d'être rejetée. Bien évidemment, si quarante ans plus tard, cette personne rentre sans être attendue au domicile conjugal et surprend son conjoint en flagrant délit d'adultère, elle ne pourra pas le vivre autrement que dans cette tonalité d'abandon et de rejet.

Cette prédisposition sera sa référence conflictuelle et elle y sera systématiquement confrontée, presque à chaque instant de sa vie, même dans des situations parfaitement anodines. Si, par exemple, elle s'aperçoit à 18h45 qu'elle n'a plus de pain, qu'elle se précipite à la boulangerie où on lui annonce qu'il n'y a plus de pain, alors elle pourra se sentir abandonnée et rejetée, sans la moindre conscience bien évidemment.

Car dans ce premier cas de figure, la personne n'a pas la moindre conscience de cette structure conflictuelle qui la handicape au quotidien et elle n'a pas non plus le moindre souvenir de ce qui lui est arrivé à six mois. Par conséquent, elle ne peut pas faire le lien entre une cause dont elle n'a pas souvenir et un effet dont elle n'a même pas conscience. Cela dit, elle peut savoir, comme un fait historique, qu'elle a été opérée à six mois, mais sans imaginer un seul instant ce qui s'est joué à cet instant de sa vie.

Quant à l'utilité *bio-logique* de cette prédisposition conflictuelle, elle est très simple à comprendre : elle a pour fonction de nous avertir de l'imminence du danger, tout comme l'allergie et l'angoisse. Dans le cas présent, au moment de l'événement, à l'hôpital, le cerveau archaïque de l'enfant a été confronté au pire des dangers et il a mémorisé tous les paramètres pour en faire une expérience. Ainsi, chaque fois que cette personne vit un stress quelconque, son cerveau considère qu'un abandon ou un rejet est imminent et qu'il faut l'en avertir à tout prix… même si le stress est provoqué par son arrivée tardive à la boulangerie.

• **Deuxième cas de figure** : un enfant de huit ans est confronté au divorce très conflictuel du couple parental. Il voit ses parents s'entre-déchirer, il devient l'enjeu d'une bataille juridique pour la garde de l'enfant, la maison où il a passé toute sa vie est vendue, il doit déménager, etc. Considérant le stress de l'enfant et son intensité, son cerveau archaïque en déduit qu'il est en danger mortel pour cause de *"conflit dans le nid"*.

En effet, dans la nature, l'enfant a simultanément besoin de ses deux parents pour le protéger et subvenir à ses besoins essentiels. Il a besoin d'une mère pour le nourrir et le protéger, et d'un père pour protéger sa mère et subvenir aux besoins alimentaires de la mère et de l'enfant. Si jamais il y a une rupture entre les deux parents ou si l'un des deux disparaît, alors l'enfant a très peu de chance de survivre.

Dans ce cas, l'enfant va enregistrer en conscience le divorce de ses parents comme le pire moment de sa vie et son cerveau archaïque va y associer la référence conflictuelle viscérale de *"danger mortel dans le nid"*. Par la suite, tout conflit relationnel ramènera systématiquement cette personne, avec ou sans conscience, au divorce de ses parents, et systématiquement, sans conscience cette fois-ci, à cette référence de *"danger mortel dans le nid"*, quelle que soit la nature du conflit, même si elle n'est pas concernée.

Ainsi, elle pourra (*peut-être*) comprendre pourquoi le divorce d'un membre de sa famille l'affecte autant car elle saura faire le lien entre ce divorce et celui de ses parents. Mais pourra-t-elle comprendre le sens de sa dynamique d'évitement systématique du conflit relationnel ? Pourra-t-elle comprendre pourquoi une altercation entre deux collègues de travail dont elle a été témoin lui fait vivre une angoisse terrible ? Ceci est beaucoup moins sûr.

Bien évidemment, si trente ans plus tard cette personne surprend son conjoint en flagrant délit d'adultère, elle le vivra obligatoirement en termes de *"danger dans le nid"*. Quant à l'utilité *bio-logique* de cette prédisposition conflictuelle, elle sert, dans ce cas, à prévenir la personne qu'elle est en très grand danger dès qu'elle est confrontée au moindre conflit ou rupture relationnelle.

À noter : la rupture de la relation parentale est donc, sur le plan archaïque, une situation très stressante pour l'enfant. La moindre des choses qu'on lui doit en cas de divorce est de ne pas aggraver les choses en se "bouffant le nez" entre adultes ! L'enfant peut comprendre que ses parents ne s'aiment plus et qu'ils ne puissent plus vivre sous le même toit : ce n'est pas cela le plus grave. Ce qui compte vraiment pour l'enfant, c'est d'être certain que ses parents restent solidaires et complices au niveau de la relation parentale ; ainsi il est profondément en paix car il sent, viscéralement, ses parents indéfectiblement alliés pour s'occuper de lui.

• **Troisième cas de figure** : c'est une personne à qui il n'est jamais rien arrivé de sérieux ; elle a été très bien accueillie à la naissance ; elle a eu une enfance paisible au sein d'une famille aimante ; elle n'a jamais manqué de rien, ni affectivement ni matériellement ; elle n'a pas été séparée de ses parents dans sa petite enfance ; le couple parental est très uni et très stable ; elle a vécu son adolescence très librement ; elle a toujours été soutenue dans ses choix ; et elle a réussi les études qu'elle voulait réussir.

Dans sa vie d'adulte, elle continue à avoir autant de chance : elle a rencontré le conjoint idéal ; elle a de beaux enfants qui grandissent bien ; elle est épanouie dans sa vie professionnelle, etc. Même si ce cas de figure est plutôt rare (*sinon inconcevable*), admettons néanmoins pour la démonstration que cette personne n'a pas la moindre prédisposition conflictuelle. N'ayant jamais rien vécu de particulièrement dramatique, son cerveau archaïque n'a donc rien enregistré dont il devrait avertir cette personne pour lui éviter que cela ne se reproduise.

Mais un jour, cette personne rentre chez elle à l'improviste et surprend son conjoint en flagrant délit d'adultère. Dans ce cas particulier (*et improbable*), son cerveau cherchera une référence conflictuelle antérieure, mais n'en trouvera aucune. Il pourra seulement analyser le ressenti archaïque de la personne à cet instant précis et réagir en fonction s'il considère devoir le faire. Cela dit, cette tonalité spécifique a beaucoup de chance de devenir sa prédisposition conflictuelle pour le reste de sa vie.

• **Quatrième cas de figure** : c'est une personne à qui il est déjà presque tout arrivé : elle a été très mal accueillie à la naissance ; elle a été opérée à six mois et vécu le drame de la séparation ; elle est née dans une famille peu aimante ; elle a été confrontée, à huit ans, au divorce très conflictuel de ses parents ; elle a été contrariée toute son adolescence dans son évolution et elle n'a pas pu faire les études qu'elle voulait.

Dans sa vie d'adulte, elle continue à avoir aussi peu de chance : elle a une vie professionnelle très ennuyeuse, elle est malheureuse en ménage et elle a des enfants difficiles à élever. Pour finir, elle a surpris son conjoint en flagrant délit d'adultère deux ans plus tôt, qui plus est avec son/sa meilleur(e) ami(e). Elle est très profondément meurtrie par cette double trahison et a divorcé.

Puis, un hasard de la vie lui fait être au mauvais endroit au mauvais moment : elle est à sa banque lorsque surgissent de dangereux malfaiteurs lourdement armés. Le hold-up tourne au cauchemar : la Police encercle très rapidement la banque et cette personne est prise en otage de longues heures dans un climat extrêmement tendu. Les bandits menacent d'exécuter leurs otages si on ne les laisse pas s'enfuir et, à un moment même, elle se retrouve avec un revolver sur la tempe.

Dans ce cas extrême, même si cette personne a déjà "collectionné" de très nombreuses prédispositions conflictuelles vu son lourd passé, son cerveau ne s'y référera d'aucune manière considérant la gravité de la situation et surtout l'intensité du stress qu'elle vit ce jour-là. Quant au ressenti de cette personne dans ce cas, il peut être de l'ordre de la peur de mourir, de l'ordre du *"conflit d'anéantissement"*, etc.

• **Cinquième cas de figure** : il est de nombreux cas où le *"conflit programmant"* à l'origine d'une structure conflictuelle n'est pas survenu dans l'histoire de la personne, mais dans sa préhistoire, avant sa naissance. L'événement peut être survenu lorsque l'enfant est dans le ventre de sa mère ou même bien avant sa conception, dans le vécu de ses parents, de ses grands-parents, etc. Nous verrons cela dans le prochain chapitre.

l'Impact Cérébral

S'il est difficile d'expliquer en théorie ce qu'est un ressenti et aussi difficile de mettre des mots sur ce que nous ressentons... il est presque plus facile de voir la trace que laisse un stress (*et donc la trace d'un ressenti*) au niveau du cerveau sur les clichés d'un scanner médical.

Il faut d'abord savoir que chaque partie du corps et chaque organe est contrôlé par une zone cérébrale très spécifique, cette "cartographie" étant de mieux en mieux connue. Il faut aussi savoir qu'un stress intense laisse systématiquement une trace plus ou moins visible sur la zone cérébrale correspondant à l'organe ou la partie du corps concerné par la tonalité conflictuelle du vécu. Notez que ce dernier point n'est pas encore reconnu par la Faculté.

Malgré tout, le fait est : l'observation du scanner cérébral d'une personne ayant souffert d'une maladie grave à un moment de sa vie (*par exemple un cancer*) montre une trace plus ou moins nette au niveau de la zone cérébrale qui contrôle l'organe concerné. La netteté de cette trace dépend de l'ancienneté du vécu et/ou de l'intensité du stress. Il est des cas où il faut une loupe et beaucoup d'expérience pour voir cette trace et d'autres cas où elle est parfaitement nette.

Cette trace est appelée "cible" car de forme circulaire et souvent constituée de plusieurs cercles concentriques. Cette cible est donc circulaire lorsqu'on la regarde sur le scanner, mais elle est en réalité sphérique et englobe la zone cérébrale concernée. On pense que c'est une sorte de cicatrice.

On pourrait penser que cette trace est celle que laisse la maladie au niveau cérébral mais il n'en est rien. En effet, il peut y avoir une cible sur une zone cérébrale correspondant à un organe précis sans qu'il y ait jamais eu de symptôme au niveau de cet organe. En fait, cette trace correspond à l'impact du stress dans la tonalité conflictuelle dans laquelle la personne aura vécu l'événement dramatique.

Par exemple : le jeune enfant d'une femme tombe soudain très gravement malade. À l'hôpital, les médecins semblent très préoccupés par l'état de l'enfant, d'autant plus qu'ils ne parviennent pas à poser un diagnostic précis. Bien évidemment, la mère est terriblement inquiète et son niveau de stress tellement élevé que son cerveau se trouve dans l'obligation d'intervenir.

Il va d'abord chercher à définir la tonalité spécifique de cette situation manifestement critique considérant l'intensité du stress. Si son cerveau considère le ressenti viscéral de cette femme comme un *"drame pour le petit malade"*, il mettra tout en œuvre pour que soit produit du lait "guérisseur". Comme je l'ai déjà expliqué, la meilleure solution *bio-logique* dans ce cas est de produire du "lait-dicament" pour soigner l'enfant.

Ainsi, l'impact du stress de cette femme sera localisé sur la zone cérébrale contrôlant les glandes mammaires puisque ce sont les relais cérébraux concernés par cette fonction qui devront intervenir pour tenter de relancer la production de lait. Quelle que soit la suite de l'histoire, une "cible" sera par la suite décelable au scanner.

Si le stress de cette femme s'arrête rapidement (*parce que les médecins l'informent très vite qu'il n'y a pas de danger ou si l'enfant guérit rapidement*), alors le cerveau interrompra le processus et il n'y aura pas de symptôme. Cela dit, la trace de cet impact restera visible même des années plus tard. Par contre, si le stress de cette femme reste intense (*parce que l'enfant est atteint d'une maladie grave par exemple*), alors le processus *bio-logique* pour produire du "lait-dicament" pourra éventuellement aller jusqu'à la maladie.

De la rancœur à la vésicule biliaire

Pour clore ce chapitre, je vous propose une petite expérience afin de mieux comprendre ce qu'est un ressenti viscéral et mieux comprendre la *bio-logique* de notre cerveau archaïque qui peut lui faire considérer une situation symbolique comme une réalité. Par la même occasion, cette expérience montrera comment et pourquoi une situation conflictuelle vécue dans une tonalité de rancœur peut, éventuellement, induire un symptôme au niveau de la vésicule biliaire.

Je vous invite d'abord à vous installer quelques minutes dans la rancœur. Ce sera plus facile pour celles et ceux qui vivent déjà un ou plusieurs ressentiments dans cette tonalité. Pour les autres, imaginez l'histoire suivante : de braves parents ayant totalement confiance en leur fils, acceptent de se porter caution pour un emprunt afin qu'il puisse s'acheter la maison de ses rêves. À peine installé, le fils cesse de rembourser son crédit alors qu'il en a les moyens. La banque se retourne contre les parents et les oblige à honorer leurs engagements. Ils doivent vendre leur maison et se retrouvent à la rue. Pendant ce temps-là, le fils se prélasse au bord de la piscine qu'il a fait construire et il se moque totalement des difficultés de ses parents.

Que pensez-vous de ce fils ? Pour l'expérience, je vous invite à penser que son attitude vis-à-vis de ses parents est franchement dégueulasse, écœurante. Pendant que vous "vivez" cette histoire dans cette tonalité de rancœur, je vous propose de vous mettre dans votre ressenti, à l'éprouver physiquement. Mettez-vous plus particulièrement dans votre bouche, comme pour goûter cette saloperie écœurante et notez même la grimace que vous faites.

Maintenant, imaginez-vous faire partie d'une expédition sur la banquise, à 500 km du premier poste habité. Tout devrait se passer pour le mieux… sauf que Dame Nature en décide autrement : l'hiver commence plus tôt que prévu et vous êtes pris dans une épouvantable tempête de neige qui dure plusieurs jours. Comble de malchance, le traîneau qui transporte les vivres est englouti dans une crevasse. Lorsque la tempête s'apaise, votre groupe se met en route, le ventre vide. Après plusieurs jours d'une marche épuisante, à la limite de l'inanition, vous avez une chance inouïe : vous tombez par hasard sur un groupe d'Esquimaux.

Solidarité oblige, ces gens partagent avec vous le peu de nourriture qu'ils ont… à savoir de la bonne graisse de phoque qu'on réchauffe pour vous dans de l'huile bouillante. Imaginez cet énorme (*et très écœurant*) morceau de graisse dégoulinant d'huile que vous allez avaler jusqu'à la dernière miette puisque votre vie en dépend. Et quand vous aurez fini celui-là… vous en mangerez un deuxième tellement vous avez faim. Vous y êtes ? Alors, à nouveau, je vous invite à vous mettre dans votre ressenti, à l'éprouver physiquement. Mettez-vous plus particulièrement dans votre bouche, et notez la grimace que vous faites.

Effectivement, la sensation est la même dans les deux cas : c'est précisément pour cette raison que notre cerveau peut croire, quand nous éprouvons intensément de la rancœur vis-à-vis de quelqu'un, que nous avons en réalité quelque chose de très gras à digérer.

Quant au rapport entre un écœurement (*réel ou symbolique*) et la sphère biliaire, il est simple à comprendre : le réseau biliaire collecte, stocke et diffuse dans le tube digestif la bile produite par le foie, laquelle a pour fonction principale d'émulsionner les graisses alimentaires pour qu'elles soient assimilables. Ainsi, dans le cas où nous ruminons une rancœur, notre cerveau archaïque peut nous croire en difficulté pour digérer une alimentation très grasse, cela pouvant l'amener à faire le nécessaire pour augmenter la fonction biliaire et nous aider à émulsifier cette graisse symbolique.

CHAPITRE X

l'Impact Trans-Générationnel

Le dernier grand sujet qu'il faut aborder pour compléter cet ouvrage traite de la transmission trans-générationnelle afin d'expliquer pourquoi et comment un événement survenu avant notre naissance peut avoir un impact plus ou moins handicapant et/ou douloureux sur l'ensemble de notre vie ou à un moment particulier. En effet, si l'origine d'un manifesté est très souvent en relation avec un événement survenu dans notre histoire, il est aussi très fréquent qu'il faille rechercher dans notre *pré-histoire* l'origine du conflit programmant.

Par définition, j'utilise le terme "*pré-histoire*" pour parler d'événements survenus avant l'instant de notre naissance, soit pendant notre vie intra-utérine, soit dans l'histoire de nos parents, dans celle de nos grands-parents ou de notre ascendance en général. Il peut s'agir d'un stress que notre mère a vécu quelques heures ou quelques jours avant de nous mettre au monde ou d'un événement dramatique survenu un siècle auparavant dans l'histoire d'une grand-mère ou d'un arrière-grand-père.

Même si cette théorie de la transmission du conflit programmant d'une génération à une autre a peu de chance d'être un jour démontrée scientifiquement, elle n'en est pas pour autant une élucubration fumeuse sans fondement. En effet, des milliers de cas concrets montrent que, à l'évidence, il y a souvent (*sinon toujours*) un lien entre le manifesté physique ou psychique qu'exprime une personne et un événement survenu bien avant sa naissance.

Quant à imaginer que cette transmission est une sorte de magie inexplicable, il n'en est rien : c'est, une fois de plus, un mécanisme strictement *bio-logique* ayant pour objectif de nous permettre d'être au mieux adaptés à la pression du milieu. En fait, pour comprendre pourquoi nous pouvons exprimer un manifesté en rapport à une situation conflictuelle (*et donc un stress*) survenu dans notre *pré-histoire*, il convient tout simplement de revenir aux thèses de Darwin et surtout de Lamarck sur l'évolution.

En effet, qu'il soit question de l'évolution d'une espèce sur des dizaines de millions d'années ou de celle de l'individu d'une génération à l'autre, le principe de base est toujours le même depuis la nuit des temps : l'adaptation à la pression du milieu. Pour l'illustrer, reprenons l'histoire du jeune garçon qui ne grandit plus parce que, durant sa vie intra-utérine, sa mère a beaucoup stressé à cause de la petite taille de son logis : le stress de cette mère correspond à la pression du milieu et le manifesté physique exprimé par l'enfant correspond à la meilleure adaptation possible à cette pression spécifique.

Il en va de même dans le cas de Paula : elle développe cet adénome hypophysaire à prolactine plusieurs dizaines d'années après le drame vécu par son père en 1923. La mère étant décédée, sa sœur qui vient de naître est en très grand danger puisqu'elle ne peut pas être nourrie du lait maternel. Cet événement correspond à la pression du milieu et la maladie de Paula correspond à la meilleure adaptation possible à cette pression spécifique.

Dans ces deux cas, le manifesté mis en œuvre par la biologie est indéniablement la meilleure adaptation possible au stress vécu précédemment : l'arrêt de la croissance de l'enfant est bien l'adaptation parfaite au stress de sa mère puisqu'il ne risque pas d'être trop grand et la tumeur hypophysaire de Paula est bien l'adaptation parfaite au stress de son père puisqu'elle peut produire du lait en permanence.

Mais cela revient à dire que la thèse sur l'évolution des espèces de Lamarck et sa théorie sur la transmission des caractères acquis n'est pas nécessairement une idiotie comme le pense une grande partie de la communauté scientifique. Je rappelle qu'il définit l'évolution d'une espèce comme l'adaptation des individus à la pression du milieu, cette adaptation étant ensuite transmise aux générations suivantes. Le problème avec cette thèse, c'est que tout prouve qu'elle est fausse pour ce qui est de l'évolution des espèces.

Incontestablement, Darwin a raison quand il dit que le moteur de l'évolution est la sélection naturelle. Je rappelle qu'il définit l'évolution d'une espèce comme étant d'une part le fruit de la sélection rigoureuse des individus les mieux adaptés à leur environnement et d'autre part la sélection des meilleures variations de détail apparues par hasard qui font triompher la lignée les possédant.

Pour ma part, je pense que Darwin a évidemment raison si on considère l'histoire du vivant sur 3,85 milliards d'années et que Lamarck n'a pas complètement tort si on considère l'histoire de ce jeune garçon, celle de Paula et tellement d'autres. Je propose donc la réflexion suivante : pourquoi ces variations de détails apparues prétendument par hasard ne pourraient-elles pas être induites par l'adaptation d'un ou plusieurs individus à un stress particulier ? Ce caractère acquis serait ensuite transmis à la génération suivante qui, ainsi, serait mieux adaptée que d'autres lignées à cette pression du milieu spécifique.

* * *

Ainsi, le pourquoi de cette transmission est plutôt simple à comprendre : son objectif *bio-logique* est de transmettre une information capitale à la génération suivante afin qu'elle soit au mieux adaptée à la difficulté existentielle rencontrée par la génération précédente. En d'autres termes, cette transmission permet tout simplement à la génération suivante d'avoir de meilleures chances de survie puisque bénéficiant de l'expérience antérieure.

Quant à expliquer le comment de cette transmission, c'est une tout autre affaire : on ne peut faire que des suppositions. Dans le cas de ce jeune garçon par exemple, on peut envisager deux hypothèses : soit l'information *"il ne faut pas être trop grand"* a été transmise de la mère à l'enfant d'une manière ou d'une autre par une voie génétique, soit l'enfant a capté le stress de sa mère pendant sa vie intra-utérine et l'a enregistré au niveau cellulaire. Par contre dans le cas de Paula, je ne vois qu'une hypothèse : l'information *"il faut toujours être prêt(e) à produire du lait"* était, d'une manière ou d'une autre, codée dans le spermatozoïde que son père a fourni en 1952 pour concevoir sa fille.

Cela sous-entend qu'on se transmet beaucoup de choses de génération en génération et pas seulement le patrimoine génétique de notre espèce ou celui de notre lignée. Certes, nous pouvons hériter des yeux de notre mère ou du nez d'un grand-père. Mais nous pouvons aussi hériter de la mémoire d'un événement dramatique vécu par notre père ou par une grand-mère, mémoire qui peut nous handicaper toute notre vie, alors même qu'elle ne nous appartient pas.

Dans le cas du jeune garçon et celui de Paula, la conséquence du stress vécu antérieurement s'est exprimée au niveau de leur corps. Mais beaucoup plus souvent, la conséquence s'exprime au niveau psychique sous diverses formes, tels que des comportements particuliers, des blocages existentiels, des angoisses, des phobies, des névroses ou même des psychoses relevant de la psychiatrie. Mais que le manifesté soit physique ou qu'il soit psychique, le mécanisme est absolument le même.

Pour illustrer ce que je viens d'exposer en théorie, voici quelques histoires représentatives choisies parmi beaucoup d'autres pour vous permettre de mieux comprendre comment tout cela s'articule concrètement.

l'Histoire de Clémentine

Clémentine est une adolescente de quinze ans parfaitement équilibrée, mais elle est, depuis toujours, très handicapée par une peur irrationnelle et viscérale de manquer de l'essentiel, à savoir de nourriture. Elle ne supporte pas que le réfrigérateur soit vide et qu'il n'y ait pas de réserve dans les placards. Elle ne cesse de faire remarquer à sa mère, avec beaucoup d'insistance, qu'il n'y a plus de ceci ni de cela et donc très urgent d'aller faire des courses.

Quand elle était petite, Clémentine se comportait comme un petit écureuil : elle se constituait des réserves de nourriture qu'elle cachait partout dans sa chambre, sous son lit, dans ses bacs à jouets, etc. Elle stockait un biscuit si on lui en donnait deux, elle accumulait des tranches de pain qu'elle prenait discrètement dans la cuisine, et parfois même des petites boîtes de conserve. Bien évidemment, Clémentine s'est fait gronder de nombreuses fois, et plus particulièrement lorsqu'elle stockait des denrées périssables.

L'origine de cette dynamique psychique sans gravité est parfaitement évidente : Clémentine a été conçue en juin 1990 et elle est donc née au printemps 1991. Et alors me direz-vous ? En fait, la dynamique de cette enfant est liée à la 1ère Guerre du Golfe et surtout à l'anxiété de sa mère durant cette période. En effet, la mère de Clémentine a eu très peur qu'une pénurie alimentaire survienne à cause de cette guerre et elle a fait partie de ces nombreuses personnes qui ont dévalisé les supermarchés pour stocker des denrées alimentaires essentielles.

Ainsi, pendant toute sa vie intra-utérine, alors qu'elle est en relation symbiotique avec sa mère, Clémentine a capté son angoisse dans cette tonalité spécifique de manque alimentaire. Son cerveau archaïque l'a enregistrée comme une situation particulièrement critique de pénurie alimentaire imminente et a fait en sorte que la petite Clémentine réagisse en conséquence, tel un écureuil, pour ne pas risquer de manquer de nourriture.

Quant à expliquer pourquoi la mère de Clémentine a réagi aussi vivement lorsque l'armée de Saddam Hussein a envahi le Koweït, il faut, cette fois, remonter à la 2e Guerre Mondiale et à l'histoire des grands-parents maternels de Clémentine. Il se trouve qu'ils ont, dans leur enfance, réellement souffert de la pénurie alimentaire qui sévissait à Paris sous l'occupation allemande : ils ont vraiment eu faim.

l'Histoire d'Annette

Annette est une femme de cinquante-cinq ans qui me consulte pour comprendre le sens *bio-logique* d'un syndrome parkinsonien qui la handicape de plus en plus depuis une quinzaine d'années. L'événement déclenchant est évident : il correspond à ce que cette femme a vécu de plus terrible dans sa vie, à savoir le décès de son père adoptif. Cet homme meurt brutalement en sa présence d'une crise cardiaque quelques semaines avant qu'Annette ressente les premiers symptômes de la maladie.

L'événement programmant est aussi évident : le père biologique d'Annette est brutalement décédé (*d'une crise cardiaque*) lorsqu'elle était dans le ventre de sa mère, à sept mois de grossesse. Trois ans plus tard, sa mère se remarie avec ce très brave homme plein de bonté et de tendresse qu'Annette considère comme son père. Au plus profond d'elle, elle a toujours vu cet homme comme son sauveur, comme son Jean Valjean.

C'est précisément cela l'origine de la maladie d'Annette : l'immense peur viscérale vécue par cette ex-petite fille orpheline au plus profond d'elle lorsque son protecteur disparaît. Le stress qu'elle vit à ce moment-là est tellement intense que son cerveau archaïque a considéré la situation comme étant de la plus extrême gravité, comme si Annette était soudain entourée de prédateurs féroces sans personne pour la sauver.

Quant à expliquer pourquoi la réaction d'Annette a été à ce point disproportionnée après le décès de son père adoptif, il faut remonter au drame survenu quarante ans plus tôt. Pour le comprendre, il faut imaginer le stress intense vécu par la mère d'Annette lorsque, enceinte de sept mois, elle s'est brutalement retrouvée veuve. C'est évident sur le plan émotionnel : on peut facilement imaginer l'immense douleur de cette femme.

Mais plus en profondeur, au niveau archaïque, il faut comprendre qu'un tel événement est absolument dramatique. En effet, dans la nature, une femme qui perd son partenaire est dans une situation critique : elle n'a plus ni protecteur ni chasseur pour la protéger et subvenir à ses besoins essentiels, d'autant plus lorsqu'elle est enceinte ou si elle a déjà des enfants.

Bien sûr, la petite Annette qui se développe dans le ventre de sa mère capte et enregistre ce grand stress dans cette tonalité spécifique de peur et d'insécurité pour cause de disparition du protecteur. Certes, elle ne peut pas comprendre que son père biologique est décédé, mais elle perçoit ce contexte comme étant de la plus extrême gravité considérant l'intensité du stress de sa mère : c'est cela que son cerveau archaïque enregistre à ce moment-là.

Quarante ans plus tard, Annette est brutalement confrontée au décès de son protecteur et elle va vivre cet événement en fonction de sa prédisposition conflictuelle enregistrée durant sa vie intra-utérine. Cette situation humaine que nous appelons "deuil" devient pour son cerveau archaïque une affaire de la plus extrême gravité, c'est-à-dire un danger mortel pour cause de disparition du protecteur.

Dans ce cas, la *bio-logique* du symptôme est difficile à cerner car il ne correspond pas exactement à une "solution parfaite". Il faut plutôt le comprendre comme l'expression de la peur panique permanente qu'Annette vit sans la moindre conscience depuis quinze ans du fait qu'elle n'a plus de protecteur. C'est un peu comme si, depuis le décès de cet homme, son cerveau archaïque s'attendait à une attaque. Attention : tous les syndromes parkinsoniens n'ont pas nécessairement cette même origine.

Bien sûr, Annette avait fait le lien entre ces deux événements, mais elle se demandait depuis des années pourquoi sa réaction était tellement forte. Elle avait compris qu'il y avait un rapport direct entre sa maladie et le décès de son père adoptif, mais elle ignorait tout des enjeux archaïques de cet événement. Je vous raconterai la suite de l'histoire un peu plus tard.

l'Histoire de Chantal

Chantal est une femme de cinquante ans qui me consulte pour comprendre pourquoi, depuis l'âge de douze ans, elle souffre d'une très grande faiblesse hépatique. Caricaturalement (*mais à peine*), elle est du genre à faire une "crise de foie" après avoir mangé un bol de riz complet et deux rondelles de carottes cuites à l'eau, et parfois même avant d'avoir mangé, juste à l'idée de devoir le faire...

Devant ce manifesté hépatique, j'avais deux grandes possibilités : soit Chantal était confrontée à un *"conflit de manque"* d'une manière ou d'une autre puisque le foie a pour fonction de métaboliser tous les nutriments qui traversent la paroi intestinale, soit elle était confrontée à un *"conflit d'intoxication"* d'une manière ou d'une autre, le foie étant aussi le grand épurateur et le centre "antipoison" de l'organisme. J'ai donc consacré une partie de la consultation à chercher des histoires de manque dans son histoire et dans sa *pré-histoire* sans rien trouver de très significatif. Puis, j'ai exploré la piste de l'intoxication et je suis tombé sur une histoire tout à fait remarquable.

Il se trouve que Chantal connaît très précisément le contexte de sa conception : ses parents n'avaient pas eu de rapport depuis des semaines et n'en n'eurent pas davantage les semaines suivantes. Elle a donc été conçue durant l'été 1954 dans une station balnéaire de la Costa Del Sol en Espagne où ses parents venaient d'arriver pour y passer leurs vacances. Juste après ce gros câlin auquel elle doit la vie, ses parents sont allés dîner au restaurant et, quelques heures plus tard, sa mère a été admise en urgence à hôpital du secteur à cause d'une intoxication alimentaire extrêmement grave.

Vous commencez à comprendre ? Effectivement, la conception de Chantal, la fécondation de l'ovule, les premières divisions cellulaires, tout cela s'est fait dans ce contexte d'intoxication, alors que la mère est à l'hôpital ou en convalescence. On pourra alors imaginer que toutes les informations associées à ce grand stress biologique et psychique auront été stockées à ce moment-là dans la biologie de Chantal. Mais cela n'explique pas pourquoi elle n'a pas souffert de faiblesse hépatique jusqu'à l'âge de douze ans.

En fait, les problèmes hépatiques de Chantal ont commencé au moment d'un voyage qu'elle fait avec ses parents en 1966... sur la Costa Del Sol... presque à l'endroit où elle fut conçue en 1954. Alors, tout est facile à comprendre : pendant que l'organisme de la mère - *surtout sa sphère hépatique* - était en train de combattre cet empoisonnement majeur, la biologie naissante de Chantal a mémorisé tout un ensemble de paramètres : d'abord la nature profonde du stress de sa mère et surtout, à mon avis, les spécificités moléculaires des ingrédients locaux ayant servi à préparer le plat à l'origine de l'intoxication.

Douze ans plus tard, d'une manière ou d'une autre, Chantal rencontre un ou plusieurs éléments associés au stress d'empoisonnement initial. Immédiatement, sa biologie estime, très *biologiquement*, qu'une intoxication alimentaire est imminente et il met la fonction "antipoison" du foie en alerte maximum. À noter au passage que nous avons là un très bel exemple d'allergie, c'est-à-dire d'avertissement de l'imminence du danger.

Mais pourquoi cette alerte pour intoxication imminente a-t-elle duré pendant presque quarante ans ? À mon avis parce que Chantal n'a pas été intoxiquée quand elle avait douze ans et que sa biologie a rejoué "*le Désert des Tartares*" : elle a attendu un empoisonnement qui n'est jamais venu et le foie de Chantal est resté tout ce temps en alerte maximum au cas où.

Toujours est-il que la compréhension de ce conflit d'intoxication a vraiment été le jackpot pour Chantal : suite à ce décodage, elle a vu sa santé hépatique grandement améliorée. Elle peut enfin manger plein de choses délicieuses qui, avant, la rendaient malade.

l'Histoire de Pierre

Dans un chapitre précédent, je vous ai expliqué l'utilité *biologique* de l'angoisse, soit une tentative du cerveau pour nous avertir de l'imminence d'un danger dont on ne soupçonne pas l'existence. Pour l'illustrer, je vous ai raconté l'histoire de Sylvie, cette femme qui ne pouvait pas voyager à cause du souvenir inconscient et douloureux d'un mois passé en colonie de vacances lorsqu'elle avait huit ans.

Je vais maintenant vous raconter l'histoire de Pierre, un charmant jeune homme qui avait très exactement la même angoisse... mais à cause d'une histoire trans-générationnelle. Pierre a vingt-cinq ans, il est très dynamique et a toujours conduit sa vie "pied au plancher". Tout va pour le mieux, sauf quand il est, très régulièrement depuis des années, immobilisé par de fortes crises d'angoisse absolument indéfinissables qui peuvent le maintenir "au fond du trou" pendant de longues semaines. C'est pour cette raison qu'il me consulte.

Nous avons d'abord cherché à définir dans quelles circonstances ses crises d'angoisse commençaient, c'est-à-dire à trouver le dénominateur commun. Nous avons très rapidement constaté que les crises commençaient toujours quand il était question d'un projet de voyage, qu'il s'agisse d'un voyage à l'étranger, d'un week-end à la mer, ou même d'un déplacement d'une banlieue à une autre.

À partir de là, il était évident que la notion de voyage était pour Pierre la cause de ses crises d'angoisse, mais il restait à comprendre pourquoi. Alors, nous avons cherché dans son enfance sans rien trouver de particulier. Nous avons ensuite cherché dans l'histoire de ses parents sans rien trouver non plus. Mais, lorsque nous sommes passés à l'histoire de ses grands-parents et plus précisément à celle de son grand-père maternel Isaïas, alors tout est devenu limpide.

Voici son histoire : Isaïas est né au Liban en 1908 dans une grande famille israélite très riche. Il a grandi dans un palais, il a eu une enfance dorée, il a fait ses études au Lycée Français de Beyrouth, il est polyglotte et son avenir est assuré. Mais en 1929, le crack boursier ruine sa famille. Pierre ne sait pas exactement ce que son grand-père a fait les dix années suivantes, mais il sait qu'en 1939, Isaïas décide de tenter sa chance en France. Il prend donc le bateau à destination de Marseille... pour un voyage sans retour puisqu'il ne reviendra jamais dans son pays natal ni ne reverra aucun membre de sa famille.

En effet : cet homme arrive en France seulement quelques mois avant le début de la 2e Guerre Mondiale pendant laquelle il est impossible de voyager ; il est juif et devra se faire très discret jusqu'à la fin des hostilités ; la création de l'État d'Israël en 1948 bouleverse complètement l'équilibre régional et, pour couronner le tout, il est banni par sa famille car, en 1949, il transgresse l'interdit en épousant une femme française catholique avec laquelle il aura une fille, la mère de Pierre.

C'est précisément ce drame vécu par son grand-père (*à savoir qu'il ne retournera jamais dans son pays natal et qu'il ne reverra jamais aucun membre de sa famille*) l'origine des crises d'angoisse de Pierre. En effet, dès que, dans la vie de Pierre, il est question de partir en voyage, son cerveau tente systématiquement de l'avertir par ces crises d'angoisse qu'il se met très gravement en danger : il risque, lui aussi, de ne jamais rentrer chez lui et de ne plus revoir les siens.

Mais Pierre ne sachant pas faire le lien entre ses angoisses et l'histoire de son grand-père, ses crises durent aussi longtemps qu'il est question de voyage, soit de l'instant où le projet de voyage commence jusqu'à son retour chez lui à la fin du voyage, soit de longs mois d'angoisse dans certains cas. Cela a perduré jusqu'à ce qu'il découvre enfin le sens *bio-logique* de cette angoisse car dès l'instant où Pierre a enfin su de quel danger son cerveau tentait de le prévenir, il a pu gérer le problème en conscience et sa biologie n'a plus cherché à l'avertir de l'imminence du danger en entretenant ses angoisses.

À noter que Pierre était très attaché à son grand-père et ses crises d'angoisse ont commencé quand il avait sept ans, précisément l'année du décès d'Isaïas. De plus, Pierre est le seul de sa fratrie à avoir le type méditerranéen et le teint mat comme son grand-père, soit autant de signes montrant que Pierre est très "branché" sur son grand-père maternel. À noter aussi que les crises d'angoisse de Pierre sont de l'histoire ancienne : il peut maintenant envisager de partir en voyage, et même voyager, sans la moindre angoisse.

Mais comment l'information *"voyager est dangereux"* a-t-elle été transmise du grand-père à son petit-fils pour lui éviter de se mettre en danger ? On peut envisager deux hypothèses. La première est la voie génétique : l'information était "codée" dans le spermatozoïde qu'Isaïas a donné pour concevoir la mère de Pierre, puis "codée" dans l'ovule que la mère de Pierre a consacré à sa conception. La deuxième est beaucoup moins "scientifique" : le petit Pierre a capté la souffrance de son grand-père, de "cerveau à cerveau" et il l'a enregistrée.

l'Histoire de Thérèse

Thérèse est une jeune mère de trente ans qui me consulte pour comprendre le sens *bio-logique* d'un cancer digestif en cours de traitement, cancer que la Médecine pense être secondaire à un cancer de l'ovaire survenu quatre ans plus tôt. Avant de comprendre le sens de cette deuxième maladie, j'ai voulu comprendre le sens de la première et je suis tombé sur une autre histoire remarquable, bien que très douloureuse.

Six ans plus tôt, Thérèse rencontre un très gentil garçon et l'épouse l'année suivante. Quelques mois après, elle est enceinte d'une petite fille. La première partie de la grossesse se passe très bien : Thérèse est très heureuse, son mari est très proche d'elle, les familles se réjouissent de cet heureux événement et le médecin dit que l'enfant se développe parfaitement.

Puis, progressivement à partir du troisième mois de grossesse, sans qu'aucun fait notable ne se soit produit, cette femme se met à avoir une peur irrationnelle et indéfinissable de perdre sa petite. Elle n'a pas peur de perdre l'enfant pendant la grossesse, mais après, une fois que l'enfant sera née. En fait, Thérèse a très peur qu'on lui prenne sa petite.

Les semaines passent et Thérèse essaye tant bien que mal de se raisonner pour calmer sa peur jusqu'au moment de l'accouchement, lequel se passe très bien. La petite est magnifique, elle est en parfaite santé et tout le monde est très heureux. Malgré tout, Thérèse est toujours confrontée à sa peur qu'on lui prenne son enfant et plus particulièrement quand la petite est dans les bras d'autrui. Deux mois plus tard, Thérèse est admise à l'hôpital en urgence et les médecins diagnostiquent un cancer ovarien.

La *bio-logique* de la pathologie est simple à comprendre : considérant l'intensité extrême du stress de Thérèse dans cette tonalité spécifique de *"peur anticipatoire de perdre l'enfant"*, son cerveau archaïque a considéré que la petite était perdue (*ou déjà morte*) et donc urgent de tout mettre en œuvre au niveau ovarien pour faire un autre bébé. Mais la petite est bien vivante, en très bonne santé et Thérèse ne songe évidemment pas un seul instant à faire un autre enfant à ce moment-là. En conséquence, un épouvantable malentendu s'instaure entre Thérèse et son cerveau archaïque, jusqu'au cancer.

Mais quand j'ai voulu comprendre pourquoi Thérèse avait soudain été prise dans cette peur irrationnelle qu'on lui enlève son enfant - soit le *"conflit programmant"* - il m'a fallu remonter un demi-siècle plus tôt, bien avant sa naissance. L'histoire se passe à la campagne, au début des années cinquante, lorsque la mère de Thérèse est une petite fille de six ans et qu'elle est témoin du drame suivant :

Sa grande sœur de quinze ans (*donc la tante de Thérèse*) est séduite par un garçon du village et se retrouve enceinte. C'est un drame épouvantable pour cette famille, un immense déshonneur, si bien que les parents (*donc les grands-parents maternels de Thérèse*) décident ce qui suit : la fautive sera bouclée à la maison jusqu'à l'accouchement et les trois mois suivants pour allaiter l'enfant, puis elle sera chassée de la maison… mais sans l'enfant qui sera élevé par ses grands-parents. Il en fut ainsi : la jeune mère a été placée comme servante à l'autre bout de la France et elle n'a récupéré son fils (*donc le cousin de Thérèse*) que plusieurs années plus tard.

Voilà ce dont la mère de Thérèse est témoin et qu'elle garde en mémoire : une grossesse est un drame qui implique le bannissement et surtout la perte de l'enfant. Cinquante ans plus tard, Thérèse est à son tour enceinte et cette vieille mémoire ressurgit, sa grossesse étant le *"conflit déclenchant"* de cette pathologie ovarienne. En fait, par cette peur, son cerveau archaïque veut l'avertir que ce drame va se reproduire puisqu'elle est enceinte : elle va être chassée et on va lui prendre son enfant.

Mais comment cette information est-t-elle passée de la mère de Thérèse à sa fille ? On peut envisager deux hypothèses : soit l'information était codée dans l'ovule qui a créé Thérèse quelque vingt ans après le drame, soit la mère de Thérèse a aussi été confrontée à cette même peur d'être chassée et qu'on lui enlève son enfant quand elle a été enceinte de sa fille, le fœtus ayant enregistré cette information. À mon sens, cette deuxième hypothèse est la plus probable.

Mais dans ce cas, une question se pose : pourquoi la mère de Thérèse n'a-t-elle pas été concernée par cette maladie quand elle a été enceinte de sa fille ? À mon avis parce qu'elle a vécu sa peur en toute conscience car se souvenant très clairement du drame dont elle avait été témoin dans son enfance. Sa peur étant rationnelle, elle a pu la gérer en conscience. Par contre, vingt-cinq ans plus tard, la peur de Thérèse est complètement irrationnelle (*et donc ingérable*) parce qu'elle ne fait pas le lien avec ce drame originel.

On pourrait aussi penser que cette transmission est "psychologique" puisque Thérèse connaît cette histoire, mais il n'en est rien. En effet, à aucun moment de la grossesse, ni après l'accouchement, ni les années suivantes, cette femme n'a fait le rapprochement entre cette peur irrationnelle qu'on lui enlève sa petite et ce drame vieux d'un demi-siècle. Elle a d'ailleurs été profondément bouleversée lorsque je lui ai expliqué l'origine de sa pathologie ovarienne.

l'Histoire de Gérard

Gérard est un homme de quarante-sept ans fort sympathique. Il me consulte pour comprendre le sens *bio-logique* d'une myopathie dégénérative (*donc une pathologie musculaire*) qui évolue progressivement depuis une douzaine d'année. Bien qu'ayant de plus en plus de difficultés pour marcher, cet homme continue néanmoins à vivre intensément chaque instant comme il l'a toujours fait (*soit une belle leçon pour tous ceux qui le connaissent*).

L'histoire de Gérard est la suivante : avant le début de sa maladie, c'est un homme très sportif et sa très grande passion est le ski qu'il pratique assidûment depuis son enfance. Il est très doué et aucune piste rouge ne lui a jamais fait peur. Mais un jour, alors qu'il a trente-deux ans, sans aucune raison particulière, il se met soudain à avoir de plus en plus peur de faire une mauvaise chute.

Il n'en tient pas vraiment compte et il continue à descendre "tout schuss" des dizaines et des centaines de fois… mais avec de plus en plus d'appréhension. Trois ans plus tard, la médecine diagnostique la maladie, en sachant que l'apparition des tous premiers symptômes correspond très exactement au début de cette peur.

Le plus remarquable de l'histoire est que Gérard a une sœur et un frère qui ont aussi cette même maladie. Sa sœur a déclenché la maladie très peu de temps après être tombée dans un escalier et son frère juste au moment où il commence à exercer son métier de conducteur de travaux sur des chantiers de grande hauteur où la moindre erreur peut être fatale.

On pourrait donc penser que cette maladie est génétique puisque les trois enfants ont la même pathologie, mais elle n'est pourtant pas considérée comme telle par la Médecine. Par contre, il est un fait absolument indéniable pour l'expliquer : ils ont tous les trois été conçus dans les mêmes utérus... ce pluriel n'étant pas une erreur de ma part.

L'événement à l'origine du symptôme est vieux de trois-quarts de siècle. En 1929, la grand-mère maternelle de Gérard est enceinte de son premier enfant. Mais au sixième mois de grossesse, elle tombe d'une échelle : cela provoque un accouchement prématuré et elle perd l'enfant. C'est un drame pour cette femme, d'autant plus qu'elle culpabilise à cause de son imprudence et de sa maladresse.

Un an plus tard, elle est à nouveau enceinte d'une petite fille, la mère de Gérard. Question : de quoi cette femme a-t-elle peur durant cette deuxième grossesse ? Effectivement, elle a très peur qu'un tel drame se reproduise, de tomber à nouveau et de perdre l'enfant. C'est cette grande peur de tomber vécue par la grand-mère en 1931 qui est à l'origine de la maladie de ses futurs petits-enfants.

Mais comment cette information *"peur de tomber"* - et non pas *"myopathie"* comme on pourrait le croire -, est-elle passée de la grand-mère à ses petits-enfants ? Mon hypothèse est la suivante : cette information était enregistrée depuis 1931 dans les trois ovules que la mère de Gérard a consacrés à la conception de ses enfants. En effet, ces trois ovules ont été "préfabriqués" en 1931, lorsque la mère de Gérard était dans le ventre de sa propre mère et pendant que cette dernière vivait cette grande peur de tomber.

Je rappelle qu'une femme vient au monde déjà porteuse d'environ 350.000 ovocytes qui, à partir de la puberté, deviennent des ovules après maturation. Si, pendant la vie intra-utérine de notre mère, notre grand-mère maternelle est confrontée à un stress majeur, j'ai la conviction que cette information est mise en mémoire et que nous en héritons via l'ovule que notre mère consacre pour nous concevoir.

Ainsi, s'il faut s'intéresser avec beaucoup d'attention au vécu de notre mère pendant que nous étions dans son ventre (*cela pouvant avoir beaucoup d'impact sur notre vie*), il faut aussi beaucoup s'intéresser au vécu de notre grand-mère maternelle lorsqu'elle portait notre mère pour cette même raison. En tout cas, l'histoire de Gérard le montre très clairement.

Quant au sens *bio-logique* de la maladie de cette fratrie, il faut le comprendre comme une volonté du cerveau archaïque d'immobiliser ces trois petits-enfants pour qu'ils ne risquent pas de tomber et donc de revivre le drame de la grand-mère. Cette solution est effectivement radicale, mais elle est néanmoins *bio-logique*. Notez : ce qui déclenchera la maladie est une peur anticipatoire de tomber pour Gérard et son frère et une peur rétrospective pour sa sœur.

l'Histoire de Sylviane

Sylviane est une femme de cinquante ans très handicapée depuis près de trente ans par une insomnie rebelle. Très rapidement, elle me précise les trois grandes spécificités de son insomnie : elle dort très bien dès que le jour commence à se lever et l'après-midi quand elle peut faire la sieste, son insomnie a commencé très clairement au moment de sa première grossesse et surtout, elle ne peut plus, depuis lors, dormir à côté d'un homme, cette dernière précision étant la clé du problème.

L'histoire de cette insomnie très spécifique est la suivante : en 1925, la grand-mère maternelle de Sylviane a un premier enfant, le petit Pierre. Malheureusement, l'enfant meurt d'une pneumonie dans les premiers jours de février 1928. À la mi-novembre de la même année naît un deuxième enfant, Pierrette, la mère de Sylviane. Avec ces quelques informations et si vous savez compter, vous pouvez déjà "décoder" l'insomnie de Sylviane tellement elle est évidente.

Effectivement, la mère de Sylviane est née juste neuf mois et une semaine après le décès du petit Pierre et cela sous-entend que la grand-mère de Sylviane a eu un rapport sexuel juste quelques jours après la mort de son fils. Mais cette femme l'a terriblement mal vécu. Elle a considéré tout le reste de sa vie qu'elle avait commis une faute abominable et elle n'a jamais pardonné à son mari de l'avoir sollicitée à un tel moment. D'ailleurs, elle le lui fera payer très cher, au quotidien, jusqu'à ce qu'il meure un demi-siècle plus tard.

Sylviane est donc l'héritière inconsciente du drame vécu par sa grand-mère qui ne s'est jamais pardonnée d'avoir pu se laisser aller si peu de temps après l'enterrement de son fils. Quant à l'utilité *bio-logique* de cette insomnie, elle est évidente : Sylviane est parfaitement adaptée pour éviter qu'un tel drame se reproduire, les particularités de son manifesté le montrent très clairement.

Pourquoi Sylviane ne peut-elle pas dormir à côté d'un homme ? Ai-je besoin de le préciser ? Pourquoi l'insomnie de Sylviane commence-t-elle pendant sa première grossesse ? Parce qu'il ne faut surtout pas faire le deuxième enfant, cela génère trop de souffrance. Pourquoi Sylviane peut-elle seulement dormir quand il fait jour ? Parce qu'à l'époque de la grand-mère de Sylviane, une femme vertueuse faisait des bébés seulement la nuit et bien sûr dans le noir.

Mais comment Sylviane a-t-elle hérité de l'information *"il ne faut pas dormir la nuit à côté de son homme pour éviter la sexualité et d'être fécondée une deuxième fois"* ? C'est à mon avis le même cas de figure que précédemment. La mère de Sylviane a capté le stress de la grand-mère durant sa vie intra-utérine, sa biologie l'a enregistré et l'information est passée à Sylviane trente ans plus tard via l'ovule au moment de sa conception.

Le plus terrible de l'histoire est que la conception de la mère de Sylviane dans ce contexte particulier est parfaitement *bio-logique*. En effet, un deuil a fréquemment pour conséquence de réveiller les libidos et plus particulièrement si cela concerne un enfant puisque, dans la nature, il est toujours urgent de faire le petit suivant lorsque le précédent vient de mourir.

Toujours est-il que Sylviane peut enfin dormir la nuit et elle se réveille maintenant à l'heure où elle s'endormait habituellement. Quant à son compagnon, il peut enfin dormir à côté de sa douce et j'espère bien qu'il pense de moi que je suis un formidable décodeur...

* * *

Ces quelques exemples choisis sont particulièrement évidents : ils expliquent très précisément les conséquences très spécifiques d'événements très ponctuels. Dans ces cas-là, décrypter le pourquoi et le comment d'un manifesté physique ou psychique est relativement simple puisque le lien entre l'effet et la cause est parfaitement clair.

Mais ce n'est pas toujours le cas puisque nous pouvons être très handicapés (*physiquement et/ou psychiquement*) toute notre vie pour des raisons parfois très nébuleuses et donc plus difficiles de mettre en évidence. En fait, la plupart du temps, nous héritons des prédispositions conflictuelles liées au vécu de nos ascendants qu'ils nous transmettent d'une manière où d'une autre.

l'Histoire de Marie-Claire

Marie-Claire est une femme de quarante ans qui me consulte pour comprendre le sens *bio-logique* d'une polykystose rénale dont elle souffre depuis de nombreuses années, soit une maladie du rein plutôt grave. J'ai tout d'abord cherché à définir, parmi les quelques grandes tonalités conflictuelles liées à la fonction rénale, laquelle concernait cette femme. Cela n'a pas été trop difficile à définir puisque je n'ai eu à lui poser qu'une seule question.

J'ai juste demandé à Marie-Claire de me dire ce qu'elle pense de la vie, et sa réponse a été claire et précise : depuis toujours, elle trouve la vie très difficile, une sorte d'épreuve qu'il faut surmonter chaque jour. Ainsi, la tonalité conflictuelle à l'origine de la maladie de cette femme est parfaitement évidente : dans notre jargon, nous l'appelons cela le *"conflit d'anéantissement et de lutte pour l'existence"*.

Je me suis alors dit qu'elle devait avoir une histoire particulièrement difficile, et je me trompais complètement : Marie-Claire fait partie des personnes que j'estime être nées dans du coton. Elle est la fille de braves gens qui l'ont aimée et choyée, elle n'a jamais manqué de rien, elle a fait de longues études selon son choix et elle n'a jamais été confrontée au moindre drame justifiant qu'elle trouve la vie à ce point difficile.

Alors j'ai cherché dans l'histoire de ses parents et j'ai tout de suite trouvé un indice majeur : sa mère souffre de cette même maladie et donc de ce même *"conflit d'anéantissement et de lutte pour l'existence"*. D'ailleurs, la mère de Marie-Claire considère, elle aussi, la vie comme une longue épreuve, tout comme sa fille. J'ai donc imaginé que la fille était l'héritière du conflit de sa mère, et que celle-ci avait probablement eu une vie très difficile.

Mais à nouveau je me trompais, la mère de Marie-Claire faisant partie des personnes que j'estime être nées dans de la laine vierge. Elle est aussi la fille de braves gens qui l'ont aimée et choyée, elle n'a jamais manqué de rien même si ses parents étaient pauvres, elle a pu étudier jusqu'à devenir professeur et elle n'a, semble-t-il, jamais été confrontée à aucun drame pouvant justifier d'avoir une telle vision sur la vie.

Alors j'ai cherché dans l'histoire des grands-parents et j'ai tout de suite trouvé un nouvel indice majeur : la grand-mère maternelle de Marie-Claire est morte de cette même maladie, cela sous-entendant qu'elle était aussi concernée par ce *"conflit d'anéantissement et de lutte pour l'existence"*. Je vous passe les détails car c'est le même schéma, à une nuance près : cette grand-mère est née sur une paillasse au tout début du XXe siècle.

En fait, il m'a fallu remonter jusqu'aux arrière-grands-parents de Marie-Claire, à la fin du XIXe siècle, pour comprendre l'origine de ce *"conflit d'anéantissement et de lutte pour l'existence"* trans-générationnel. Pour résumer : je suis tout simplement tombé sur "Germinal" car cette branche de la généalogie de Marie-Claire est originaire de la région de Saint Etienne où ces gens travaillaient à la mine.

On peut, si on a lu de livre d'Emile Zola ou vu le film de Claude Berri, facilement envisager ce qu'a pu être la vie des mineurs et de leurs familles au XIXe siècle, soit une vie de chien. Les hommes étaient traités comme des bêtes, les femmes avaient des vies épouvantables et les enfants mouraient comme des mouches. Marie-Claire n'a aucune information particulière sur la vie de ses ascendants, mais on peut facilement imaginer qu'ils ont dû, effectivement, beaucoup lutter pour survivre.

Ainsi, plus d'un siècle après, Marie-Claire se retrouve à vivre son quotidien dans une tonalité conflictuelle d'une autre époque. Pourtant, elle vit au XXIe siècle, elle est parfaitement protégée par la loi, elle travaille seulement trente-cinq heures par semaine pour un salaire décent et elle ne manque de rien. Malgré tout, au plus profond d'elle, elle fonctionne comme si elle était encore à la mine.

À noter : la polykystose est considérée par la Médecine comme une maladie héréditaire. C'est incontestable dans ce cas : au moins trois générations successives sont concernées par cette pathologie et peut-être même quatre, l'arrière-grand-mère étant également morte d'une maladie rénale. Mais la question qu'il convient de poser est la suivante : est-ce la polykystose qui est héréditaire ou bien ce *"conflit d'anéantissement et de lutte pour l'existence"* ?

* * *

Dans certains cas, on pourrait croire à une sorte d'acharnement de l'histoire qui se répète de génération en génération. J'appelle cela *"l'empilement des assiettes"*, soit l'empilement d'un même schéma répétitif qui se reproduit à chaque génération. Parmi d'autres exemples, en voici un seul :

l'Histoire de David

David est un charmant garçon d'environ quarante-cinq ans et il me consulte pour comprendre pourquoi, depuis presque toujours, il a le sentiment de "patouiller" dans son existence. Il n'arrive pas à trouver un sens à sa vie et il a l'impression de tourner en rond, sans but. À plusieurs reprises, au début de l'entretien, il me dira : *"Je n'ai pas de repères"* et aussi *"C'est un peu comme si je ne savais pas où j'habite"* ; il ne pouvait mieux dire.

David est né à Paris, tout comme son père Joshua, et ils ont, tous les deux, grandi dans cette ville. Par contre, sa mère Sarah est née en Corse ; elle y a grandi et toutes ses racines sont sur l'Ile de Beauté. Vers 1960, Sarah et Joshua se rencontrent, ils se marient et le petit David naît peu de temps après. Bien sûr, sa mère a dû quitter sa Corse natale pour venir s'installer à Paris, ce qui est extrêmement douloureux pour elle.

Elle se sent loin de sa terre natale, loin de sa famille, loin de ses amis, loin du soleil et de la mer, et elle se sent complètement déracinée dans la grisaille parisienne. De plus, son mari travaille beaucoup et elle est toujours seule. C'est dans cette souffrance qu'elle porte son enfant, et dans cette tonalité conflictuelle de déracinement que le petit David "baigne" pendant neuf mois.

Il n'est donc pas étonnant que cet homme ne sache jamais où il habite, sa mère ne le sachant pas davantage durant toute la grossesse puisqu'elle vit en un lieu en pensant ardemment à un autre. De ce fait, David est porteur d'une information pouvant se résumer ainsi : le bon lieu de vie est nécessairement ailleurs. Par conséquent, quel que soit le lieu où il vit, ce n'est jamais le bon endroit. En tout cas, il a soudain bien mieux compris pourquoi il est tout le temps en train de déménager d'une ville à l'autre, comme s'il cherchait ses racines.

Ce décodage était déjà suffisant pour que David comprenne l'origine de sa difficulté, mais il l'a encore mieux comprise lorsque nous avons remonté son arbre généalogique. En effet, dans sa lignée maternelle et paternelle, cette même histoire s'était déjà produite. Ses grands-parents maternels sont nés en Palestine au début du siècle et ont émigré en Corse vers 1930 et ses grands-parents paternels sont nés en Turquie et ont émigré en France à peu près à la même époque. Les uns ont dû quitter la Palestine pour des raisons économiques et les autres ont dû fuir la Turquie pour échapper aux pogroms.

Ainsi, les parents de David ont, eux aussi, passé neuf mois dans le ventre de leurs mères alors qu'elles vivaient ce même drame du déracinement et la nostalgie de leur pays natal. Cela explique pourquoi la mère de David a autant souffert d'avoir dû s'installer à Paris après son mariage, et mieux encore pourquoi David ne savait jamais où il habitait.

* * *

Dans certains cas, l'origine d'une dynamique conflictuelle induite par un drame survenu avant notre naissance ne passe pas nécessairement par la voie biologique. En effet, l'information peut aussi être transmise par l'influence directe qu'une génération a sur la suivante, soit une transmission purement psychologique. J'appelle ce cas de figure *"la voie éducationnelle"*. Voici un exemple :

l'Histoire de la Mère de Clémentine

Je vous ai raconté les tenants et les aboutissants de la dynamique psychique de Clémentine qui, tel un petit écureuil, se constituait des réserves de nourriture à cause de la peur de sa mère au moment de la Guerre du Golfe. Quant à la dynamique de sa mère, je vous ai dit qu'elle était l'héritière du vécu de ses parents qui ont beaucoup souffert de la pénurie alimentaire pendant l'occupation allemande.

La mère de Clémentine est née en 1960, soit quinze ans après la fin de la 2e Guerre Mondiale. On peut alors envisager qu'elle a pu hériter de cette mémoire de pénurie alimentaire par la voie génétique au moment de sa conception, via l'ovule et/ou le spermatozoïde. On peut aussi envisager qu'elle a capté la peur de manquer de nourriture de sa mère pendant les neuf mois de grossesse.

Mais il faut surtout comprendre que la mère de Clémentine a été élevée dans une atmosphère très particulière. En effet, les grands-parents maternels de Clémentine ont ressassé tout le reste de leur vie le souvenir de cette pénurie alimentaire qu'ils ont vécue dans leur jeunesse. Ainsi, toute son enfance, la mère de Clémentine a été profondément influencée par la dynamique de ses parents qui ne sont jamais sortis de l'occupation allemande et de ses conséquences.

Elle a entendu cent mille fois ses parents raconter la faim, les tickets de rationnement, les files d'attente devant la boulangerie, les rutabagas, les abus du marché noir, les longs trajets à vélo dans la campagne pour trouver du ravitaillement, etc. Bien évidemment, le gaspillage d'un gramme de nourriture prenait dans cette famille la proportion d'un drame.

Aussi, toute son enfance, la mère de Clémentine a dû consacrer beaucoup de son temps libre à aider ses parents à faire des conserves en tout genre. Elle a donc épluché des tonnes de légumes et de fruits que son père achetait par cageots pour obtenir le meilleur prix et que sa mère transformait, à la chaîne, en pots de confiture ou en bocaux stérilisés.

Considérant cette dynamique familiale très particulière, la mère de Clémentine s'est structurée dès sa petite enfance dans la peur anticipatoire d'une pénurie alimentaire. Ainsi, quand l'armée de Saddam Hussein a envahi le Koweït le 1er août 1990 et que le discours médiatique a pu faire croire qu'une guerre mondiale était imminente, cette femme a été confrontée à cette peur structurelle héritée de son éducation.

Pour la petite histoire : la mère de Clémentine a mis plusieurs années pour épuiser les stocks de pâtes, de riz, de farine, d'huile et de sucre qu'elle avait constitués à ce moment-là...

*
* *

Je pourrais continuer à vous raconter bien d'autres histoires passionnantes, mais ce livre n'en finirait pas. L'important, c'est de découvrir combien nous pouvons être en souffrance à cause d'événement survenus bien avant notre naissance, et parfois même avant celle de nos parents. Ce peut être inconcevable pour certains, je le comprends parfaitement, d'autant qu'il m'arrive encore, après des années de pratique, à en être étonné moi-même.

l'Arbre Généalogique

Il me semble essentiel de savoir d'où l'on vient pour savoir qui l'on est. Je le pense pour nos lointaines origines animales puisque cela peut nous aider à mieux comprendre nos réflexes archaïques. Mais je le pense surtout pour nos origines familiales puisque cela peut nous permettre de comprendre nos structures conflictuelles et leurs conséquences physiques et/ou psychiques sur notre vie.

Nous sommes forcément, d'une manière ou d'une autre, les héritiers des difficultés existentielles et des souffrances de nos parents, de nos grands-parents, et de nos ascendants en général. Comment pourrait-il en être autrement ?! D'une part, nous sommes génétiquement leurs descendants et d'autre part, ils nous ont influencés d'une manière ou d'une autre. Bien heureusement, nous sommes aussi les héritiers de leurs forces et de leurs excellences.

La "lecture" de l'arbre généalogique est l'un des aspects les plus passionnants du Décodage Biologique car l'histoire d'une lignée familiale est, le plus souvent, un véritable roman. Avec un peu d'expérience, il est facile de voir comment les causes et les effets s'articulent d'une génération à l'autre et de comprendre (*ou du moins soupçonner*) la logique des influences trans-générationnelles auxquelles nous devons d'être ce que nous sommes.

Bien évidemment, nous ne pouvons pas tout savoir sur l'histoire de nos ascendants. On ne peut pas toujours "remonter" l'arbre généalogique au-delà des grands-parents et il est des cas particuliers où l'histoire est inaccessible, comme dans le cas des enfants adoptés. Mais, d'expérience, j'ai remarqué que nous en savons toujours assez sur notre *pré-histoire* pour comprendre (*ou soupçonner*) le sens profond de notre héritage généalogique.

* * *

En tout cas, il n'y a rien de magique dans ces histoires de transmission généalogique puisque c'est un mécanisme strictement *bio-logique* d'évolution adaptative pour être au mieux adaptés aux dangers et aux souffrances auxquels ont été confrontés nos ascendants. Et il est préférable de savoir par rapport à quoi nous sommes au mieux adaptés puisque cela peut nous éviter bien des tracas.

Il n'y a pas de coupable

Quant à la responsabilité de nos ascendants de nous avoir transmis quelques-unes de leurs souffrances, mon point de vue est qu'elle est nulle : ils ne l'ont pas fait exprès. Certes, cela peut nous valoir beaucoup de souffrances, mais c'est notre responsabilité de les comprendre (*en tout cas*) et de nous en débarrasser dans la mesure du possible.

Par conséquent, nous ne sommes pas plus coupables d'avoir transmis à notre tour quelques-unes de nos souffrances à nos descendants : nous ne l'avons pas fait exprès. De la même façon, c'est leur responsabilité de comprendre de quoi ils ont hérité et de faire le ménage pour se débarrasser des scories de notre histoire.

Cela dit, on ne se transmet pas seulement du négatif et des souffrances de génération en génération : on se transmet aussi des forces et des excellences. Le simple fait que nous soyons vivants à cet instant et que nous soyons ce que nous sommes (*c'est-à-dire des champions*) en est la preuve formelle.

Néanmoins, je pense que notre chemin thérapeutique doit passer par la case "coup de gueule" (*intérieur bien sûr*) vis-à-vis de nos ascendants lorsque nous parvenons enfin mettre en lumière l'origine trans-générationnelle d'une difficulté ou d'un symptôme. C'est une façon de rompre le lien avec une souffrance qui ne nous appartient pas pour ne plus être sous influence.

CHAPITRE XI

le Chemin de la Guérison

Comme ceux qui mènent à Rome, les chemins pouvant conduire à la guérison sont divers et variés. Nous pouvons passer par la Médecine et la Chirurgie, par l'Énergétique Chinoise, l'Ostéopathie, la Relaxation, le rééquilibrage de notre hygiène de vie ou par beaucoup d'autres approches thérapeutiques qui peuvent nous aider, nous soulager ou même guérir le symptôme.

Mais dans de nombreux cas, le chemin de la guérison doit obligatoirement passer par la découverte de la véritable cause du manifesté qui nous fait souffrir ou nous handicape. Car si traiter le symptôme est indispensable pour stopper le processus pathologique ou soulager notre souffrance, il faut surtout traiter la cause profonde du manifesté sans quoi il perdure ou réapparaît régulièrement.

Le plus souvent, la guérison pleine et entière intervient seulement si nous sommes enfin conscients d'une vérité jusque-là insoupçonnée qui aura obligé notre cerveau archaïque à mettre en œuvre une stratégie *bio-logique* pour nous venir en aide. C'est précisément cette révélation sur la cause profonde du manifesté qui peut enfin nous permettre d'en guérir.

En d'autres termes, le chemin qui mène à la guérison est très exactement le chemin inverse de celui menant à la maladie : c'est à cause de notre inconscience que notre cerveau archaïque doit mettre en œuvre le manifesté, et c'est grâce à notre conscience qu'il peut enfin y mettre un terme.

la Guérison du Stress

Rappel : en dehors des cas particuliers, la guérison du manifesté est donc une affaire de stress puisqu'il est toujours à l'origine du manifesté. La condition pour en guérir est donc l'élimination de ce même stress ou, en tout cas, la diminution de son intensité. Cela peut sembler très simpliste, mais ce n'est finalement pas plus compliqué... en théorie j'en conviens.

Rappel : le manifesté est donc une tentative *bio-logique* que notre cerveau archaïque croit nécessaire de mettre en œuvre pour nous aider à gérer un stress spécifique qu'il pense être induit par une situation critique dont nous n'avons pas la moindre conscience.

Par conséquent, la seule possibilité pour que notre cerveau protecteur accepte enfin de mettre un terme au manifesté est, très logiquement, l'élimination du stress, sous-entendu du danger auquel il nous croit confrontés. Bien sûr, notre cerveau n'a aucun a priori quant à la façon dont nous pouvons résoudre notre problème et faire baisser notre niveau de stress, que ce soit par l'élimination du danger, par une stratégie d'évitement ou tout simplement par un changement de regard sur notre problématique.

Notre cerveau a une façon très basique, pour ne pas dire monomaniaque, de considérer les choses : de façon obsessionnelle, il s'intéresse seulement à notre niveau de stress qui l'informe sur d'éventuels dangers pouvant nous menacer. De ce fait, la condition pour qu'il désactive la stratégie *bio-logique* mise en œuvre est tout simplement la diminution de notre niveau de stress, et rien de plus. Mais pour cela, encore faut-il être conscients que nous sommes stressés (*et donc menacés*) et pourquoi nous le sommes.

Ainsi, la résolution de notre difficulté inconsciente et du conflit archaïque sous-jacent, la diminution de notre niveau de stress et donc la guérison du manifesté, tout cela nécessite que nous soyons pleinement conscients de toutes les raisons ayant nécessité l'intervention de notre biologie. Il peut sembler idiot de le préciser... mais c'est pourtant bien notre ignorance qui est TOUJOURS à l'origine du symptôme.

C'est d'ailleurs le plus incroyable de toute cette histoire : la façon dont nous pouvons guérir immédiatement d'une maladie dès l'instant où nous prenons enfin conscience de l'existence et de la nature de notre stress. Dans certains cas même, la guérison peut être instantanée comme je l'ai constaté au moins une fois pour un tic facial : il handicapait beaucoup un jeune homme depuis quinze longues années et à la fin de la consultation, le tic avait disparu.

L'exemple le plus évident pour expliquer comment et pourquoi un manifesté peut disparaître dès l'instant où nous avons enfin compris sa cause profonde est très certainement le *"conflit d'avertissement de l'imminence du danger"*. Dans ce cas, le cerveau cesse immédiatement d'entretenir le manifesté (*angoisse, allergie ou autres*) dès l'instant où il constate que nous avons enfin compris qu'un danger est imminent et quelle est sa véritable nature. Cela signifie pour notre cerveau que nous sommes enfin sur nos gardes ; il est donc inutile de nous alerter.

Et le plus fou de l'histoire est que, dans un contexte absolument idyllique, nous pouvons néanmoins être extrêmement stressés (*et donc en très grand danger selon le point de vue de notre cerveau archaïque*) sans nous en rendre compte : cela oblige notre gentil cerveau archaïque à s'occuper de nos difficultés existentielles aussi longtemps que nous restons dans l'ignorance de notre état de stress et du danger qu'il sous-entend.

Ainsi, dans de très nombreux cas, on peut finalement dire que c'est la connaissance qui guérit, notre biologie cessant de s'occuper de nos problèmes dès l'instant où nous avons pleinement connaissance des véritables enjeux de notre maladie, de notre blocage ou de notre comportement.

Et après ?

La question qu'on nous pose fréquemment à la fin d'une consultation est : *"Et maintenant ? Qu'est-ce que je dois faire ?"*. Effectivement, on peut se demander ce qu'il convient de faire après avoir compris le pourquoi et le comment du manifesté pour enfin s'en débarrasser. Mais pour vous dire toute la vérité (*et rien que la vérité*), cette question est pour tous les décodeurs et décodeuses un véritable casse-tête : nous ne savons jamais quoi répondre.

Il est impossible de répondre à cette question, d'autant plus à la fin d'une consultation puisque l'on ne peut jamais prévoir l'impact qu'elle aura. Il est des cas où une seule séance a un impact suffisant pour nous débarrasser définitivement de notre stress et du manifesté induit, des cas où cela ne permet qu'une amélioration et d'autres cas encore où cela n'a absolument aucun effet. Parfois même, la guérison est seulement temporaire, puis le symptôme réapparaît.

• Lorsque la prise de conscience de la nature du stress et de sa cause a suffi pour guérir du manifesté dans les heures, les jours ou les semaines qui suivent la consultation, la question est alors nulle et non avenue. Cela veut seulement dire que la prise de conscience nous a permis de nous débarrasser du stress qui obligeait notre biologie à entretenir le manifesté. C'est évidemment le meilleur des cas de figure possibles, celui que nous préférons tous.

Parmi toutes les histoires de guérison "immédiate" déjà exposées, celle qui me touche le plus est celle d'Annette, cette femme de cinquante-cinq ans souffrant depuis plus de quinze ans d'un syndrome parkinsonien. À peine un mois après notre rencontre (*qui a duré seulement trois heures),* Annette évaluait l'amélioration de son état de santé à plus de 70%. Et encore, une bonne part des 30% restant étaient-ils relatifs à la rééducation qu'elle a dû commencer... pour réapprendre à se servir de sa main droite qui ne lui était d'aucune utilité depuis tellement d'années.

En plus d'être profondément touché par le bonheur de cette femme, en plus du bon coup de gonflette égotique que cela m'a donné (*ne gâchons pas le plaisir*), je suis surtout émerveillé par notre capacité à guérir de maladies parfois dites incurables grâce à une simple prise de conscience : c'est parfaitement fabuleux. Pour la petite histoire : Annette s'est un beau matin mise à courir pour attraper son bus, et elle s'est rendu compte, après coup, que cela ne lui était pas arrivé depuis plus de quinze ans.

• Lorsque la prise de conscience induit seulement une amélioration, il y a plusieurs hypothèses qui peuvent l'expliquer : soit nous avons besoin d'un peu plus de temps pour faire le chemin jusqu'à la guérison ; soit nous sommes perpétuellement confrontés à des situations qui réactivent notre problématique (j'appelle cela "*se reprendre les pieds dans le tapis*") ; soit le décodage est imparfait et il faut poursuivre l'enquête pour découvrir quelques autres subtilités et/ou blocages qui peuvent éventuellement empêcher le processus d'évolution.

• Lorsque la prise de conscience a d'abord permis la guérison du manifesté mais qu'il réapparaît à nouveau quelque temps plus tard, cela veut simplement dire que nous nous sommes repris "les pieds dans le tapis" d'une manière ou d'une autre. Dans ce cas, il faudra découvrir quel événement a réactivé la problématique. Je reparlerai de cela un peu plus loin.

• Lorsque la prise de conscience n'a eu aucun effet, il y a de nombreuses hypothèses pour l'expliquer. La première, celle que tout décodeur doit humblement envisager avant les autres, c'est qu'il n'a rien compris à la problématique de la personne. C'est à mon avis la principale raison d'un échec complet. Dans ce cas, il faut reprendre l'enquête à zéro ou "passer la main" à un confrère. Me concernant, je me considère incompétent lorsque, après deux consultations, trois au maximum, mon intervention n'a apporté aucune amélioration.

Parmi les autres causes d'échecs, patients et décodeurs se trouvent très souvent confrontés à un blocage additionnel nommé "*conflit verrouillant*", un sujet particulier que nous aborderons un peu plus loin. C'est une problématique subtile, consciente ou inconsciente, qui bloque le processus d'évolution et empêche la résolution du conflit, et donc la guérison du manifesté. L'un des plus connus est appelé "*bénéfice secondaire*", mais c'est loin d'être le seul.

Aussi, dans le cas d'une maladie grave (*un cancer par exemple*), le stress induit par la gravité de la maladie peut être si intense qu'il submerge totalement la personne, au point d'aggraver le processus pathologique en cours et même d'en générer d'autres. Dans ce cas, la problématique originelle devient presque secondaire. Nous appelons cela le "*conflit de diagnostic*" et c'est une épouvantable vacherie.

Il y a donc de nombreux cas de figure possibles et le décodage du conflit d'origine n'est pas, seul, toujours suffisant pour permettre la guérison : il faut parfois découvrir ce qui peut l'empêcher. Cela dit, le chemin de la guérison passe très fréquemment par la médecine et/ou la psychothérapie.

* * *

Quant à savoir si toutes les personnes qui nous consultent sont systématiquement guéries de leurs maladies ou de leurs difficultés, la réponse est NON, bien évidemment. Comme je l'ai déjà dit, le Décodage Biologique n'est pas la panacée qui peut nous guérir de tous nos maux. Ainsi, toutes les personnes qui m'ont déjà consulté ne s'en sont pas systématiquement mieux portées et je sais même que certaines sont finalement décédées de leur maladie.

La cause d'un échec peut donc être due à l'incompétence du décodeur ou à d'autres raisons. Cela dit, elle peut aussi être due à l'inefficacité de la méthode lorsque l'origine du symptôme relève des cas particuliers, sous-entendu lorsqu'elle n'est pas conflictuelle. Mais dans certains cas, la personne peut être déjà tellement prise dans l'engrenage de la maladie qu'elle n'a plus assez de temps pour en guérir.

Dans d'autres cas encore, l'évolution indispensable pour résoudre la problématique à l'origine du symptôme est impossible. Je me souviens plus particulièrement d'une femme de soixante ans dont la maladie était due au fait qu'elle ne pouvait plus supporter son mari après quarante ans de mariage. Il ne lui était pas possible de changer de regard sur son mari tellement le contentieux était important, mais elle ne pouvait pas non plus le quitter pour un ensemble de raisons évidentes, tant morales, sociales, matérielles que financières.

En fait, pour guérir, il faut pouvoir changer quelque chose en soi, ceci étant souvent plus facile à dire qu'à faire. S'il est des problématiques dont on peut se débarrasser en quelques secondes, d'autres demandent qu'on y consacre plusieurs années. Parfois même, la seule chose que nous puissions faire est de bien connaître notre problématique et d'apprendre à vivre avec elle en bonne entente, sans qu'elle nous handicape trop ni nous rende malades.

Décodage Biologique et Thérapie

Comme je l'ai déjà précisé, le Décodage Biologique n'est donc pas une thérapie à proprement parler, même s'il est souvent fabuleusement thérapeutique. Dans ma façon de l'appréhender, je considère le Décodage comme un outil de *"diagnostic conflictuel"* permettant la mise en évidence de l'origine profonde du manifesté sans laquelle il est parfaitement impossible de résoudre quoi que ce soit, ni la cause, ni l'effet.

Car pour résoudre un problème, quel qu'il soit, qu'il s'agisse d'un problème de santé, d'un blocage psychique, d'une difficulté existentielle ou même d'un problème technique ou d'un exercice de maths, il y a toujours deux conditions *sine qua non* :

1) Il faut d'abord savoir que nous avons un problème à résoudre. Cela peut sembler évident, mais on peut, par exemple, être malade, aller chez le médecin toutes les semaines, puis chez le pharmacien, sans pour autant savoir qu'il y a un problème à résoudre derrière la maladie.

2) Il faut surtout connaître la nature exacte du problème. En effet, nous pouvons savoir toute notre vie que nous en avons un à résoudre sans pour autant y parvenir puisque, pour résoudre un problème, il faut impérativement connaître sa nature exacte. Sans cela, il est impossible de tout mettre en œuvre pour le résoudre.

C'est sur ce point précis que l'apport du Décodage Biologique est considérable : il permet de mettre rapidement en évidence la nature profonde de la problématique à résoudre et surtout du stress inconscient qu'elle induit. Ensuite, le *"diagnostic conflictuel"* étant posé, plusieurs cas de figure sont possibles :

• Soit cette compréhension nous permet de nous débarrasser rapidement et définitivement du manifesté. Dans ce cas, on peut qualifier le Décodage Biologique de "thérapie incroyablement brève".

• Soit cette compréhension nous permet de "négocier" avec notre prédisposition conflictuelle pour qu'elle ne nous handicape plus. Ainsi, nous devenons notre propre thérapeute et nous apprenons, petit à petit, à ne plus nous prendre sans cesse les pieds dans le tapis.

• Soit cette compréhension n'est pas suffisante et demande qu'on entreprenne une psychothérapie permettant de faire le chemin progressivement, en fonction du possible de chacun. Cela s'impose plus particulièrement quand la problématique à l'origine du manifesté est "*structurelle*" et qu'elle correspond à ce que nous sommes au plus profond de nous depuis toujours. Dans ce cas, il convient d'entreprendre une sorte de "rénovation" de notre structure psychique, cela pouvant parfois demander du temps.

Ainsi, je crois nécessaire de savoir distinguer Décodage Biologique et Psychothérapie puisque ce sont finalement deux domaines de compétence très différents. Le parallèle que l'on peut faire est le suivant : le Décodage Biologique est à la Psychothérapie ce que le Laboratoire d'Analyse Médicale est à la Médecine : les uns analysent et les autres traitent. À noter qu'un décodeur peut être aussi psychothérapeute, mais ce n'est pas systématiquement le cas.

*
* *

Quoi qu'il en soit, un décodeur se doit d'être un fin limier pour trouver dans l'histoire de la personne les tenants et les aboutissants de son conflit et comprendre toute la *bio-logique* du manifesté. Mais il doit surtout être un excellent pédagogue afin de savoir expliquer tout ce qu'il a compris car, autrement, tout cela n'aurait finalement aucune utilité.

Ainsi, il n'est pas rare qu'il faille seulement un quart d'heure pour comprendre le pourquoi et le comment du manifesté mais deux heures pour tout expliquer. En ce qui me concerne en tout cas, j'y consacre beaucoup de temps à chaque consultation, mon objectif étant que la personne puisse enfin devenir son/sa propre thérapeute et ainsi ne plus avoir besoin de moi.

Attention au Tapis !...

Il est donc des cas où la prise de conscience suffit à éliminer définitivement le symptôme une bonne fois pour toutes et il ne réapparaît jamais : on peut appeler cela une guérison parfaite. Mais dans d'autres cas, la compréhension du conflit permet juste la disparition du symptôme sans pour autant éliminer le conflit. Le risque est alors très grand d'être un jour ou l'autre, même des années plus tard, à nouveau confronté à une situation particulière qui réactive notre conflit et par conséquent le manifesté. C'est ce que j'appelle *"se reprendre les pieds dans le tapis"*.

C'est typiquement le cas de Paula qui est complètement guérie de sa tumeur hypophysaire depuis plusieurs années sans pour autant s'être débarrassée de son conflit. Tous les scanners de contrôle qu'elle passe annuellement le montrent bien : la tumeur a effectivement disparu. Mais, à l'évidence, son conflit est toujours actif.

Comme je vous l'ai raconté, Paula s'est à nouveau pris les pieds dans son *"conflit de drame pour le petit"* quelques mois après sa guérison, après avoir rendu visite à un vieil ami extrêmement malade. Suite à cela, en seulement quelques heures, tous les symptômes de la maladie sont réapparus, puis ont à nouveau disparu dès qu'elle a eu conscience de ce qui avait réactivé son conflit. Il est impossible de savoir si le processus tumoral a pu redémarrer aussi rapidement, mais on peut le supposer.

Mais cela s'est reproduit d'autres fois ces dernières années. En effet, Paula s'est repris les pieds dans le tapis à plusieurs occasions, à la différence qu'elle sait maintenant s'en apercevoir dès le premier symptôme et donc chercher et trouver la situation déclenchante. Cela s'est par exemple produit quand une de ses sœurs a été très malade et quand un de ses amis a fait un infarctus. Ainsi Paula est-elle devenue sa propre thérapeute et peut donc éviter de se faire piéger par mégarde.

Bien souvent, de savoir nous rendre compte que nous avons les pieds dans notre tapis préféré est finalement la seule chose que nous puissions faire (*dans un premier temps tout au moins*) lorsque notre conflit est très profondément ancré. Dans ce cas, il convient d'apprendre à être très vigilant pour nous éviter de trébucher systématiquement dans notre prédisposition conflictuelle.

*
* *

Il est un autre cas de figure où le Décodage Biologique peut être un outil de prévention pour nous éviter la récidive. En effet, on peut être guéri d'un symptôme (*soit spontanément soit grâce à l'intervention de la Médecine*) sans pour autant avoir compris ce qui s'était joué au plus profond de nous. Dans ce cas, nous risquons d'être à nouveau confrontés à une situation particulière qui réactive le conflit... et le symptôme par la même occasion.

Un cas concret rencontré dernièrement l'illustre parfaitement : une femme me consulte pour comprendre l'origine d'un cancer du sein dont elle souffre pour la deuxième fois en cinq ans. La première fois, sa maladie a pour origine l'épouvantable stress que son beau-fils lui a fait vivre pendant quatre longues années. Il est caractériel, méchant et parfois même violent vis-à-vis de cette femme, à tel point qu'elle en a très peur.

Dans son cas, le conflit archaïque pris en compte par son cerveau est celui de *"répulsion du prédateur"* dont je vous ai déjà parlé. Au plus profond d'elle, cet adolescent est comme une étoile de mer dont elle ne peut se débarrasser : il est mineur et il est le fils de son mari. Bien sûr, en même temps, cette femme a beaucoup de compassion pour ce jeune en souffrance.

Son premier cancer a guéri rapidement grâce à des traitements médicaux appropriés et aussi, très probablement, grâce au départ de son beau-fils qui est parti vivre sa vie dès l'instant où il fut majeur, précisément à l'époque où elle était sous traitement. L'histoire aurait pu s'arrêter là si cette femme ne s'était pas à nouveau pris les pieds dans cette même tonalité conflictuelle.

Car quelques années plus tard, c'est au tour de son mari de prendre le rôle de l'étoile de mer dont elle ne peut se débarrasser : d'une part, cet homme tombe gravement malade, et d'autre part, il devient, tout comme son fils, caractériel, méchant et parfois même violent. Cette femme se retrouve à nouveau confrontée à la même situation inextricable : elle a très peur de son mari, mais elle ne peut pas l'abandonner puisqu'il est très malade.

Ainsi cette femme a-t-elle revécu très exactement la même histoire, le même stress et donc le même symptôme. À supposer qu'elle ait eu pleinement conscience des tenants et des aboutissants de son premier cancer, elle aurait très rapidement compris que son mari lui refaisait vivre la même situation. Elle aurait donc pu réagir différemment face à cette situation, gérer son stress archaïque en pleine conscience et éviter cette récidive : c'est en tout cas mon point de vue.

Ce dont je suis certain, c'est qu'elle guérira très rapidement de son deuxième cancer : parce que la Médecine fait au mieux ce qu'elle a à faire, parce que cette femme a enfin conscience de son conflit archaïque et, cerise sur le gâteau, parce que son mari vient de demander le divorce. Et je suis convaincu qu'elle saura, tout le reste de sa vie, se méfier de toute situation ressemblant un tant soit peu à l'attaque d'une étoile de mer dont on ne peut pas se débarrasser.

Note à mes collègues : on pourrait croire que ce cancer du sein est la résultante d'un *"conflit de drame pour l'enfant malade"* par rapport au beau-fils et au mari, mais il n'en est rien. En effet, cette femme avait déjà très longuement médité cette possibilité avant de me consulter sans que cela la touche particulièrement. Par contre, dès que je lui ai parlé du *"conflit de répulsion du prédateur"* et de l'étoile de mer, son émotion a été immédiate.

Par bonheur, beaucoup de personnes nous consultent pour comprendre la cause profonde d'une maladie qu'ils ont faite dans le passé afin d'éviter une éventuelle récidive, une démarche que je trouve prudente et saine.

Conflits Structurels / Conflits Conjoncturels

De façon générale, un manifesté peut avoir pour origine deux grands types de conflits, qualifiés de *"structurels"* pour les uns et de *"conjoncturels"* pour les autres. Les premiers sont beaucoup plus difficiles à résoudre que les seconds, voire impossibles, puisqu'ils correspondent à ce que nous sommes très profondément. De ce fait, il peut même être préjudiciable de les résoudre sans précaution, ceci pouvant être beaucoup trop déstabilisant.

• Par ***conflit structurel***, je veux tout simplement parler de notre structure conflictuelle qui nous accompagne depuis toujours et sans laquelle nous ne serions pas ce que nous sommes. Cette structure est la conjonction d'un ensemble de facteurs divers : l'influence parentale, familiale et généalogique, l'éducation que nous avons reçue pendant l'enfance ou encore les événements plus ou moins dramatiques auxquels nous avons été confrontés à un moment ou à un autre de notre vie.

En d'autres termes plus scientistes, notre structure conflictuelle correspond à la façon dont nous avons évolué au fil des années (*plus particulièrement durant l'enfance*) afin d'être au mieux adaptés à la pression de notre milieu. Bien évidemment, nous avons tous une structure conflictuelle puisque nous avons tous un passé.

Pour la démonstration, prenons le cas d'un enfant qui se structure dans la méfiance et la protection, sa mère lui répétant, à l'excès, qu'il faut toujours faire très attention à tout et qu'il ne faut surtout jamais prendre de risque car c'est bien trop dangereux. Sa mère lui présentant le monde de cette façon tellement négative au moment où l'enfant se construit, il est profondément, viscéralement, structuré dans la peur anticipatoire du danger.

Si à quarante ans cet ex-enfant consulte pour enfin comprendre pourquoi il est complètement bloqué dans son évolution professionnelle, sociale, amoureuse, etc., il ne sera pas très difficile de comprendre l'origine de ce blocage. Comment pourrait-il avancer sereinement dans la vie s'il doit se méfier de tout et ne prendre aucun risque.

Dans ce cas, la compréhension de l'origine de sa problématique pourra peut-être aider cette personne à la résoudre immédiatement et définitivement, mais il est beaucoup plus probable que ce ne soit pas aussi simple. Car cette méfiance étant si profondément ancrée en elle depuis des dizaines d'années, elle devra apprendre à vivre autrement, à changer de regard sur la vie, ce qui peut prendre quelque temps. J'appelle cela la "*rénovation de la structure*", laquelle peut nécessiter un accompagnement thérapeutique pour faire le chemin progressivement.

De plus, il est des cas particuliers (*mais néanmoins très fréquents*) où notre cerveau s'oppose formellement à l'évolution de notre structure lorsqu'il considère que c'est bien trop dangereux. Cela se produit plus particulièrement quand nous faisons seulement le rapprochement entre la cause et l'effet, sans comprendre précisément la stratégie *bio-logique* sous-jacente.

Dans le cas de cette personne par exemple, son cerveau pourra s'opposer catégoriquement à ce qu'elle baisse sa garde, s'installe dans la confiance et ose prendre des risques puisque cela, précisément, sera générateur de beaucoup trop de stress considérant la force de l'ancrage. Nous appelons cela un *"conflit verrouillant"* ; nous y reviendrons.

Je crois nécessaire d'être extrêmement prudent lorsqu'on entreprend une rénovation de sa structure profonde (*et surtout de celle de l'autre quand on est thérapeute*) et de prendre tout son temps. Une structure est un "écosystème" très fragile qu'il faut prendre garde de ne pas bouleverser sans précaution. C'est encore plus vrai pour les enfants qui sont précisément en pleine structuration (*et donc très fragiles*) et pour les personnes âgées qui peuvent être beaucoup trop déstabilisées dans leur équilibre.

À mon avis, l'idéal est d'être pleinement conscient de notre structure conflictuelle afin de vivre en paix avec elle. Ainsi, nous pouvons être ce que nous sommes sans pour autant nous faire piéger perpétuellement par les stratégies protectrices de notre gentil cerveau archaïque ni souffrir des solutions *bio-logiques* qu'il peut devoir mettre en œuvre.

• Par ***conflit conjoncturel***, j'entends un conflit spécifique, sans rapport particulier avec notre structure profonde, qui commence soudain suite à un événement ou un contexte ponctuel. C'est surtout dans ce cas où le Décodage Biologique est très efficace et permet des guérisons spectaculaires, tant au niveau physique, psychique que comportemental. Le simple fait de prendre conscience du lien entre la cause et l'effet est alors suffisant… à condition néanmoins qu'il n'y ait pas de "*conflit verrouillant*" pour empêcher l'évolution.

les Conflits Verrouillants

Dans de nombreux cas, même si le Décodage Biologique a permis de comprendre très clairement le pourquoi et le comment du manifesté, aucune évolution n'intervient à cause d'un blocage parfaitement *bio-logique*. Car notre cerveau peut formellement s'opposer à notre évolution s'il considère qu'elle est dangereuse pour nous : de ce fait, on ne peut ni résoudre notre conflit ni se débarrasser du manifesté. Et on peut comprendre que notre cerveau puisse s'opposer à notre évolution : voici un bel exemple qui vous montrera cette logique implacable.

Une très jolie et sympathique jeune femme de trente ans prénommée Géraldine me consulte parce qu'elle est confrontée aux prémices d'un cancer du col de l'utérus. Ce manifesté très spécifique me met immédiatement sur la piste de son conflit viscéral, à savoir un *"conflit de frustration sexuelle qualitative"* et tout ce qu'elle me révèle sur sa vie le confirme.

J'ai bien précisé *"qualitative"* et il n'est donc pas question de quantité. En effet, cette femme gère sa vie sexuelle librement, surtout depuis qu'elle a suivi une psychothérapie lui ayant permis de se libérer de "quelques" blocages très handicapants induits par l'éducation reçue de sa mère. Ainsi, Géraldine peut vivre sa sexualité quand et comme elle le veut, ceci démontrant qu'il n'est pas question de frustration quantitative.

Cela dit, sa vie sentimentale est très chaotique et elle n'est jamais parvenue à se fixer durablement dans une relation alors qu'elle a un très profond désir de fonder une famille et d'avoir des enfants. C'est cela l'origine de son *"conflit de frustration sexuelle qualitative"* et du manifesté induit, c'est-à-dire une très profonde souffrance archaïque de ne pas vivre la sexualité procréatrice.

Ainsi, l'origine de cette pathologie est évidente : considérant cette tonalité conflictuelle et son intensité, son cerveau archaïque a cru qu'il y avait un "problème technique" au niveau du col de l'utérus, soit l'endroit du corps d'une femme où l'aventure de la maternité commence. Quant à l'utilité *biologique* du symptôme, l'hypothèse est la suivante : la muqueuse du col de l'utérus sécrète la glaire cervicale, un mucus indispensable pour la survie des spermatozoïdes. En cas de stress dans cette tonalité, la biologique cherche à augmenter le nombre de cellules sécrétrices de glaire afin que le rapport sexuel ait plus de chance d'être fécondant.

À ce stade de l'histoire, on pourrait croire le problème de Géraldine résolu puisqu'elle peut enfin faire le lien entre sa maladie et son stress viscéral et inconscient de frustration sexuelle qualitative. Et bien non, pas aussi simplement : en effet dans ce cas et l'expérience aidant, j'ai tout de suite pressenti que cette problématique en cachait une autre.

Le paradoxe chez cette femme est d'une part qu'elle a très peur d'être enceinte (*et qu'elle fait donc très attention de ne pas l'être*) et d'autre part qu'elle s'arrange toujours pour "saboter" la relation amoureuse quand elle devient trop sérieuse, et encore plus rapidement si son partenaire commence à lui parler d'enfants. C'est d'ailleurs une problématique que Géraldine "travaille" depuis des années en psychothérapie sans aucun résultat.

Et pour cause, puisque l'origine de sa maladie est généalogique. En effet, la mère de Géraldine est née de "père inconnu", sa grand-mère maternelle s'étant retrouvée enceinte sans être mariée, ce qui a provoqué un drame épouvantable. Quant à sa grand-mère paternelle, elle est morte en couches lorsque le père de Géraldine était enfant. Voilà en fait la véritable cause de la maladie dont souffre cette femme.

Pas étonnant, avec un tel bagage, que Géraldine soit bloquée quand elle envisage de faire l'enfant. Pourquoi ? Tout simplement parce que son gentil cerveau protecteur s'y oppose formellement puisqu'il est écrit qu'une grossesse est synonyme de drame. Ainsi dans son cas, l'équation conflictuelle est la suivante : "*grossesse = danger mortel*", mais aussi : "*pas de grossesse = frustration sexuelle qualitative = cancer du col de l'utérus*".

On pourrait presque croire le cerveau archaïque de cette femme complètement schizophrène puisqu'il gère ces deux problèmes de façon parfaitement antagoniste. Disons plutôt qu'il doit gérer deux problèmes distincts dont la solution pour chacun est antagoniste à l'autre ; ce n'est pas tout à fait la même chose. Le cerveau de Géraldine doit, d'une part, l'aider à faire l'enfant puisqu'elle le veut ardemment et, d'autre part, l'aider à ne pas le faire pour lui éviter de revivre les mêmes drames.

De ce fait, le conflit de frustration de Géraldine était complètement verrouillé par ce conflit de peur de la grossesse et elle ne pouvait donc pas le résoudre. Dans son cas, elle a dû d'abord résoudre son conflit de peur avant de pouvoir résoudre son conflit de frustration. Mais Géraldine semble avoir réussi ce difficile challenge : aux dernières nouvelles, la Médecine estime que son intervention ne s'impose plus. De plus, elle est aujourd'hui très amoureuse d'un beau gars qu'elle a rencontré dernièrement et je ne serais pas particulièrement étonné si je recevais prochainement un faire-part de naissance.

* * *

La diversité des conflits verrouillants pouvant nous bloquer dans notre évolution est probablement infinie, mais c'est toujours un peu les mêmes qui se présentent. Je vous ai déjà expliqué le conflit verrouillant de Géraldine ou celui de cette personne bloquée dans une problématique du genre "*aller de l'avant = danger*" ; en voici quelques autres :

• On peut être bloqué par une problématique du genre "*changement = danger*". Ce peut être le cas d'un ex-petit garçon ayant vécu très douloureusement un déménagement à l'âge de six ans. C'est pour lui un drame épouvantable car ce déménagement l'éloigne de son frère de lait (*le fils de sa nourrice*) avec lequel il partage son quotidien depuis toujours.

À cause de cela, il est profondément inscrit en lui que tout changement est synonyme de grand stress (*et donc de danger*). De ce fait, son cerveau s'opposera catégoriquement à toute tentative d'évolution si cette personne essaye de changer quoi que ce soit à sa vie. Bien sûr, au moment d'une thérapie, ce conflit verrouillant devra être parfaitement compris : autrement, cet homme ne pourra rien modifier de sa structure puisque le changement est dangereux.

• On peut être bloqué par une problématique du genre "*bonheur = danger*". Ce peut être le cas d'une ex-petite fille ayant vécu le drame suivant : lorsqu'elle a cinq ans, ses parents décident d'avoir un deuxième enfant. Cette belle aventure est vécue avec beaucoup de bonheur par tous, y compris par cette petite fille qui se réjouit d'avoir bientôt un petit frère ou une petite sœur. L'enfant arrive, tout le monde est très heureux, mais le drame survient : à trois semaines, le bébé meurt subitement.

À cause de cela, il est profondément inscrit en elle que le bonheur est synonyme de grand stress (*et donc de danger*). De ce fait, son cerveau s'opposera systématiquement à tout ce qui ressemble à un bonheur car il pensera alors qu'un drame épouvantable est imminent. Bien sûr, au moment d'une thérapie, ce conflit verrouillant devra être débloqué ou cette femme ne pourra pas évoluer... cela pouvant précisément la rapprocher du bonheur.

• On peut être bloqué par une problématique du genre "*réussir = danger*". Ce peut être le cas d'un ex-petit garçon témoin du drame suivant : quand il a sept ans, ses parents décident d'inscrire son grand frère dans un établissement scolaire spécialisé pour les enfants surdoués. Ce sera un drame pour ce garçon qui se retrouve soudain pensionnaire très loin de chez lui, ce que son petit frère estimera être la conséquence de cette réussite scolaire.

À cause de cela, il est profondément inscrit en lui que réussir est synonyme de drame épouvantable. Ayant mémorisé cela, son cerveau s'opposera catégoriquement à toute réussite, au niveau tant scolaire, que professionnel ou social. Bien évidemment, au moment d'une thérapie, ce conflit verrouillant devra être levé ou bien cet homme ne pourra pas la réussir.

***

Un autre conflit particulièrement verrouillant est nommé "*bénéfice secondaire*" et il est bien connu depuis longtemps. Il se met en place lorsque le manifesté physique, psychique ou comportemental permet à la personne un avantage particulier : de ce fait, il n'y a que des inconvénients à s'en débarrasser. Cette problématique peut être totalement inconsciente, mais elle peut aussi être parfaitement consciente.

Ainsi, une femme très dépressive me dira un jour : "*Oui mais vous comprenez, depuis que je suis malade et que je parle de me suicider, tout le monde s'occupe enfin de moi*". Il faut dire que j'ai moi-même trouvé cette personne particulièrement revêche et peu sympathique, ceci expliquant cela. Ainsi, cette femme avait très peur d'être à nouveau rejetée par les siens si elle sortait de sa dépression. J'imagine que mon intervention n'a pas dû avoir beaucoup d'effet, cette personne n'ayant finalement aucune motivation pour évoluer.

Mais l'histoire la plus caricaturale que je connaisse est celle d'un petit garçon très asthmatique. Après avoir fait la tournée des médecins de sa ville, de son département et de sa région sans grand succès, il se retrouve un beau jour à Paris chez un grand spécialiste. À la fin de la consultation, un hasard quelconque fait que l'enfant se trouve à rester un instant en tête-à-tête avec le médecin, celui-ci profitant de l'occasion pour rassurer l'enfant.

À un moment de cette conversation, le médecin dit à l'enfant : *"De toutes façons, comme tu as très envie de guérir, je suis sûr que tout vas bien se passer"*. Et cet homme a la belle surprise de voir l'enfant dodeliner de la tête de droite à gauche pour exprimer toute son opposition à ce projet. Pressé par le médecin, l'enfant osera exprimer le fond de sa pensée : depuis qu'il est malade, ses parents sont vraiment très très très gentils avec lui et ne lui refusent jamais rien de peur qu'une contrariété déclenche une crise d'asthme.

* * *

Mais de tous, le conflit le plus verrouillant est le *"conflit de peur anticipatoire de la sanction"* dont j'ai parlé dans un chapitre précédent. C'est à mon avis le conflit le plus pervers car il est très fréquemment tout à la fois le conflit à l'origine du manifesté, le conflit qui entretient la problématique, et le conflit verrouillant qui empêche l'évolution, et donc la guérison.

C'est une patiente prénommée Claudine qui m'a permis de le comprendre. Le motif de la consultation est une très forte décalcification osseuse dont elle souffre depuis plusieurs mois et pour laquelle elle est sous traitement. La tonalité spécifique de ce manifesté est le *"conflit de dévalorisation structurelle"*, ou, plus précisément dans son cas, un *"conflit de déficit de performance structurelle vécu dans une dynamique d'impuissance et/ou d'abdication"*.

L'événement ayant déclenché la maladie est le drame vécu par cette femme suite à son licenciement pour cause de restructuration après vingt-cinq années de bons et loyaux services. Claudine le vivra évidemment dans sa prédisposition conflictuelle de dévalorisation profonde et elle me dira d'ailleurs : *"Ils m'ont vraiment traitée comme une moins que rien"*. Mais elle abdiquera complètement face à cette situation et ne se défendra même pas. Et pour cause puisque cette femme est très précisément structurée dans ce sens depuis son enfance.

L'origine de cette structure conflictuelle est à mettre au compte de son père, un homme probablement fou, en tout cas extrêmement violent et surtout incroyablement pervers. Du fait de sa propre dévalorisation, cet homme ne supportait pas qu'on puisse réussir, à quel niveau que ce soit, et c'est surtout sa fille qui en fera les frais. Ainsi, pour citer un seul exemple, cette petite fille a-t-elle été battue plusieurs fois par son père… parce qu'elle avait eu une trop bonne note à l'école.

En fait, Claudine a vite compris, sans même le savoir, que pour échapper aux sanctions physiques ou morales du père, mieux valait-il être nulle et sans valeur (*et donc dévalorisée*) puisque c'était la meilleure stratégie possible. Ainsi, tant qu'elle faisait preuve de nullité, son père pouvait-il se complaire à faire remarquer que sa fille était parfaitement idiote, incapable, "bête à manger du foin", etc.

C'est grâce à cette attitude d'auto-dévalorisation parfaitement adaptée que Claudine est parvenue à survivre à la folie de son père, au sens figuré mais aussi au sens propre car il a failli plusieurs fois la tuer à force de la battre les très rares fois où elle a osé se rebeller. Dans ces cas-là, la seule solution pour calmer son père était de lui crier combien elle était effectivement nulle et sans valeur, et qu'elle ne méritait donc pas la peine d'être battue. Son père aimait beaucoup cette attitude et cela le calmait.

Malheureusement, cette stratégie d'évitement est aussi devenue sa structure conflictuelle. De ce fait, des dizaines d'années plus tard, la situation est complètement verrouillée quand elle doit évoluer pour guérir de sa pathologie osseuse. En effet, Claudine doit impérativement sortir de cette profonde dévalorisation pour guérir de sa maladie... mais elle ne le peut pas puisqu'il est inscrit au plus profond d'elle que cette dévalorisation permet d'éviter la violence.

Ainsi dans le cas de Claudine et dans beaucoup d'autres, c'est ce même "*conflit de peur anticipatoire de la sanction*" qui est tout à la fois la cause du conflit à l'origine du manifesté et du conflit verrouillant qui empêche d'en guérir. Je ne sais pas si cette femme est parvenue à se sortir de ce mauvais pas puisque je ne l'ai jamais revue. Mais je me souviendrai toujours d'elle : ce que j'ai appris ce jour-là est capital et grâce à elle, j'ai pu comprendre des centaines d'autres histoires.

Réconciliation

Finalement, on pourrait dire que la guérison consiste tout simplement à nous réconcilier avec notre cerveau archaïque, d'autant plus qu'il préside à notre existence et que nous lui devons la vie. Il est peut-être grand temps de nous en rendre compte afin d'entretenir avec lui des liens amicaux, tendres et respectueux plutôt que de nous évertuer à lui compliquer la tâche.

En effet, le manifesté est trop souvent la conséquence de cet épouvantable malentendu qui survient entre nous et notre biologie. Si fréquemment, et alors même que nous ne sommes pas véritablement en danger, nous nous laissons envahir par des stress parfaitement inutiles dont l'intensité fait croire à notre cerveau que nous sommes réellement dans une situation critique.

Pas étonnant qu'il soit si souvent obligé de mettre en œuvre des stratégies handicapantes et/ou douloureuses, voire mortelles, son rôle étant de nous protéger quel qu'en soit le prix. Ainsi, plutôt que de croire notre cerveau archaïque parfaitement stupide de nous rendre malade, nous ferions mieux de nous rendre compte de notre responsabilité dans les difficultés qui l'obligent à intervenir de façon parfois si radicale.

Notre cerveau fonctionne à sa façon depuis toujours et c'est donc à nous de nous adapter à lui, et non pas l'inverse. C'est à nous de comprendre comment il fonctionne, de savoir quelles sont ses priorités, de tenir compte de ses réactions et surtout de nous abstenir de le mettre dans des situations absolument inextricables.

Ainsi, le chemin de la guérison passe-t-il aussi par le respect que nous devons à notre cerveau archaïque à qui nous devons d'être vivants à cette seconde. La moindre des choses serait de comprendre qu'il est notre plus fidèle allié et qu'il mérite notre respectueuse bienveillance.

Conclusion

Peut-être le regretterez-vous, mais ce livre se doit d'avoir une fin. Je n'ai bien sûr pas pu tout vous dire ni tout vous expliquer sur le Décodage Biologique puisqu'il faudrait plusieurs volumes pour tout détailler. J'ai juste voulu que ce livre soit une sorte d'introduction pour vous exposer les grands principes de cette approche pour le moins originale (*et parfois même déroutante*) et vous permettre de vous faire votre propre opinion.

Comme je l'ai dit plusieurs fois, le Décodage des Stress Biologiques et Psycho-Généalogiques n'est pas la panacée qui peut nous guérir de tous nos maux. C'est seulement un outil de compréhension pour en savoir un peu plus sur ce que nous sommes réellement, pour découvrir quelles subtiles vérités se cachent derrière nos symptômes ou nos difficultés en général, et même pour en guérir.

De mon point de vue, cette compréhension est l'une des plus belles aventures que l'on puisse vivre car elle passe obligatoirement par la découverte de la plus fabuleuse des histoires, c'est-à-dire la nôtre. En effet, guérir d'une maladie ou d'un manifesté demande que nous fassions enfin cette inoubliable rencontre avec nous-même, dans toutes nos dimensions, y compris les plus insoupçonnées.

Car s'il est bon de savoir ce que nous sommes dans notre dimension humaine, intellectuelle, psychologique ou même spirituelle, il est aussi bon de savoir ce que nous sommes au plus profond de nous, dans notre structure primitive. Avoir les pieds sur terre et la tête dans les étoiles est effectivement un très bel équilibre, à condition néanmoins de ne jamais oublier que nous avons aussi des racines qui plongent très profondément dans nos origines, jusque dans la nuit des temps.

Sans le moindre doute, nous sommes incroyablement humains, fabuleusement intelligents, et parfois même très spirituels, mais nous ne sommes jamais que des primates très évolués. À chaque instant de notre vie, quoi que nous en pensions et même si cela ne nous plaît pas, nous sommes quand même très intelligemment dirigés, manipulés, par notre biologie archaïque selon des paramètres beaucoup plus vieux que l'humanité.

Cette découverte sur soi est tout à fait passionnante et même très thérapeutique : elle nous permet de relativiser beaucoup de choses, de mieux nous comprendre, de mieux nous respecter, et d'être un peu plus en paix avec nous-mêmes. De plus, cette découverte permet de mieux comprendre l'autre, d'avoir plus de respect et d'indulgence à son égard puisqu'il est, lui aussi, manipulé par ses vieux réflexes archaïques.

Quant à la découverte de notre *pré-histoire*, elle permet d'en savoir un peu plus sur le contenu des grosses "valises" transgénérationnelles que nous trimbalons sans même le savoir et de comprendre quelles conséquences peuvent avoir des événements survenus bien avant notre naissance. Ainsi, nous pouvons enfin nous libérer de vieilles histoires que nous gérons sans la moindre conscience, alors même qu'elles ne nous appartiennent pas.

En espérant vous avoir au moins donné envie d'en savoir plus sur vos héritages archaïques et généalogiques ou peut-être même sur le Décodage Biologique en général, je vous adresse, en tout cas, mes sincères remerciements pour m'avoir lu jusqu'au bout.

Bibliographie

Quelques ouvrages sur le même thème :

Christian Flèche
- Mon corps pour me guérir (Editions Le Souffle d'Or)
- Décodage Biologique des Maladies (Editions Le Souffle d'Or)

Patrick Obissier
- Décodage Biologique et Destin Familial (Editions Le Souffle d'Or)

Mireille & Hervé Scala
- Des ancêtres encombrants ? (Editions Le Souffle d'Or)

Salomon Sellam
- Origines et Prévention des Maladies (Editions Quintessence)
- Enquêtes Psychosomatiques (Editions Bérangel)
- Entretiens Psychosomatiques (Editions Bérangel)
- Le syndrome du gisant (Editions Bérangel)
- Le sens caché des désordres amoureux (Editions Bérangel)
- Boulimie - Anorexie (Editions Bérangel)
- Les Allergies (Editions Bérangel)

Pierre-Jean Thomas-Lamotte
- Guérir avec Thérèse - Essai sur la maladie intérieure (Editions Pierre Téqui)
- Écouter et Comprendre la Maladie (Editions Pierre Téqui)

Pour en savoir plus sur le corps humain :
Gérard Tortora et Sandra Grabowski
- Principes d'Anatomie et de Physiologie (Editions De Boeck – Université)

Table des Matières

Achevé d'imprimer sur les presses de
l'Imprimerie France Quercy à Mercuès
N° d'impression : 61605/a
Dépôt légal : août 2006

Imprimé en France